Kohlhammer

Nicole Schuster

Wenn Essen Angst macht

Essstörungen – Fakten, Geschichten und Hilfen

Mit Federzeichnungen
von Daphne Großmann

Verlag W. Kohlhammer

1. Auflage 2011

Alle Rechte vorbehalten
© 2011 W. Kohlhammer GmbH Stuttgart
Umschlagabbildung: Federzeichnung von Daphne Großmann
Umschlag: Gestaltungskonzept Peter Horlacher
Gesamtherstellung:
W. Kohlhammer Druckerei GmbH + Co. KG, Stuttgart
Printed in Germany

ISBN: 978-3-17-021616-7

Inhalt

Vorwort

Es ist eine der schlimmsten Krankheiten überhaupt. Die Betroffenen bauen in kurzer Zeit rapide ab – körperlich, aber vor allem auch seelisch. Die Krankheit macht aus jungen Patienten innerhalb kurzer Zeit Wracks. Wie Zombies gehen sie durchs Leben und starren mit leerem Blick und Augen voller Hoffnungslosigkeit in die Zukunft. Gefühle wie Freude, Glück, Zufriedenheit haben keinen Platz mehr in ihrer Welt. Einmal herzlich lachen? Längst verlernt. Voller Selbstverachtung schauen sie stattdessen in den Spiegel. Sie hassen den eigenen Körper und quälen ihn. Folgeschäden? Werden irgendwann nebensächlich. Todessehnsucht breitet sich stattdessen aus. Sterben wollen. Aus einem Leben, das nur noch von der Krankheit bestimmt wird, erlöst werden. Der Krankheit alles, schließlich auch das eigene Leben gegeben haben. Ist das das Ziel?

Machen Ihnen diese Beschreibungen Angst? Um welche furchtbare Krankheit geht es hier? Krebs, Aids, eine ansteckende Seuche? Die Rede ist von Essstörungen, in erster Linie von Magersucht und Bulimie. Essstörrungen werden durch Unkenntnis oft verharmlost. Doch sind sie alles andere als eine Bagatelle. Essstörungen können tödlich enden und die Genesung – falls es denn eine vollständige Ausheilung gerade bei langer Krankheitsdauer geben kann – ist ein unendlich harter Weg.

Bei allen Formen von Essstörungen ändert sich das Verhalten und bei langer Krankheitsdauer ändern sich auch die Charakterzüge der Betroffenen. Essstörungen nehmen Freiheit, Lebensfreude und soziale Fähigkeiten. Alles dreht sich nur noch ums Essen. Alles außer Essen, Gewicht und Figur wird unwichtig. Wenn die Zahl auf der Waage nicht stimmt, wird der Tag schlecht. Jeder Tag besteht aus Zwang, Selbstkontrolle und Selbstkasteiung. Gönnen können sich die Betroffenen nichts mehr – das sind sie sich längst nicht mehr wert. Jeder auch noch so kleine Bissen Essen muss hart verdient werden und selbst dann treten Schuldgefühle und ein schlechtes Gewissen auf. Freunde verlieren an Bedeutung. Die Welt wird immer kleiner. Alles dreht sich nur noch ums Essen, nicht Essen, Erbrechen, Kalorien verbrennen.

Für Nicht-Betroffene und Angehörige sind es völlig unverständliche, da dem Leben widersinnige Gedankengänge, von denen die Patienten besessen sind. Auch das Verhalten der Betroffenen führt zu Kopfschütteln. Aus Verständnislosigkeit kann Wut entstehen auf den Menschen, der sich nicht helfen lassen will, und schließlich führt die eigene Hilfs- und Machtlosigkeit zur Resignation. Der Kampf gegen Essstörungen zermürbt – Betroffene genauso wie Angehörige.

Der Kampf gegen eine Essstörung ist mit Sicherheit einer der härtesten, der dieses Leben zu bieten hat. Wer im Folgeschluss eine Essstörung überwinden konnte, der braucht vor keiner anderen Herausforderung mehr zurückzuschrecken. Vielleicht kann dieses Buch einen kleinen Beitrag dazu leisten, den Prozess, eine Essstörung zu überwinden, weiter voranzutreiben. Auch wenn es Betroffenen manchmal vielleicht nur eine Stütze sein kann, mit der Essstörung zu leben, wenn sie es ohne (noch) nicht können, hat dieses Buch schon einen Zweck erfüllt.

Im Folgenden wird anhand kurzer Geschichten aufgezeigt, was Essstörungen aus Menschen und deren Gedanken und Gefühle machen. Als nicht-betroffene Leser erfahren Sie einiges über die Hintergründe von Essstörungen und lernen verschiedene Ausprägungsformen von krankhaften Verhaltensweisen kennen. Selbstbetroffene erzählen aus ihrem Leben. Die „Kleinen Schritte auf dem Weg hinaus aus der Essstörung" sollen Betroffenen Impulse geben, am eigenen Verhalten etwas zu ändern. Schrittchen für Schrittchen. Aber nicht erst morgen. Wirkliche Veränderungen fangen heute an. Jetzt. Gleich. Sofort. Mehr Anfang als in dieser Minute kann es nicht geben.

Ganz viel Mut und Kraft auf dem Weg wünscht Ihnen Nicole Schuster

Einleitung – Hunger nach Leben

Essstörungen äußern sich durch ein gestörtes Verhältnis zum Essen und zum eigenen Körper. Es gibt verschiedene Formen von Essstörungen, wobei Mischformen häufig sind.

Im Folgenden sollen die drei bekanntesten Essstörungen kurz beschrieben werden:

Steckbrief Magersucht

- Gewicht: extremes Untergewicht (BMI unter 17,5)
- Essverhalten: restriktiv (Gewichtsverlust durch Nahrungsreduktion und erhöhte sportliche Betätigung) oder purgativ (Gewichtsverlust durch Erbrechen oder den Gebrauch von Abführmitteln und/oder entwässernden Medikamenten)
- Weitere Merkmale: Gestörtes Körperschema, hohe Leistungsansprüche, Denken und Handeln drehen sich nur um den Gewichtsverlust

„Anorexia nervosa" bedeutet übersetzt so viel wie „nervlich bedingte Appetitlosigkeit". Es handelt sich dabei um weit mehr als um ein Zeitgeist-Phänomen. Magersucht ist schon aus früheren Jahrhunderten bekannt und wurde bereits im 17. Jahrhundert beschrieben. Als erste prominente Betroffene wird häufig Sisi, die Kaiserin von Österreich, genannt, die in einem Teufelskreis aus Fasten und exzessiver körperlicher Betätigung gesteckt haben soll. Die erste wissenschaftliche Beschreibung der Magersucht wird William Gull zugeschrieben, der 1868 drei Fallberichte der damals als *„Anorexia hysterica"* bezeichneten Krankheit aufschrieb.

Magersucht ist die vermutlich bekannteste und äußerlich auffälligste Essstörung. Sie tritt am häufigsten bei jungen Mädchen auf (sogar schon im Grundschulalter), wobei die Zahl männlicher Patienten mittlerweile zunimmt. Die Krankheitsdauer kann völlig unterschiedlich sein. Es gibt Betroffene, die schon nach wenigen Monaten wieder geheilt werden können aber auch zahlreiche Fälle, bei denen die Magersucht chronisch wird und weit ins Erwachsenenalter hineinreicht. Bei bis zu 15 % der Betroffenen führt die Magersucht zum Tod.

Patienten mit Magersucht fallen in ihrem Essverhalten dadurch auf, dass sie ungern in Gesellschaft anderer essen, Essen häufig als Ritual zelebrieren und nur sehr langsam essen. Viele Betroffene kochen gerne für andere, essen aber selbst nichts von den zubereiteten Speisen. Sie wählen ihre Lebensmittel streng nach Fett- oder Kaloriengehalt aus und kennen den Kaloriengehalt der meisten Lebensmittel auswendig.

Magersucht und das gestörte Körperschema

Selbstbild:
- Den eigenen Körper als „fett" empfinden
- Im Spiegel ewig lang angebliche Problemzonen betrachten

Außenwirkung:
- Erscheinen als beängstigend dünn
- Werden besorgt auf das Untergewicht angesprochen

Gegenmaßnahme:
- Weite Kleidung, um den ungeliebten Körper zu verstecken
- Körperbetonende Kleidungsstücke verbannen
- Keine nackte Haut zeigen und Schwimmbäder, Saunabesuche und Arzttermine meiden

---

Steckbrief Bulimie

- Gewicht: Unter- oder Normal-, selten auch Übergewicht
- Essverhalten: Fressanfälle mit anschließenden, rückgängig machenden Methoden
- Neben Erbrechen auch Missbrauch von Abführmitteln, Appetitzüglern oder Entwässerungsmitteln
- Weitere Merkmale: tiefes Schamgefühl, sehr schlankes Körperideal, nach außen gesund und normal wirkend

Betroffene verzichten im Alltag auf viele geliebte Lebensmittel, die sie bei einem anfallsartigen Kontrollverlust in großen Mengen in sich hineinstopfen. Um nicht zuzunehmen, erbrechen sie sich anschließend.

Monatlich werden nicht selten bis zu 1000 Euro oder noch mehr auf diese Weise die Toilette runtergespült.

Der Begriff „Bulimie" kommt vom griechischen „bulimos", was „Ochsenhunger" bedeutet. Erste Berichte, die diese Krankheit beschreiben, könnten sogar schon aus der Antike stammen. Eine wichtige Veröffentlichung zu dem Krankheitsbild stammt von Professor Gerald Russel (1979), der erstmals die Bezeichnung „Bulimia nervosa" für die Krankheit verwendet hat und diese wissenschaftlich beschrieb.

Etwa 95 % aller an Bulimie erkrankten Menschen sind weiblich. Angaben zur Häufigkeit sind jedoch wegen der hohen Dunkelziffer schwierig. Schätzungen gehen von zwei bis vier Prozent in der Risikogruppe der 18- bis 35-jährigen Frauen aus. Das Alter bei Erkrankungsbeginn ist in der Regel etwas höher als bei der Magersucht.

Kennzeichnend für das Essverhalten sind zwei Bedürfnisse, die sich nicht vereinen lassen. Bulimiker lieben einerseits das Essen und haben das Verlangen, hemmungslos zu essen, wollen dabei aber unbedingt dünn bleiben. Wiederholte Attacken von Heißhunger („Ess-" oder „Fressattacken") treten auf, gefolgt von selbst herbeigeführtem Erbrechen. Für die Fressattacken werden vor allem die hochkalorischen und normalerweise „verbotenen" Nahrungsmittel gewählt, also fett- und kohlenhydratreiche Esswaren. Mehrere Tausend Kalorien können pro Attacke verschlungen werden. Die Häufigkeit der Fress- und Brechanfälle schwankt zwischen ein bis zwei Mal pro Woche bis mehrmals pro Tag. Dazwischen gibt es oft Phasen des absoluten Fastens und Diäthaltens, häufig getrieben vom schlechten Gewissen, „über die Stränge geschlagen zu haben".

Typisch ist, dass die Patienten alles daran setzen, die Attacken vor dem Partner, Familienangehörigen und Freunden zu verheimlichen. Dies ist meist in ihrem hohen Schamgefühl begründet. Die Betroffenen beschäftigen sich zwanghaft und fast permanent mit allem, was mit Essen, Kalorien, Körpergewicht, Diät, Figur etc. zu tun hat. Rasche Gefühlsschwankungen treten auf, immer wieder kommen Versagensgefühle hervor. Nicht selten haben die Betroffenen finanzielle Probleme. Manche Patienten nehmen gar hohe Schulden auf sich, um die Lebensmittelmengen weiterhin finanzieren zu können. Selbst „Mundraub" aus den Lebensmittelvorräten von Freunden, der Familie oder gar im Supermarkt kommt vor.

Äußerlich geben die Betroffenen ein recht souveränes Bild ab: Sie sind oftmals sehr kontrolliert und haben ihr Leben scheinbar gut im Griff. Meist sind sie recht erfolgreich in ihren Bereichen, funktionieren gut im Beruf und im Alltag. Sie sind für Freunde beliebte „Kummerkästen" und Ratgeber. Innerlich jedoch sieht es ganz anders aus.

Die gesamte Gefühlswelt ist durch das bulimische Verhalten stark beeinflusst. Die Patienten leiden unter einem niedrigen Selbstwertgefühl, das mit zunehmender Krankheitsdauer und dem immer wieder aufkehrenden schlechten Gewissen noch tiefer sinkt. Es droht Einsamkeit trotz scheinbarer sozialer Integration. Nicht wenige Patienten entwickeln im Verlauf ihrer Erkrankung weitere Suchterkrankungen wie der Alkohol- oder Arzneimittelabhängigkeit. Es wird häufig von Anfällen von selbstverletzendem Verhalten berichtet. Zudem ist die Krankheit eine immense Belastung für partnerschaftliche Beziehungen.

Steckbrief Binge-Eating-Disorder

- Gewicht: Normal-, meist Übergewicht
- Essverhalten: Unkontrollierte Essanfälle ohne rückgängig machende Maßnahmen wie anschließendes Erbrechen
- Weitere Merkmale: Essen als Stimmungsaufheller und oft aus Einsamkeit, danach Schuldgefühle und Selbstekel

Betroffene der Binge-Eating-Disorder haben eher wenige Freunde und fühlen sich einsam. Um gegen die innere Leere anzukämpfen, verschlingen sie anfallartig riesige Mengen Nahrungsmittel. Dies ist auch der auffälligste Unterschied zur „normalen" Adipositas: Während „nur" übergewichtige Menschen immer zu viel essen, weisen viele Menschen mit Binge-Eating-Disorder ein eher normales Essverhalten zwischen den Essanfällen auf.

Essen ist für diese Patienten häufig Trost und die einzige Freude, der zu bestimmten Anlässen nachgegeben wird. Nichtsdestoweniger leiden sie unter den unkontrollierten Essanfällen und begegnen der eigenen Figur wegen des Übergewichts mit Hassgefühlen.

„Binge-Eating" bedeutet übersetzt „Essgelage". Das Essverhalten der Betroffenen zeichnet sich dadurch aus, dass sie riesige Mengen Nahrungsmittel mit einem Mal in sich hineinstopfen und nicht mehr aufhören können. Während dem Essen fühlen sie sich gut und genießen die Nahrungsmittel.

Die Binge-Eating-Disorder ist noch nicht als eigenständiges Krankheitsbild klassifiziert und wird in den internationalen medizinischen Klassifikationssystemen (ICD, DSM) nur unter den „unspezifischen Essstörungen" erwähnt. Der Aufklärungs- und Forschungsbedarf bei dieser Störung ist noch hoch.

Zur Prävalenz wird angeben, dass die Binge-Eating-Disorder häufiger als Magersucht und Bulimie vorkommt. Man geht von ca. 0,7–4 Prozent der Bevölkerung aus. Etwa 40 Prozent der Betroffenen sind Männer, was zeigt, dass der Anteil an Männern hier um etliches größer ist als bei anderen Essstörungen. Der Erkrankungsbeginn liegt zwischen dem 20. und 30. Lebensjahr, ein weiterer Altersgipfel liegt zwischen dem 45. und 55. Lebensjahr. Die durchschnittliche Krankheitsdauer beträgt Untersuchungen zufolge 11 Jahre.

Wichtig ist die Unterscheidung zur Adipositas: Adipositas ist eine medizinische Diagnose und bezeichnet nur das Übergewicht an sich. Sie schließt keine psychischen Erkrankungen mit ein. Der Begriff „Binge-Eating-Disorder" wiederum umfasst auch die große Unzufriedenheit mit dem eigenen Körper. Zudem zeichnet sich das Gewicht dieser Patienten häufig durch starke Schwankungen aus. Sie beschäftigen sich intensiv mit Nahrungsmitteln und deren Kaloriengehalt und essen zwischen den Essattacken entweder normal oder aber chaotisch und unregelmäßig. Aus Scham nehmen viele Betroffene fast alle Mahlzeiten, auch jene außerhalb der Fressanfälle, heimlich zu sich. Typische Symptome sind eine sehr schnelle Nahrungsaufnahme während der Essanfälle bis zum unangenehmen Völlegefühl. Die Patienten können dabei größte Mengen essen, auch ohne vorher körperlich hungrig gewesen zu sein. Essen geschieht bei ihnen aus Traurigkeit, Einsamkeit oder auch zur Belohnung und bei Freude. Nach den Essattacken fühlen sie sich abgestoßen vom Essen, deprimiert und leiden unter extremen Schuldgefühlen.

Die Übergänge zwischen den einzelnen Formen von Essstörungen sind gleitend. Aus einer anfänglichen Magersucht kann sich eine Bulimie entwickeln, ebenso kann die Bulimie in eine Magersucht umschlagen. Bei Menschen mit Binge-Eating können bulimische Phasen vor allem in der Vergangenheit aufgetreten sein. Bei den meisten Patienten liegen entsprechend auch keine klar voneinander abzugrenzenden Essstörungen in ihrer Reinform vor. Der Autorin erscheint aus diesem Grund eine Unterteilung des Buches in einzelne Formen von Essstörungen als gezwungen. Aus diesem Grund behandeln die einzelnen Kapitel in diesem Buch Symptome von Essstörungen und typische Verhaltensweisen der Betroffenen.

Weiterhin schlägt die Autorin vor, weitgefasst bei Essstörungen von einer Eating-Spektrum-Disorder zu sprechen, anstelle jeden Einzelfall in eine Krankheitsklassifikation pressen zu wollen. Der Begriff „Spektrum" ist bei anderen die Psyche und Entwicklung betreffenden Krankheiten wie dem Autismus-Spektrum-Syndrom durchaus gebräuchlich.

„Spektrum-Syndrom" beschreibt eine Krankheit, die in verschiedenen Ausprägungsformen vorkommen kann, bei denen die Übergänge fließend sein können. Bei Essstörungen könnte man sich ein solches Spektrum wie folgt vorstellen:

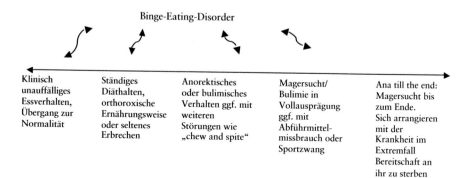

Binge-Eating-Disorder

| Klinisch unauffälliges Essverhalten, Übergang zur Normalität | Ständiges Diäthalten, orthoroxische Ernährungsweise oder seltenes Erbrechen | Anorektisches oder bulimisches Verhalten ggf. mit weiteren Störungen wie „chew and spite" | Magersucht/ Bulimie in Vollausprägung ggf. mit Abführmittel- missbrauch oder Sportzwang | Ana till the end: Magersucht bis zum Ende. Sich arrangieren mit der Krankheit im Extremfall Bereitschaft an ihr zu sterben |

1 Wie alles begann: Von Einstiegsdrogen und Selbstbestimmung

1.1 Magersucht

Wenn Diäten zur Sucht wird

Normalerweise nimmt man nach einer Diät irgendwann wieder zu oder hält das Gewicht. Manche Menschen machen jedoch weiter, auch wenn sie die gewünschten Kilos längst abgenommen haben. Sie merken plötzlich, wie leicht es ist, sich durch Nichtessen Erfolgserlebnisse zu verschaffen.

Jede 100 Gramm, die die Waage weniger anzeigt, lösen in ihnen Belohnungsgefühle aus. Diese Belohnungsgefühle sind alles, was sie noch interessiert. Sie haben sich an der Einstiegsdroge „Diät" versucht und sind süchtig geworden. Sie nehmen weiter ab. Immer weiter. Für einige wenige gilt sogar das Motto: Ana till the end: Magersucht bis zum Ende.

Erst Leistung, dann Liebe?

Sie weiß nicht mehr, wie oft sie darüber nachgedacht hat, warum sie in die Magersucht geraten ist. Eins weiß sie sicher. Es ist nicht passiert, da sie aussehen wollte wie irgendein Magermodel aus einem Hochglanzmagazin. Wenn sie ehrlich ist, findet sie diese dürren Kleiderständer einfach nur hässlich.

Was aber dann? Tiefe Konflikte mit ihrer Mutter? Fehlanzeige. Okay, es hatte in ihrer Pubertät Reibungspunkte und Konflikte gegeben, aber wo gibt es die nicht?

Und trotzdem. Sie war mit ihrem Leben nicht zufrieden gewesen. Sie hatte sich seit ihrer Kindheit stets eingeengt gefühlt. Si-

cher, die Eltern hatten alles für sie getan, waren immer da gewesen. Und doch: Für sie war es wie ein goldener Käfig gewesen.

Sie hatte sich immer danach gesehnt, eigene Erfahrungen machen zu dürfen. Auch mal hinfallen zu dürfen, ohne gleich Vorwürfe zu hören zu bekommen nach dem Motto „Das kommt davon. Hättest du es nur genauso gemacht, wie wir es wollten, wäre das nicht passiert. Du bist selber Schuld an deinem Unglück." Sie hasste solche Sätze. Sie sehnte sich nach dem Gefühl, aufgefangen zu werden, wenn sie einmal hinfiel. Keine Vorwürfe, sondern einfach nur: „Ich bin für dich da." Doch das konnten die Eltern nicht. Sie waren für sie da, solange sie funktionierte. Solange sie sich so verhielt, wie die Eltern es für richtig hielten. Sie sollte Leistungen bringen und die Träume der Eltern leben. Dann wurde sie geliebt, dann bekam sie Aufmerksamkeit. Bei schlechten Noten oder einem anderen „Versagen" hieß es nur „Mehr lernen, mehr üben, mehr Einsatz zeigen". Und immer „Du bist doch selbst daran schuld. Hättest du am Tag vor der Arbeit nicht noch abends mit einer Freundin telefoniert, hättest du eine bessere Note geschrieben. Hättest du vor dem verlorenen Tennisspiel mehr trainiert, hättest du gewonnen. Hättest du nur. Hättest du nur. HÄTTEST DU NUR…" Mit anderen Worten: Du hast uns Schande gebracht. Wir schämen uns wegen dir. Und das nach allem, was wir für dich getan haben (Eine lange Aufzählung von Dingen, die die Eltern getan hatten, würde folgen.) Und dann: „Womit haben wir so eine Tochter verdient?"

Erst als sie viel älter war, stellte sie die Frage andersherum: Womit habe ich solche Eltern verdient? Eltern, die mich nur beachten, wenn ich funktioniere, und die bei Misserfolgen noch betonen müssen, dass sie mich TROTZDEM lieben?

Zurückblickend verstand sie ihre große Verzweiflung als Kind, dass die Liebe ihrer Eltern aufhören könnte, wenn sie zu viele Fehler machte, nicht perfekt genug war. Perfektion war folglich alles für sie. Die meisten Bereiche in ihrem Leben waren auch perfekt gewesen: Immer Klassenbeste, fast nur Einser, Klassensprecherin, fünf Pokale von gewonnenen Tennisturnieren, Landesmeisterin im Kopfrechnen. Aber zur Perfektion gehörte auch ein perfektes Aussehen. Und sie war von Natur aus eher stämmig und leicht pummelig. Wie oft schon hatte die Familie enttäuscht festgestellt, dass sie wohl nach dem Vater schlage und nicht nach der grazilen und elfengleichen Mama.

Ihr war das lange egal gewesen. Doch plötzlich gewann die Figur auch in ihrem Umfeld an Bedeutung. Und dann die immer mahnenden Worte der Mutter, wenn sie in ihren Pfefferminztee mehr als einen Löffel Zucker tun wollte. „Zucker macht dick. Du wirst es bereuen. Sag dann nicht, dass ich dich nicht gewarnt habe!" In ihr wuchs die Überzeugung heran, nicht mehr geliebt zu werden, wenn sie zu viel wiegen würde. Und tatsächlich: In der Schule erlebte sie, dass in ihrer Kleidergröße 36 bereits als „fette Sau" beschimpft wurde. Bloß weil sie früh in die Pubertät gekommen war und gleich viel Busen bekommen hatte.

Dann der Schock: Bei der nächsten Klassensprecherwahl wurde sie nur Stellvertreterin. Und ihr Schwarm aus der Nachbarklasse entschied sich nicht für sie, sondern für eine Barbiepuppe mit Topmodel-Figur. Man munkelte, dass diese Barbie Bulimie habe. Doch das machte sie erst recht interessant.

Weinend lag sie abends in ihrem Bett. Warum war sie nicht auch dünner, warum nur musste sie normalgewichtig sein? Normal war doch langweilig, viel zu durchschnittlich.

An diesem Abend fasste sie einen Beschluss: Sie würde abnehmen. Oder besser noch: Magersüchtig werden. Dann würde sie auch etwas Apartes für sich haben.

Sie verringerte langsam und Schritt für Schritt ihre Portionen immer weiter. Irgendwann aß sie nichts mehr in der Schule und ließ sowohl Pausenbrot als auch Müsliriegel in der Mülltonne verschwinden. Anstelle der Trinkpäckchen nahm sie in eine Trinkflasche abgefüllten, ungezuckerten Tee mit. Mittags nahm sie nur kleine Portionen. Die Mutter unterstützte sie noch darin und schien stolz auf ihre Tochter sein. Auf ihre Tochter, die gerade auf dem direkten Weg in die Magersucht war. Als es ein paar Mal mittags nicht das gab, was das Mädchen gerne mochte, ließ es auch diese Mahlzeit ausfallen. Auf diese Weise wurde sie immer weniger. Sie freute sich jedes Mal, wenn sie auf die Waage stieg und diese sie mit einem niedrigeren Gewicht begrüßte. Wieder eine Leistung, wieder tapfer durchgehalten und gehungert und wieder Disziplin gezeigt. Sie freute sich, sich selbst so gut unter Kontrolle zu haben.

Doch irgendwann, ganz schleichend, übernahm eine andere Macht die Kontrolle über ihr ganzes Leben. In ihren Kopf zog die Stimme ein, die Stimme der Magersucht. Von nun sagte ihr diese Stimme, was sie essen durfte und sollte und was nicht. Jede 100 Gramm weniger auf der Waage stellten die Stimme zufrieden. Jede Zunahme führte dazu, dass sie sich verachtete wegen ihrer Disziplinlosigkeit. Ganz tief unten saß in ihr die Angst, jetzt, wo sie über die Stränge geschlagen hatte, nicht genug gehungert und verzichtet hatte, weniger geliebt zu werden. Denn Liebe war etwas, das hatte sie in ihrer Kindheit gelernt, das man nicht einfach hat, sondern sich Tag für Tag erarbeiten muss. Erarbeiten, in dem man Leistung bringt. Erarbeitet, indem man hungert und hart zu sich ist. Das war man den Eltern schuldig: Nach allem, was sie für einen getan hatten, musste man sich dankbar zeigen und funktionieren. Funktionieren – wenn es sein muss bis zum Tod. Sie hatte keine Angst mehr. Denn auf diesem Weg war sie sich zumindest der Liebe der Eltern sicher.

Was Angehörige wissen sollten

Warum ausgerechnet mein Kind? Diese Frage stellen die meisten Eltern, wenn ihr Kind an Magersucht erkrankt. Eine Antwort drauf gibt es nicht. Auch, was die Gründe für die Krankheit sind, ist nicht immer klar festzumachen. Meistens kommen mehrere Bedingungen und Faktoren zusammen, damit sich eine Essstörung entwickelt. Zu diesen Faktoren zählen unter anderem eine ererbte Veranlagung, Selbstzweifel, ein geringes Selbstwertgefühl und Perfektionismus. Unter bestimmten äußeren Umständen bricht die Krankheit dann aus. Diese äußeren Umstände können belastende Lebensereignisse sein wie ein sexueller Missbrauch, die Trennung der Eltern, ein Umzug oder andauernde negative und verletzende Kommentare wegen des äußeren Erscheinungsbildes.

Gemeinsam haben viele Magersüchtige, dass sie hohe Leistungen von sich erwarten bzw. dass ihnen nahestehende Menschen, vor allem die Eltern und Großeltern, eine hohe Leistungserwartung an sie stellen.

Oft kommen die Betroffenen aus Familien, in denen vor allem äußere Erfolgserlebnisse zählen. Gleichzeitig kann ein großes Maß an Opferbereitschaft vorhanden sein. Meist ist es die Mutter, die sich für die Familie oder Bekannte aufopfert, nie an sich selbst, sondern immer nur an andere denkt. Dadurch wird vorgelebt, dass Verzicht und Aufopferungsbereitschaft lobenswerte und wünschenswerte Eigenschaften sind, oft werden diese auch gerade von den Töchtern erwartet. Bemüht wird nach außen eine perfekte Familie dargestellt. Im Inneren sieht es jedoch ganz anders aus. Anstelle unbedingter Liebe lernt der Nachwuchs nur dann Aufmerksamkeit kennen, wenn er etwas erreicht, Erfolge eingefahren hat. Die Magersucht ist eine weitere Möglichkeit für die jungen Menschen, erfolgreich zu sein mit dem Ziel, im Hinblick auf die Figur dem Ideal der Gesellschaft zu entsprechen. Mit jedem verlorenen Gramm erhalten sie Erfolgserlebnisse. Sie bringen Leistung und erfüllen damit Erwartungen. Das gibt einen Moment der Selbstbestätigung und häufig kommen auch von außen – zumindest in der Anfangsphase – Worte der Anerkennung. Nicht zuletzt haben die Magersüchtigen hier einen Bereich entdeckt, in dem ihnen irgendwann niemand mehr so leicht das Wasser reichen kann. Unter vielen Magersüchtigen tobt gar ein erbitterter Wettstreit darum, wer dünner und leichter ist, wer den niedrigsten BMI hat und am diszipliniertesten hungern kann.

Magersucht kann auch eine Art Rebellion sein. Betroffene stammen dann meistens aus überbehüteten Familien, in denen ihnen von Anfang jeder Stein aus dem Weg geräumt wurde. Sie durften sich selten mal selbst an etwas erproben, sondern bekamen den sichersten und scheinbar besten Weg gleich von der Familie vorgeschrieben. Die Betroffenen wuchsen mit dem Gefühl auf, nichts selbst kontrollieren zu können, sondern lediglich ein verlängerter Arm der Eltern zu sein. Häufig sind davon „Püppchen-Kinder" betroffen, die von ihren liebenden Eltern in Samt und Watte gepackt wurden. Schlechte Erfahrungen, Probleme, Ärger – all das wollten die Eltern ihren Sprösslingen ersparen. Doch es kommt ein Zeitpunkt, an dem die Heranwachsenden ausbrechen wollen aus diesem goldenen Käfig und sich endlich selbst am Leben versuchen, endlich selbst die Kontrolle übernehmen wollen. Dies steht wiederum im Widerspruch zu dem extremen Harmoniebedürfnis in den Familien, in denen es negative Gefühle, Probleme oder Konflikte nicht geben darf. Ein Ausbruch aus diesen Strukturen scheint unmöglich, ohne nicht undankbar zu erscheinen, da die übergroße Liebe der Eltern damit ein Stück weit zurückgewiesen wird. Die Magersucht ist für die Betroffenen die Möglichkeit zu rebellieren und wenigstens in den Bereichen Gewicht und Essen die Kontrolle über ihr Leben zu gewinnen. Zumindest den eigenen Körper erleben sie durch die Krankheit als etwas, das sie beherrschen und direkt beeinflussen können. Ihr Köper wird für sie zu einer Art Kunstwert, etwas das sie selbst gestalten und verändern können. Mit der Magersucht haben sie etwas, in das ihnen niemand hineinreden kann.

Magersucht kann auch eine Möglichkeit sein, andere Probleme und das reale Leben zu verdrängen. Betroffene fokussieren sich absolut aufs Essen und vernachlässigen die wirkliche Welt und das wirkliche Leben. Sie laufen auf dieser Weise Probleme davon, brauchen sich nicht mehr mit anderen Menschen auseinanderzusetzen, da sie die Beschäftigung mit dem Essen voll auslastet, und unterdrücken zudem durch das Hungern ihre Gefühle. Das alles gibt ein scheinbares Gefühl der Sicherheit und Stärke. Doch nach einiger Zeit in dieser Spirale fristen die Betroffenen nur noch ihr Dasein, haben jede Lebensfreude verloren und leben wie ein der Sucht vollkommen ausgelieferter Zombie.

Durch Magersucht drückt sich in manchen Fällen auch der verborgene Wunsch aus, für immer ein Kind zu bleiben. Die Betroffenen haben Angst davor, erwachsen zu werden, Mädchen wollen keine weiblichen Formen annehmen und verweigern sich der eigenen Sexualität. Mit der Magersucht können sie die eigene körperliche Entwicklung stoppen. Die abgemagerten Körper junger erkrankter Frauen erscheinen knabenhaft und die ausbleibende Regelblutung lässt die Betroffenen sich weiterhin wie ein Kind fühlen. Anziehend auf das andere Geschlecht wirken die jungen Frauen so freilich nicht. Doch genau das hat einen weiteren gefühlten Schutzfaktor für sie und gibt ihnen Sicherheit.

Achtung Warnsignale! So kann es anfangen

Anhand dieser Warnsignale lässt sich die Magersucht (Anorexie) früh erkennen [1]:

- Rascher Gewichtsverlust von 15 Prozent oder mehr ohne eine körperliche Ursache oder eine zugrundeliegende Krankheit, die für den Gewichtsverlust verantwortlich sein könnte
- Verzicht auf viele Nahrungsmittel, vor allem auf solche, die viele Fette und Kohlenhydrate enthalten
- Essen von Diät-Lebensmittel
- Mahlzeiten auslassen
- Alleine essen und das Essen zelebrieren
- Extreme Angst, zuzunehmen
- Sich mehrmals täglich wiegen
- Stimmung abhängig vom Gewicht
- Meiden von sozialen Anlässen, die oft mit Essen zu tun haben
- Verleugnung von Hunger
- Weigerung, über Probleme zu sprechen
- Missbrauch von Abführmitteln, Entwässerungsmitteln
- Das verbissene Ziel, immer weiter abzunehmen
- Ausbleiben der Regelblutung bei Frauen (Amenorrhö) und ein niedriger Östrogenspiegel
- Bei Männern ein niedriger Testosteronspiegel

---

[1] Quelle: RATHNER, Günther: Was Sie über Essstörungen wissen sollten. 1. Auflage 1989.

- Verbissenes körperliches Training für mehrere Stunden täglich bis über die Erschöpfung hinaus
- Besondere Gewohnheiten und Eigenarten im Umgang mit Essen und bei der Nahrungsaufnahme
- Gerne für andere kochen aber selbst nichts von den zubereiteten Mahlzeiten essen
- Verzerrte Vorstellung vom eigenen Körper und die Überzeugung, trotz Untergewichts „fett" zu sein
- Sozialer Rückzug
- Ausgeprägte Kälteempfindlichkeit
- Minderwertigkeitsgefühle, ein extremes Gefühl von Wertlosigkeit, das sich in Perfektionismus äußern kann

1.2 Bulimie

Verkehrte Welt

Normalerweise isst man, um dem Körper Nährstoffe zuzufügen. Viele Menschen achten darauf, was sie essen, um den Körper gesund und ausgeglichen zu ernähren. Wer jedoch an Bulimie erkrankt, der will genau das nicht: Die aufgenommene Nahrung soll den Körper nicht nähren, die Energie auch nicht aufgenommen werden. Daher wird die Nahrungsaufnahme sofort wieder rückgängig gemacht. Da eh nichts im Magen bleiben soll, brauchen auch keine gesunden oder qualitativ hochwertigen Lebensmittel ausgewählt zu werden, sondern es wird wahllos alles, was süß, fettig oder salzig ist, in sich hineingestopft. Häufig sind das genau jene Lebensmittel, die in fast jeder Diät verboten sind.

Ein Leben zum Kotzen

Sie liebte das Essen. Und sie wollte schlank sein. Da das nicht zusammenpassen wollte, begann sie, sich nach dem Essen zu erbrechen.

Soweit würde sich die Geschichte einfach und vielleicht sogar noch ein bisschen nachvollziehbar anhören. Doch das war längst nicht alles. Erbrechen war bald untrennbar verbunden mit extre-

men Essanfällen. Bis zu 5000 Kalorien verschlang sie innerhalb eines solchen Anfalls und verlor dabei jede Kontrolle über sich selbst. Danach rannte sie auf die Toilette. Manchmal mehrmals am Tag dieselbe Prozedur: Essen, Kotzen.

Sie wollte das nicht und doch passierte es immer wieder. Warum sie damit angefangen hatte, konnte sie gar nicht mehr genau sagen. Sie wusste aber, dass es ein Ereignis in ihrem Leben gab, das alles vollständig veränderte. Damals war sie mit den Eltern bei Bekannten eingeladen gewesen. Sie war sechs Jahre alt und ihre Erinnerungen an den Vorfall mehr als verschwommen. Sie wusste nur noch, dass der Bekannte ihrer Eltern fast jedes Mal mit ihr eine Etage höher ging, wo sie an seinem Computer spielen sollte. Unter dem Vorwand, ihr neue Spiele zeigen zu wollen, blieb er eine ganze Weile mit ihr oben. Doch die „Spiele", die er mit dem kleinen Mädchen spielte, hatten längst nichts mehr mit dem Computer zu tun. Sie fühlte sich schlecht dabei. Doch der Mann sagte ihr, es sei alles ihre Schuld. Aus Scham sprach sie nie darüber. .

Seit diesen Vorfällen weigerte sich etwas in ihr, eine richtige Frau zu werden. Sie konnte kaum einen Mann an sich heranlassen und wenn sie es doch einmal versuchte, dann ließ sie sich zu schnell auf Dinge ein, zu denen sie längst nicht bereit war. Hinterher fühlte sie sich wieder wie vergewaltigt.

Von all dem wusste in ihrem Umfeld aber niemand etwas. Nach außen hin war sie immer die starke, taffe Frau. Sie hatte stets ein offenes Ohr für die Probleme und Sorgen ihrer Freunde. Sie arbeitete in einer schicken Boutique, war stets gut gekleidet und gepflegt. Gepflegt abgesehen von den angeätzten Zähnen, den kaputten, aufgeweichten Fingernägeln und den aufgequollenen Hamsterbäckchen.

Das waren die stillen Spuren ihrer Essstörung. Kleine Details, die kaum jemandem auffielen. Manchmal hätte sie sich gewünscht, dass mal jemand etwas sagen, mal nachfragen würde. Doch um ihre Probleme und Sorgen kümmerten sich die Freunde nie. Stattdessen war es wieder sie, die sich das nächste Beziehungsproblem anhören durfte, der einen Freundin mal schnell 100 Euro leihen sollte und sich bei einer anderen als Babysitter nützlich machen musste. Sie selbst blieb dabei auf der Strecke.

Was Angehörige wissen sollten

Wie kann man süchtig nach kotzen werden? Für viele unvorstellbar. Selbst von Bulimikern wird man darauf kaum eine schlüssige Antwort erhalten können. Zu tief sitzt bei ihnen die Scham wegen des eigenen Verhaltens.

Wie bei der Magersucht werden auch bei der Bulimie bestimmte Faktoren, Konstellationen und spezifische Auslöser diskutiert, die den Krankheitsausbruch begünstigen können. Als besonders gefährdet gelten auch hier Menschen, die alles perfekt machen wollen und hohe Erwartungen an sich selbst haben. Hinter der nach außen perfekten Fassade sitzt jedoch häufig eine zerbrechliche, von Selbstzweifeln geprägte Person.

Oft sind die betroffenen Frauen die typische beste Freundin, die ein offenes Ohr für die Probleme aller anderen hat. Die eigenen Bedürfnisse, Sorgen und Nöten verdrängt sie indes. Sie sieht ihre Rolle darin, in jedem Lebensbereich zu funktionieren. Dazu gehört auch das Äußere. Wie in jedem anderen Lebensbereich will sie auch hier perfekt sein. Dahinter sitzt eine tiefe Unsicherheit und Unzufriedenheit mit der eigenen Figur und dem Aussehen insgesamt. Zunehmen kommt für die Betroffenen nicht infrage. Doch um dauerhaft auf alle Sünden zu verzichten, sind sie nicht stark genug. Der sich anstauende Heißhunger entlädt sich in völlig unkontrollierbaren Essanfällen, die die Betroffenen aus Angst zuzunehmen wieder rückgängig machen wollen.

Weiterhin kommt es vor, dass sich Betroffene als stark abhängig von anderen empfinden. Sie haben Angst, aus der Reihe zu tanzen, ihre Meinung zu sagen oder Konflikte zu initiieren, da sie befürchten, dann jene zu verlieren, von denen sie abhängig sind. Dies führt zu einem Verleugnen der eigenen Person und der eigenen Bedürfnisse und zu einem Leben in absoluter Anpassung. Das starke Abhängigkeitsgefühl, die andauernde Selbstverleugnung, das Zurückstellen eigener Wünsche und die großen Verlustängste verursachen schwere seelische Belastungen. Um sich davon abzulenken und die angestauten Gefühle zu entladen, greifen die Betroffenen in aller Heimlichkeit zu Lebensmitteln.

Weiterhin begünstigend für eine Bulimie kann das heutige Rollenbild sein. Frauen sollen heute alles und in allem perfekt sein: Die perfekte Karrierefrau, die perfekte Hausfrau, die perfekte Ehefrau, die perfekte Mutter, die perfekte Freundin. Um diese Rollen zu erfüllen, müssen sie gleichzeitig durchsetzungsstark und nach Erfolg strebend, fürsorgend und aufopferungsvoll, hingebungsvoll und verständnisvoll sein. Daneben hat die perfekte Frau auch noch körperlich attraktiv zu sein. Schlank, gepflegt, top gestylt und gut gekleidet. Würde man das alles versuchen ernst zu nehmen, dann wäre die Frau von heute Vorstandesvorsitzende, Vierfachmama, Ehefrau des Jahres und Topmodel zugleich. Vier Leben in einem. Das kriegt man auch nicht hin, wenn man die tägliche Mittagspause weglässt und der Tag 25 Stunden hat. Frauen leben in einem ständigen Konflikt zwischen den traditionellen Rollenerwartungen, der Selbstverwirklichung im Beruf, den Hahnenkämpfen in der Männerwelt und den Erwartungen an ihre äußere Erscheinung. Entladen können sich diese inneren Konflikte und Anspannungen im Bereich des Essens. Essattacken zum Spannungsabbau. Das anschließende Erbrechen dient dazu, durch das zügellose Essen nicht die Erwartungen an die körperliche Erscheinung zu enttäuschen und nicht Menschen zu verlieren, von denen die Betroffenen denken, dass sie von ihnen weniger perfekt nicht mehr geliebt würden.

Achtung! So kann es anfangen

Anhand dieser Warnsignale lässt sich die Ess-Brech-Sucht (Bulimie) früh erkennen[2]:
- Ein Körpergewicht, das meist im Normalbereich liegt, oft aber auch wenige Kilo darunter, um dem gängigen Schlankheitsideal zu entsprechen
- Ständige Beschäftigung mit dem eigenen Körper und der Wunsch, dünner zu werden
- Angst, Gewicht zuzunehmen
- Fressanfälle, die geheim und im Verborgenen ablaufen und denen Versuche folgen, sich der übermäßig zugeführten Kalorien wieder zu erledigen (durch übermäßige sportliche Aktivität, selbst herbeigeführtes Erbrechen, Gebrauch von Abführ- oder Diätmitteln)
- Stimmungsschwankungen bis hin zu Depressionen
- Verstärkte körperliche Aktivität, um das Gewicht zu kontrollieren
- Unfähigkeit, den suchthaften Kreislauf aus Essen-Erbrechen zu durchbrechen
- Schmerzen und Schäden im Hals, Speiseröhre, Magen und Darm

Wie bei der Magersucht gilt auch hier: Um von der Bulimie betroffen zu sein, muss ein Patient nicht *alle* Merkmale aufweisen. Je nach Ausprägungsart sind einige Züge besonders deutlich vertreten, in anderen Bereichen kann sich ein Patient jedoch auch völlig unauffällig verhalten.

---

[2] Quelle: RATHNER, Günther: Was Sie über Essstörungen wissen sollten. 1. Auflage 1989.

1.3 Binge-Eating-Disorder

Von Essgelagen und Einsamkeit der Seele

Die meisten Menschen essen gerne, kennen aber auch das Gefühl, im Eifer des Gefechts einmal mehr gegessen zu haben als der unbedingte Hunger verlangt hätte. Bei Patienten mit Binge-Eating-Disorder kommt das nicht nur manchmal in netter Runde, sondern regelmäßig vor. Sie leiden an wiederkehrenden Essattacken, in deren Verlauf sie große Mengen an kalorienreicher Nahrung verschlingen. Mit ihrem Essverhalten und ihrer oft übergewichtigen Figur sind die Patienten sehr unglücklich. Außerhalb der Essattacken sind viele von ihnen auf Dauer-Diät.

Gefühle wegessen

Sie wiegt zu viel. Sie isst ja auch gerne. So weit so gut. Dieses Schicksal teilt die 33-jährige Frau mit vielen Menschen. Doch sie leidet unter ihrem Gewicht extrem. Sie schämt sich wegen ihrer Kilos und würde daher auch nie in Gesellschaft von anderen essen. Denn dann kann es schnell heißen: „Wenn du so isst, dann ist es kein Wunder, dass du fett bist." Da isst sie lieber nichts, wenn sie mit anderen zusammen ist. Sie sagt dann, sie sei auf Diät. Das bringt ihr stets Respekt und Anerkennung von Seiten anderer ein. Doch kaum zu Hause, gibt es kein Halten mehr.

Sie hatte angefangen, ihre Gefühle mit Essen zu betäuben, als sie ein Kind war. Ihre Eltern waren beide arbeitslos und hatten trotzdem wenig Zeit für das Kind. Das einzige, was sie trösten konnte, wenn sie traurig war, war Essen. Anstelle eines Küsschens, wenn sie hingefallen war, warf ihr die Mutter eine Tafel billiger Schokolade hin. Sie hatte von ihrer Mutter gelernt, dass man bei Niederlagen eine fettige Pizza isst und hinterher noch eine Tüte Chips. Heute verschlingt sie Unmassen von Essen in einem ihrer Anfälle. In der Zeit dazwischen isst sie kontrolliert und eher wenig, achtet dann auch auf die Qualität von dem, was sie isst.

Wahrscheinlich hätte sie längst kein Übergewicht mehr, wenn sie nicht alle zwei bis drei Tage ihre Gefühle betäuben müsste. Und das geht nur mit Kalorien – je mehr, desto besser.

Was Angehörige wissen sollten

Was lässt die Betroffene ohne wirklichen Hunger extreme Mengen an Nahrungsmitteln verschlingen? Für Menschen, die in der Regel essen, wenn sie Hunger haben, und aufhören, wenn sie satt sind, ist das unvorstellbar.

Und auch die Wissenschaft hat noch nicht viele Antworten gefunden, warum Menschen an der Binge-Eating-Disorder erkranken und was die Auslöser dafür sind. Allgemein wird angenommen, dass eine psychische Veranlagung eine Rolle spielt. Ferner scheint die Neigung zu Übergewicht begünstigend zu wirken. Als auslösende Faktoren gelten wie bei den anderen Essstörungen auch innere Spannungen und Konflikte. Essanfälle bieten dann die Möglichkeit, angestaute Emotionen zu betäuben.

Oft lernen die Betroffenen dieses Verhalten bereits im Kindesalter. Dass Essen einen Belohnungscharakter hat, merken Kinder spätestens dann, wenn sie von Eltern oder Großeltern zum Trost oder als Zeichen der Anerkennung Süßes bekommen. Wenn die Heranwachsenden niemanden hatten, mit dem sie über ihre Sorgen und ihren Kummer sprechen konnten, war zumindest immer Essen da, das ablenkte und gute Gefühle verschaffte. Wenn dann das Gewicht auf der Waage ständig ansteigt, flüchten viele in Diäten. Damit beginnt der Teufelskreis erst recht: Während der Diät purzeln zwar Pfunde, doch läuft zugleich der Stoffwechsel auf Sparflamme. Kaum isst der Betroffene wieder normal, sind meist nicht nur die verlorenen Kilos wieder da, sondern häufig auch noch mehr. Das ist dann der berüchtigte Jojo-Effekt. Hinzu kommt, dass während einer einseitigen Diät mit Verzicht auf viele geliebte Lebensmittel der Appetit auf diese wächst. Die Gefahr für unkontrollierbare Essanfälle, in denen diese zügellos frei nach dem Motto „Jetzt ist es eh schon egal" verschlungen werden, steigt an.

Betroffene von Binge-Eating gewöhnen sich mit der Zeit an, dauernd auf Diät zu sein. Diese Diäten scheitern meistens rasch, es folgen Versagensgefühle, die sich wiederum mit Essen bewältigen lassen. Ein Teufelskreis, bei dem das Gewicht immer weiter ansteigt.

Wichtig ist, die Binge-Eating-Disorder von anderen Essstörungen zu trennen. Im Gegensatz zur Bulimie, bei der auch Essanfälle auftreten, ergreifen die Betroffenen hier keine Gegenmaßnahmen. Während Bulimiker sich oft schon während des Essens schlecht fühlen, ist das Essen und Zubereiten der Speisen bei Binge-Eating-Patienten noch mit Genuss verbunden. Der Ekel kommt meist erst später.

Auch wenn die Binge-Eating-Disorder wie die Adipositas häufig von Übergewicht gekennzeichnet ist, gibt es doch entscheidende Unterschiede. Adipositas bedeutet gemäß Defintion eine Erhöhung des Körpergewichtes durch eine über das Normalmaß hinausgehende Vermehrung des Körperfettanteils. Adipositas ist eine medizinische Diagnose, die nur das Übergewicht an sich beschreibt. Dieses Übergewicht kann, muss aber nicht mit einer Essstörung einhergehen. Bei Binge-Eating kommt ausschlaggebend hinzu, dass die Patienten extrem unter ihrem Äußeren leiden, sich chaotisch außerhalb der Essanfälle ernähren und Essen benutzen, um Gefühle zu bewältigen.

Achtung! So kann es anfangen

Menschen, die an Binge-Eating-Disorder leiden, weisen typischerweise in Ihrem Essverhalten folgende Auffälligkeiten auf[3]:

- Essen ohne Hunger
- Essen als Reaktion auf Gefühle
- Essen über das Sättigungsgefühl hinaus bis zu einem unangenehmen Völlegefühl
- Sehr schnelles Essen
- Essen anfallartig und heimlich verschlingen
- Schlechte Gefühle wie Versagensgefühle oder Ekel nach dem Essanfall

1.4 Interview mit Sarah (28)

Sarah[4] ist eine hochintelligente und sehr selbstreflektierte junge Frau. Und trotzdem (oder deswegen?) geriet sie in eine Essstörung. Im Folgenden erzählt sie, warum sie sich nach all den Jahren immer noch als „essgestörte Frau" empfindet.

1. *Liebe Sarah, du bist Mitglied im MVZ in einer Gruppe namens „Models gegen Magersucht und Bulimie". Welchen Bezug hast du zu Magersucht und Bulimie?*

Vor ca. sieben Jahren erkrankte ich u. a. an Bulimie. Ich bin die Älteste von vier Kindern. Damals zog ich von zu Hause aus, da ich meine Ausbildung zur Erzieherin beendet hatte und eine Arbeitsstelle in einer ca.

---

[3]   Quelle: RATHNER, Günther: Was Sie über Essstörungen wissen sollten. 1. Auflage 1989.
[4]   Die Namen der interviewten Selbstbetroffenen sind von der Autorin geändert.

10 km entfernten Kleinstadt fand. Ich lebte auf einmal alleine und irgendwie kam ich damit nicht zurecht. Ich hatte damals ca. 40 kg Übergewicht und zudem ein sehr schwach ausgeprägtes Selbstwertgefühl. Ich fand mich schon immer hässlich und nun hatte ich die Möglichkeit, etwas dagegen zu tun. *Und das war auch der Grund: Abnehmen – möglichst schnell. Ob ich mir damit schade, war mir egal. Ich wollte nur von den Kilos runter.*

Denn als ich noch in der Ausbildung war und zu Hause lebte, begann ich die ersten Male damit, mich nach dem Essen zu übergeben. Da aber nun mal sehr viele Menschen in unserem Haushalt lebten, blieb es nicht lange unentdeckt und ich hörte wieder damit auf.

Doch in meiner Wohnung war ich ungestört und ich begann damit, nur noch trockenes Brot und Wasser bzw. Tees zu mir zu nehmen. Schnell nahm ich an Kilos ab und der ersehnte Abnehmerfolg setzte ein.

Doch manchmal hatte ich Fressattacken und während dieser Attacken schling ich alles mögliche in mich hinein – bis mir schlecht wurde und ich mich übergab. Und so ging das ca. ein halbes Jahr. In dieser Zeit nahm ich ca. 30 kg ab und ich fühlte mich mit jedem verlorenen Kilo besser – auch wenn man mir ansah, dass ich zu ungesund abnehmen würde. Auf Anfragen, wie ich so schnell so viel abnehmen würde, sagte ich nur, dass ich Diät machen würde und zudem sehr viel arbeite. Damit gaben sich die Fragenden erstmal zufrieden.

Neben dem Abnehmen stellten sich aber auch andere Folgen ein. Zum Beispiel stundenlanges Sodbrennen, Kreislaufbeschwerden, Stimmungsschwankungen, Schlaflosigkeit, Haarausfall usw. Aber all das nahm ich in Kauf, denn schließlich nahm ich ab. Zudem bekam ich ständig Komplimente für diese "Abnehm-Willenskraft" und auch in Sachen Männer tat sich nach jahrelangen Hemmungen endlich etwas.

Es war einfach toll so.

Da ich aber neben der Bulimie noch Depressionen hatte, wurde ich irgendwann arbeitsunfähig und somit hatte ich noch mehr Zeit, mich um das Abnehmen zu kümmern. Ein paar Wochen später nahm ich nicht mehr ab. Ich hielt mein Gewicht und war sehr frustriert, dass es nicht weniger wurde. Ich ermahnte mich zu mehr Konsequenz in punkto Abnehmen und es wurde gefährlicher. Ich aß fast nichts mehr und baute mehr ab. Da ich aber immer noch Übergewicht hatte, kam nie ein Arzt dahinter, dass ich neben den Depressionen auch essgestört sein könnte.

Es gab sogar Ärzte, die mich auf mein Übergewicht ansprachen (laut BMI vielleicht 10 kg) und mir eine Diät empfahlen. Das war natürlich in dieser Situation das Schlimmste, was passieren konnte und ich wurde noch labiler. Meine Familie kam nicht mehr an mich heran und verzweifelte auch so langsam. Irgendwann war meine Psyche soweit unten, dass ich in eine Reha kam. Ich hatte gleich sechs Wochen "aufgebrummt" bekommen und das gefiel mir irgendwie gar nicht. Aber alleine zu Hause war auch mir nicht mehr geheuer und somit ging ich in die Reha und da erzählte ich meinem Therapeuten auch, dass ich wohl Bulimie hätte.

Dieser nahm das sehr ernst und sorgte dafür, dass neben der Psychotherapie wegen der Depressionen auch Ernährungstherapie auf dem Wochenplan stand. Schnell erkannte er, dass ich einen recht hohen IQ hatte und unterhielt sich auch in einem höheren Level mit mir. Da mir aber schnell klar wurde, dass die Therapeuten mir die Essstörung "schlechtreden" wollten (logischerweise), redete ich ihnen nach dem Mund und vermittelte den Eindruck, dass ich einsichtig wäre und nicht mehr essgestört sein wollte. Bereits nach fünf Wochen wurde ich wieder nach Hause geschickt, weil die Therapeuten meine "Einsicht" sehr positiv fanden und glaubten, dass ich auf dem Weg der Heilung sei …

Wenn diese Reha mir überhaupt etwas gebracht haben sollte, war's die Einsicht, dass ich sterben würde, wenn ich nicht mit dem Übergeben aufhöre.

Mittlerweile ist es sieben Jahre her und ich habe in punkto Essstörungen eine Menge Hochs und Tiefs erlebt, aber ich weiß jetzt, dass eine Essstörung mit die schlimmste Sucht ist, die es gibt. Man bleibt immer essgestört – auch wenn man sich nicht mehr übergibt. Denn, im Gegensatz zu Alkohol oder anderen Drogen etc. kann man Lebensmittel nicht aus seinem Leben streichen. Man muss essen um zu leben und das ist für essgestörte Menschen jeden Tag ein Kampf. Und dieser Kampf besteht darin, dass man genug ist. Nicht zu viel, nicht zu wenig, sich nicht übergibt usw.

Und das ist eine Herausforderung. Jeden Tag – mehrmals am Tag.

Und das ist auch der Grund, warum ich Dir gerne bei Deinem Buch behilflich sein will, denn Essstörungen bringen außer einem **Leben unter Kontrolle** *nichts*!!!! Denn nicht nur man selbst kontrolliert sich ständig, sondern auch Freunde und Familie haben immer einen Blick darauf, ob man nicht doch nach dem Essen auf der Toilette verschwindet.

2. *Es wird häufig behauptet, dass die Medien, die Modeindustrie oder dürre Vorbilder aus dem Model- und Showbusiness junge Mädchen zum gefährlichen Abnehmen animieren könnten. Was ist deine Meinung dazu?*

Es gibt sicherlich einen Zusammenhang, aber ich glaube, dass man selbst schon eine Tendenz zur Selbstzerstörung und ein Minderwertigkeitsgefühl mitbringen muss, bis man sich von der Modelindustrie bzw. den Medien soweit beeinflussen lässt, dass man sich den Finger in den Hals steckt.

Ist das Selbst*wert*gefühl gut und stark ausgeprägt, lässt man sich nicht zu einer solchen Sucht hinreißen. Wenn man trotz eines guten Selbstwertgefühls zu Essstörungen neigt, denkt man vielleicht, man hätte die Fress-und Brechphasen genau im Blick und könnte jederzeit damit aufhören – das geht meiner Meinung nach nicht.

Was ich aber schon sehr schlimm finde, sind die überaus bescheuerten Kommentare von irgendwelchen "Jury"-Mitgliedern (egal ob Musik-Castingshow oder Modelwettbewerb) in deutschen bzw. internationalen TV-Sendungen. *Was muss man eigentlich für Voraussetzungen mitbringen, um "Jury"-Mitglied zu werden?*
Wenn da ein Mädchen mit durchaus schlanker Figur (sogar noch im Idealbereich des BMI) vor einer Drei-Mann/Frau-starken „Jury" steht und zu Hören bekommt, dass sie zu fett sei, dann finde ich, dass das Beihilfe zu Psycho-Erkrankungen u. a. Essstörungen ist.

Ist das Selbstwertgefühl dieses Mädchens nur einen Tick zu schwach ausgebildet, kann es sein, dass sie sich an dem Schönheitsideal der „Jury" orientiert und das kann tödlich sein (und das ist meiner Meinung nach nicht zu übertrieben ausgedrückt). An Essstörungen kann man sterben!!!

3. *Worin siehst du die Ursache von Essstörungen?*

Ich glaube, es hängt vom Selbst*wert*gefühl ab. Ist es stabil, dann tut man sich so etwas (auf die Dauer) wohl nicht an. Ist es labil, kann man sich eine Essstörung aneignen.
Wenn dann noch
- der Wunsch nach einem geringen bzw. normalem Gewicht,
- Unzufriedenheit mit dem eigenen (Über)Gewicht,
- zahlreiche (erfolglose) Diätversuche,
- Jojo-Effekte,

- positive Resonanz von Dritten auf Diäterfolge bzw. Gewichtsverlust,
- der Wunsch nach Anerkennung (z. B. als Model),
- Intelligenz,
- Ehrgeiz,
- und negative Erfahrungen mit Übergewicht dazu kommen,

kann es sein, dass eine Neigung bzw. ein „Sich-Entscheiden" zu Essstörungen wahrscheinlich ist.

4. *Was war in deinem Fall der Grund, dass du in die Essstörung geraten bist?*

Ganz klar (auch wenn Therapeuten, Ärzte, Heilpraktiker usw. etwas anderes behaupten würden): *Der Wunsch, viel Gewicht zu verlieren.* (siehe Frage 1)

5. *Meinst du, es würde sich etwas ändern, wenn die Modeindustrie bevorzugt kurvige Models einsetzen würde?*

Ja, ich glaube schon. Kurvig – nicht dick. Kurvig heißt ja nicht dick, sondern natürlich. Dicksein ist meiner Meinung nach auch nicht natürlich.

Wieso können nicht Models mit unterschiedlicher Konfektionsgröße auf dem Laufsteg laufen?

Ich finde weder zu dünne noch zu dicke Models vorbildlich. Denn beide Extreme sind lebensgefährlich.

Menschen mit Übergewicht sind oft lustig und können sich nach außen hin gut präsentieren. Entweder sind sie total offen, lustig und haben viele Freunde oder sie sind sehr introvertiert, ruhig und Einzelgänger. Aber in beiden Fällen haben sie ein Problem mit dem Dicksein. Natürlich kann es sein, dass man nicht „selbstverschuldet" dick ist, aber in den meisten Fällen ist es so – und einen Grund dafür gibt es auch.

Übergewichtige Menschen brauchen auch Hilfe. Genauso wie magersüchtige oder bulimische Menschen. Nur Übergewicht „chict" sich nicht so. Übergewichtige erfahren nicht so viel Mitleid und „positive" Aufmerksamkeit wie untergewichtige Menschen. Sie werden oft diskriminiert und veralbert. Meiner Meinung nach ist das auch ein Grund, warum aus übergewichtigen Menschen Magersüchtige oder Bulimiker werden.

Ein bisschen Bauch, ein bisschen Hohlkreuz, ein bisschen Überbiss, ein bisschen Segelohren, ein bisschen Silberblick, ein bisschen Hakennase auf dem Laufsteg – das fänd' ich total sympathisch.

6. *Was müsste sich deiner Meinung nach ändern, um junge Mädchen (und Jungs!) vor Essstörungen zu schützen?*

Die Stärkung des eigenen Selbstwertgefühls!!!!
   Und dafür sind zu allererst die Eltern verantwortlich!!! Und als Erzieherin weiß ich, wovon ich rede. Es fängt doch schon im Kindergarten an: Nur die Kinder, die total unkompliziert, angepasst und lieb sind, sind Mamas Liebling. Die etwas anderen Kinder, die Kinder, die schon im Alter von vier Jahren wissen, was sie wollen, werden doch von den Eltern in die andere „Richtung" gelenkt! „Mach' das, was wir von Dir wollen, möglichst perfekt und ohne Widerworte, dann haben wir Dich lieb und Du kannst alles von uns haben!" Das kann doch nur schiefgehen!!!!!
   Wie sollen diese Kinder denn ein gesundes *Ich* entwickeln??
   Nur wer weiß, wer man ist, der blickt auch Gefahren, die von der Gesellschaft und den Medien ausgehen, erhobenen Hauptes entgegen.

7. *„Essstörungen sind sehr komplex", hast du mir mal erzählt. Was meinst du damit?*

Es ist einfach, die Medien und die Gesellschaft dafür verantwortlich zu machen, dass man Bulimie oder eine andere Essstörung hat. Wenn man mich fragt, warum ich Bulimie hatte bzw. essgestört bin, dann sage ich immer: „Ich wollte dünn sein! Ich wollte Kleidung tragen, die modern ist. Ich wollte nicht mehr gehänselt werden. Ich wollte einen Mann und Kinder haben und das kann man nicht haben, wenn man dick ist! Deshalb hatte ich Bulimie und bin essgestört!" Warum ich überhaupt erst dick geworden bin, hat sicherlich auch seine Gründe und sollte in einer Therapie neben der Essstörung auch thematisiert werden.
   Aber heute weiß ich, dass ich mich selber mehr lieben muss, damit ich mich nicht mehr übergebe und schlanker werde. Um schlank zu werden hilft mir der Finger nicht, den ich mir in den Mund schiebe. Um schlank zu werden, muss ich den Finger „lieben", den ich mir in den Mund stecken wollte. Und das ist kein Quatsch!! Der Finger gehört zu mir, so wie mein Kopf, meine Füße und sogar mein Bauch!

Ich habe einfach alles an mir gehasst – alles! Mir war es egal, ob ich an der Bulimie sterbe. Wichtig war nur, dass die Sargträger auf meiner Beerdigung keinen Rückenbruch erleiden, wenn sie mich zu Grabe tragen würden und dass die Leute mich schlank in Erinnerung behielten und nicht dick. Aber dass sie sich in erster Linie an *mich* als Mensch erinnern würde, war mir nicht klar.

Das klingt alles sehr makaber, es war aber so. Und der Weg war sehr lange, den ich gehen musste bis ich begriff, dass ich nicht das hässliche Entlein war, für das ich mich hielt. Heute bin ich 28, verheiratet mit dem tollsten Mann unter Gottes Himmel und ich hoffe, dass wir irgendwann Kinder haben werden.

Mittlerweile bin ich auch nicht mehr so schlank wie vor zwei Jahren, aber ich übergebe mich nicht. Ich denke oft darüber nach und ich ertappe mich manchmal dabei, dass ich mich selber dazu überrede, mir doch nur einmal den Finger in den Mund zu stecken ... Aber ich tue es nicht – und ich sage nicht, dass es einfach ist. Vielleicht hätte ich es auch schon wieder getan, aber ich habe meinem Mann versprochen, dass ich es nicht tun werde.

Zurzeit arbeite ich daran, dass ich das auch für *mich* nicht werde. Und wenn ich das geschafft habe, hoffe ich, dass unsere Kinder ein gesundes und stabiles Selbstwertgefühl bekommen werden, damit sie niemals eine so schreckliche Erfahrung machen müssen.

Zudem halte ich es für sehr wichtig, den essgestörten Menschen in seinem System zu betrachten. In welchen Systemen (Familie, Clique, Kollegium ...) hält er sich auf und welche Rolle/n (der Star, der Unterhalter, der Ruhige, der Strebsame ...) hat er übernommen? Drängt einen eine bestimmte Rolle auch in eine bestimmte Richtung? Welchen Druck muss man aushalten? Was erwarten andere von einem?

Heute, sieben Jahre nach der Therapie, bezeichne ich mich immer noch als essgestörte Frau. Und das werde ich auch immer bleiben! Es kommt nur darauf an, dass ich gut mit mir umgehe. Essen gehört nun mal zum Leben dazu und ich habe mich *für* das Leben entschieden. Wie und was ich esse, hängt immer von meiner Stimmung ab. Geht es mir gut, kann ich in Maßen und gesund essen – das heißt aber nicht, dass ich abnehme ...

Geht es mir schlecht, kann es sein, dass ich zu viel oder zu wenig esse.

Damit leben zu können, essen zu müssen, ist die Kunst. Und das ist wirklich eine Kunst. Und das ist die Lebensaufgabe, die man als Bulimikerin (essgestörte Frau) hat – und sich lieben natürlich.

8. *Welche Therapiemethoden sind deiner Meinung nach am erfolgs-versprechendsten? Sollte man dabei auch persönliche Schönheits-ideale hinterfragen?*

Das Arbeiten am *Ich* – das ist schon Therapie genug!!!

Ich halte nichts von diesen anonymen Gesprächskreisen! Mir kommt das wie Hokuspokus vor und es macht auch wenig Sinn. Und ob Gesprächsgruppen sinnvoll sind, hängt von der Leitung ab. Wenn Fresssüchtige mit Magersüchtigen an einem Tisch (oder in einem Kreis) sitzen, kann das ziemlich nach hinten losgehen … Sie machen sich unbewusst gegenseitig ein schlechtes Gewissen und das sollte nicht das Ziel einer Gesprächsgruppe sein. Gleichgesinnte an einem Tisch finde ich hilfreich, wenn man sich nicht hauptsächlich über die Sucht unterhält, sondern diese mehr in den Hintergrund rückt.

Zudem sollte man sich auch Gedanken darüber machen, ob man ein Mensch ist, dem vielleicht auch andere „Therapieformen" wie Familienstellen o. ä. helfen könnten.

Mir hilft es, wenn ich mir für das Essen eine andere Tätigkeit überlege. Das Essen also durch etwas Anderes ersetzen. Damit meine ich nicht die Hauptmahlzeiten, sondern das Stückchen Schokolade oder die 0,5 Liter Cola zwischendurch. Ich zeichne dann ein Haus oder male ein Bild. Dabei kann ich abschalten und den „kleinen Hunger" überwinden.

Warum man ein bestimmtes Schönheitsideal hat und wer dieses Schönheitsideal geprägt hat, ist mit Sicherheit beredenswert. Ob man es verändern kann, halte ich für fraglich …

Wichtig, finde ich, ist, dass man sein Schönheitsideal flexibel gestaltet. Jeder Mensch darf sich so präsentieren wie er es gerne möchte (so lange es niemanden verletzt oder gefährdet). Niemand sollte sich herausnehmen, andere Menschen nach seinem Schönheitsideal zu bewerten. Das kann verletzen und Menschen, die psychisch labil sind, in Psychofallen rennen lassen.

Aber genau so flexibel sollte man auch mit sich selbst umgehen.

Ist es mir selbst gegenüber fair, dass jedes Gramm mehr eigenes Körpergewicht Brechreiz bei mir auslöst und das ich das bei Freunden etc. als nicht so schlimm empfinde? Selbst- und Fremdwahrnehmung liegen bei essgestörten Menschen sehr weit auseinander …

Liebe Sarah, vielen Dank für deine ehrlichen Antworten und alles Gute weiterhin auf deinem Weg.

1.5 Noch eine Essstörung? Riechen, kauen, ausspucken

Runterschlucken verboten

Sie hatte die Weihnachtszeit schon immer geliebt. Man konnte herrlich schön basteln, leckere Plätzchen und Gewürzkuchen backen, es gab Adventskalender und die typischen Weihnachtssüßigkeiten. Sie hatte sich in diesem Sommer fest vorgenommen, im Winter so weit zu sein, von den vielen Köstlichkeiten endlich wieder essen zu können. Doch jetzt schien ihr kein Tag passend zu sein, um damit anzufangen. Mal hatte sie eh schon 100 Gramm zugenommen, dann fühlte sie sich zu satt, war zu schlecht gelaunt oder hatte keine Zeit, um Süßigkeiten richtig und würdig genug genießen zu können.

An einem Wochenende backte sie Butterkekse für die Familie. Sie tat ordentlich Butter rein, damit die Kekse schön kalorienreich werden würden. Sie mochte es, wenn andere Menschen Dinge mit vielen Kalorien aßen. Sie fühlte sich dann gut und überlegen, da sie darauf verzichten konnte, all diese verführerischen aber auf die Hüfte schlagenden Kalorienbomben zu essen.

Nachdem sie den Keksteig vorbereitet hatte, bereitete sie ein reichhaltiges Mittagessen für die Familie vor. Die Mutter war an diesem Samstag arbeiten und würde sich bestimmt freuen, wenn sie sie mit Käse-Schinken-Nudeln überraschte. Für sie selbst gab es eine große Schüssel Salat.

Nachdem der Plätzchenteig lange genug im Kühlschrank geruht hatte, kam das, worauf sie sich am meisten gefreut hatte: Das Ausstechen der Plätzchen. Sie legte dazu ihre Lieblings-CD mit Weihnachtsliedern auf und sang laut mit, während ein Stern, Tannenbaum oder Engelchen nach dem anderen auf den Backblechen landete. Danach mussten die Plätzchen noch eine Viertelstunde im Backofen ausbacken, bevor sie sie mit bunten Perlen, Zuckerguss und Kokosraspeln verzieren konnte.

Ein herrlicher Geruch erfüllte die Küche. Sie sog die Luft gierig ein. Riechen war erlaubt. Riechen machte ja auch nicht dick.

Als sie den Backofen öffnete, war die heiße Luft, die ihm entströmte, so herrlich Plätzchenduft gesättigt, dass sie nicht mehr an sich halten konnte. Noch bevor die Plätzchen richtig auf dem Tisch lagen, um auszukühlen, steckte sie sich eins pustend in den Mund.

Schon als Kind hatte sie es geliebt, Weihnachtsplätzchen ganz frisch und heiß zu essen. Sie schloss die Augen und ließ den Keks langsam im Mund zergehen. Sie spürte den warmen, süßen Mürbeteig und genoss den Geschmack von Zimt und anderen Gewürzen, der ihre Geschmacksknospen reizte.

Sie spuckte den Keksbrei aus.

Der mit Speichel umhüllte, zerkaute Keks landete im Waschbecken, wo sie kurz betrachtete, wie er auf den Abfluss zusteuerte. Sie half nach und spülte mit ordentlich Wasser hinterher. Danach ließ sie sich eiskaltes Wasser in den Mund laufen und sprühte es sich ins Gesicht, um aus ihrem Keksrausch aufzuwachen. Jetzt war sie wieder ganz nüchtern, ganz ihr vernünftiges, absolut kontrolliertes Selbst. Der süße, sinnliche Moment voller Genuss war vorüber.

Mit zusammengekniffenen Lippen verzierte sie die Plätzchen zu Ende. Sie malte mit weißem Zuckerguss Schneeränder auf die Tannenbäumchen oder schmückte sie mit bunten Zuckerkugeln. Die Engelchen wurden mit silbernen Perlen und Lebensmittelfarben verziert und die Sterne bekamen einen roten Zuckergussrand und in die Mitte einige bunte Raspeln. Dann waren sie fertig. Sie ließ die Kekse zum Trocknen auf dem Küchentisch liegen und holte aus dem Keller eine der schönen alten Keksdosen. Sie roch noch herrlich gut nach dem Lebkuchen, den sie letztes Jahr darin gelagert hatten. Sie wusch die Dose aus und legte die Plätzchen rein. Sie spürte Wehmut dabei. Sie wusste, wie gut die Plätzchen gelungen waren und wie köstlich sie schmecken würden. Doch sie wusste auch, dass sie niemals auch nur einen einzigen Keks davon würde essen können.

Seit dem Erlebnis mit den Keksen machte sie es öfter so, dass sie sich Lebensmittel in den Mund steckte, sie lutschte oder darauf herumkaute und sie anschließend wieder ausspuckte. Seien es Schokoladenstücke, Chips, Kuchenstücke oder wie neulich ein Stück übriggebliebenes Eisbein – sie nahm sich immer öfter Lebensmittel mit auf die Toilette, um sie nach einem kurzen Aufenthalt in ihrem Mund auszuspucken und das Klo hinunterzuspülen.

Manchmal wunderte sich die Mutter, wenn wieder mal eine Praline oder ein kleiner Weihnachtsmann verschwunden war. Mehrmals hatte sie auch schon gesehen, wie sich die Tochter umgeguckt hatte und danach eine Kleinigkeit in ihrer Hand verschwinden gelassen hatte. Die Mutter hatte dann gelächelt. Sie freute sich, dass ihre Kleine anscheinend wieder mehr aß. Noch mehr hätte sie sich gefreut, wenn sie mit ihr darüber hätte reden können, sie hätte drücken und ihr sagen können, wie stolz sie war, dass sie wieder anderes zu sich nahm als nur Diätprodukte. Aber die Mutter riss sich zusammen. Sie war sicher, dass die Tochter irgendwann mit der freudigen Nachricht zu ihr kommen würde. Und bis dahin ließ sie der Tochter das kleine, wie sie glaubte, süße Geheimnis.

Das Mädchen hingegen, das mit ihrer Mutter schon über so viele Unarten der Essstörung gesprochen hatte, traute sich nicht, ihr auch noch dieses widerliche und in ihren eigenen Augen verwerfliche Tun zu offenbaren. Zu mies fühlte sie sich, wenn sie ihr Riechen-Kauen-Ausspucken- Abspülen-„Spiel" im Bad durchführte. Die Mutter würde es nie verstehen. Sie würde nicht nachvollziehen können, wie unmenschlich und unerträglich es war, von all den leckeren Dingen umgeben sein zu müssen und genau zu wissen, dass jeder auch noch so kleine, wirklich gegessene Happen ein so schlechtes Gefühl nach sich ziehen würde, dass es das einfach nicht wert sein konnte.

Riechen. Kauen. Ausspucken. Das war für sie im Moment der einzige Weg, um zumindest ein bisschen an der genussvollen Welt der gesunden Menschen und an den Gerüchen und Geschmäckern ihrer Kindheit Anteil zu haben.

Manchmal machte sie sich Sorgen, ob und wie viele Kalorien sie aufnehmen würde, wenn sie das Essen einige Zeit im Mund behielt. Wenn der Geschmack aufgenommen werden konnte, warum nicht auch Nährstoffe? Doch wie viele waren das? Sie hätte es unbedingt wissen müssen, um ihre täglich aufgenommenen Kalorienmenge besser berechnen zu können.

Nach zwei Wochen schienen sich ihre Ängste zu bestätigen. Sie hatte zugenommen. Zwar nicht viel, aber immerhin.

Zugenommen.

Das war eine Katastrophe für sie. Aber ein Grund mit dem Kauen und Spucken aufzuhören? Nein. Stattdessen reduzierte sie ihre Tagesration an wirklich gegessenen Lebensmitteln nur noch weiter. Vom süßen Kauen war sie bereits viel zu abhängig.

Der Geschmack ist derselbe

„Chew and spit" nennt sich eine weitere Variante von Essstörungen. Die Betroffenen kauen kalorienreiche Nahrung, die sonst verboten ist, genießen den Geschmack davon und spucken sie gleich wieder aus. Im Gegensatz zu der Bulimie, bei der die Nahrung heruntergeschluckt und dann wieder mühsam erbrochen wird, ersparen sich die Erkrankten hier also den „Umweg" über den Magen. Bei „Chew and spit" ist das Schamgefühl ähnlich wie bei der Bulimie groß, oft sogar noch größer. Als „abartig" beschreiben Betroffene ihr Verhalten. Das schlechte Gewissen, auf diese Weise Lebensmittel zu vernichten, hält viele davon ab, mit ihrem Therapeuten oder ihrer Therapeutin über das Problem zu sprechen. Doch die Belastung durch die Störung ist nicht nur eine seelische. Auch der Geldbeutel leidet. Da teilweise noch mehr Lebensmittel gekauft und ausgespuckt werden als Bulimiker in einem Essanfall aufnehmen, geht „Chew and spit" ordentlich ins Geld.

Menschen mit Essstörungen beginnen mit „Chew and spit" aus verschiedenen Gründen. Bei einigen dient es dazu, Anspannung oder Frust abzubauen. Manchmal geschieht es auch aus Langeweile oder Gewohnheit, etwa abends vor dem Fernseher. Die Betroffenen gönnen sich etwas verbotenes Süßes oder Fettes, nehmen den Geschmack wahr, dabei jedoch kaum Nährstoffe auf. Manchmal kann sogar eine abstruse Befriedigung vorhanden sein, Essen „vernichtet" zu haben.

Nicht zuletzt ist „Chew and spit" natürlich auch ein Selbstbetrug.

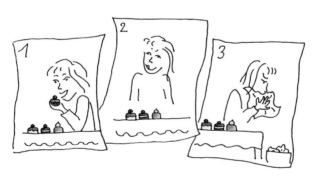

Obwohl nichts runtergeschluckt wird, entsteht trotzdem das Gefühl, mehrere Tafeln Schokolade, eine Schachtel Kekse oder eine Tüte Croissants gegessen zu haben. Auch das Gehirn meldet: Gesättigt.

Was viele Betroffene bereits befürchten: Auch im Mund über die Schleimhaut können schon Nährstoffe aufgenommen werden. Ein gewisser Teil der Nahrung wird bei längerem Kauen zudem zwangsläufig versehentlich heruntergeschluckt. Bei einem länger „Kauen- und Sprucken"-Gelage können da schon einige Kalorien und irgendwann auch Kilos mehr auf der Waage zusammenkommen.

Was Angehörige wissen sollten

Wahrscheinlich hat jeder schon mal etwas ausgespuckt, das er im Mund hatte und das ihm nicht geschmeckt hat. Aber etwas ausspucken, das man nur zu gerne auch hinunterschlucken und im Magen spüren, also richtig essen möchte? Darauf kann man als gesunder Mensch wahrscheinlich nur verständnislos reagieren.

„Chew and spit", also „kauen und spucken", bedeutet aber genau das. Das Verhalten ist krankhaft und sollte als Ausprägungsform einer Essstörung eingeordnet werden. „Chew and spit" bringt wie anderes gestörtes Essverhalten medizinische Probleme mit sich. Obwohl die Aufnahme von Nährstoffen bereits im Mund beginnt, kann bei „chew and spit" ein gefährliches Untergewicht entstehen. Auch ist das Verhalten äußerst schadhaft für die Zähne. Geschwollene Speicheldrüsen können ein weiteres Symptom sein, da vermehrt Speichel und Verdauungsenzyme produziert werden. Magen-Darm-Beschwerden sind eine mögliche Folge der oft mit „chew and spit" einhergehenden Mangelernährung.

Bei „chew and spit" können die emotionalen Konsequenzen ein noch größeres Problem als die medizinischen sein. Die Betroffenen leiden extrem unter ihrem Verhalten, von dem sie sich nicht lösen können, das sie aber gleichzeitig zutiefst verachten. Die Erkrankten können dadurch den letzten Rest Selbstachtung verlieren. Auch soziale Beziehungen belastet „Chew and spit", da die Betroffenen ihrer Sucht nur im Verborgenen nachgehen können und sich dafür häufig von ihren Mitmenschen isolieren.

Warum kommen die Betroffenen so schwer davon los? „Chew and spit" kann sich zu einem Mechanismus entwickeln, mit dem diese Menschen ihre Probleme bewältigen können. „Chew and spit" kann auch eine Gewohnheit sein, an die sich die Betroffenen schon so sehr gewöhnt haben, dass es für sie Stress, Anspannung und auch Angst bedeuten würde, sich davon zu lösen. In Stress- und Krisensituationen greifen sie entsprechend verstärkt zu ihrem krankhaften Essverhalten.

Übrigens: Von „Chew and spit" sind keinesfalls nur junge Menschen betroffen. Es gibt auch Betroffene, die die 50 schon überschritten haben.

„Ja, ich kann!": Schritte hinaus aus der Essstörung

„Kauen und spucken" erscheint als ein leichter Weg, eine Lösung aus dem Dilemma Heißhunger und Appetit versus des strikten Verbots, Kalorienreiches zu essen, zu finden. Doch es ist auch ein Suchtverhalten, das die Betroffenen extrem belastet. Es ist ihnen nicht nur extrem peinlich, es schadet auch ihrer Gesundheit und vor allem ihrer Selbstachtung. Wie aber kommen wir wieder davon los, wenn wir einmal damit angefangen haben?

Als erstes müssen wir die Funktion verstehen lernen, die „chew and spit" bei uns ausfüllt. Dabei können folgende Fragestellungen helfen:

- Wie habe ich mich vor dem „Kau-Spuck"-Anfall gefühlt? Hungrig, müde, bedrückt, gestresst?
- Wie ist es zu den auslösenden Gefühlen gekommen?
- Greife ich vermehrt zu „chew and spit", wenn ich mich aufgeregt habe?
- Wenn ja, über was habe ich mich aufgeregt?

Nachdem wir überlegt haben, in welchen Situationen „chew and spit" gehäuft auftritt und welche Gefühle oder Erlebnisse dem vorhergegangen sind, können wir an den Auslösern arbeiten. Wir fragen uns:

- Warum war ein Geschehen so aufwühlend für mich, dass ich mich darüber aufgeregt habe?
- Was sind typische Situationen, die mich stressen?
- Kann plötzlich auftretender Hunger an meinem unausgewogenen Essverhalten liegen?

Als nächstes überlegen wir uns, was wir tun können, um die Auslöser in Zukunft möglichst zu meiden:

- Wir nehmen uns vor, bestimmte Situationen, die uns nicht gut tun, zu vermeiden.
- Wir nehmen uns vor, gesündere Methoden zum Stressabbau zu erlernen, wie Yoga, autogenes Training oder sportliche Betätigung.
- Wir nehmen uns vor, in Krisensituationen besser Hilfe, Ablenkung und Zuflucht bei Freunden, der Familie oder in einem Hobby zu suchen anstelle zu „chew and spit" zu greifen.

Wichtig auf dem Weg zur Heilung ist es nicht zuletzt auch, die Gefühle zu ergründen, die wir während eines „chew and spit"-Anfalls haben:

- Können wir den Geschmack der Speisen genießen?
- Fühlen wir uns so, als täten wir etwas Verbotenes und haben wir Angst, ertappt zu werden?
- Was für Gedanken haben wir bei „chew and spit"?
- Wichtig nicht zuletzt: Was für Gefühle und Gedanken kommen nach dem Anfall auf?

Im nächsten Schritt überlegen wir uns, wie wir auf gesündere Weise zu den erstrebten Gefühlen kommen können. Wenn „chew and spit" beispielsweise entspannt, sollten wir ausprobieren, ob wir uns nicht auch auf andere Weisen entspannen können:

- In einem schönen Buch lesen
- Handarbeiten wie Stricken oder Häkeln nachgehen
- Spazieren gehen
- Malen oder basteln
- Musik hören oder machen
- ...

Weitere Möglichkeiten zur Entspannung finden Sie im Anhang des Buches.

Für Patienten, die schon lange „chew and spit" betreiben, ist es besonders schwer, sich wieder von dem gestörten Essverhalten zu lösen. Hier geht es meistens nicht ohne therapeutische Hilfe. Hilfreich ist zudem, zusammen mit einem Ernährungsberater oder einer Ernährungsberaterin einen Essensplan aufstellen, mit dem ein gesundes Gewicht aufrecht erhalten werden kann und der vor allem satt macht. Wer satt ist, ist weniger gefährdet für Heißhungeranfälle.

Kür auf dem Weg hinaus

Auf der letzten Etappe sollten wir zu der Erkenntnis kommen, dass keine Nahrungsmittel verboten sind. Alles ist erlaubt, von manchen Dingen eben nur kleine Mengen. Mit der Zeit können wir lernen, dass zwei oder drei *gegessene* Kekse eine viel nachhaltigere seelische Befriedigung auslösen als eine ganze Packung oder Dose ausgespuckter.

Interview mit Linda

Linda ist 21 Jahre alt und leidet seit einiger Zeit an „chew and spit". Hier erzählt sie, warum sie Lebensmittel in den Mund steckt, um sie kurze Zeit später wieder auszuspucken.

1. *Welche Essstörung ist bei dir diagnostiziert worden?*

Ich leide an einem gestörten Essverhalten, seit ich neun Jahre alt bin. Mit der Zeit ist es immer schlimmer geworden. Vor einem Jahr diagnostizierte ein Arzt Anorexie bei mir. Gelegentlich erbreche ich mich aber auch.

2. *Du leidest an „chew and spit". Würdest du „chew and spit" auch als eine Essstörung bezeichnen?*

Eine gesunde Person spuckt das Essen nicht aus, anstelle es einfach herunterzuschlucken. Von daher ist „chew and spit" krankhaft. Ich denke jedoch nicht, dass es eine Essstörung an sich ist. Ich glaube vielmehr, dass es eine Seite der Magersucht oder Bulimie sein kann.

3. *Wie lange leidest du schon an „chew and spit"?*

Vor ungefähr einen Jahr habe ich damit angefangen.

4. *Wie bist du dazu gekommen, Essen zu kauen und wieder auszuspucken?*

Ich fing mit „chew and spit" an, als ich in den Ferien aus dem Internat zurück nach Hause kam. Meine Mutter kaufte mir ständig kalorienreiche Sachen wie Kekse und Süßigkeiten ein und stellte auch sonst ständig Essen hin. Sie hätte sich sehr gewundert, wenn ich davon nie etwas angerührt hätte. Und so begann ich es in den Mund zu nehmen und wieder verschwinden zu lassen.

5. *Was für Lebensmittel und welche Mengen benutzt du in der Regel für deine „chew and spit"-Attacken?*

Zum größten Teil nehme ich Junk Food, also fürchterlich ungesundes Zeug. Manchmal mache ich es aber auch während der Mahlzeiten. Ich erlaube mir dann, auch ein bisschen was tatsächlich runterzuschlucken. Da ich anorektisch bin und mir fast alles an Lebensmitteln verbiete, sehne ich mich so sehr nach Essen und kann oft an nichts anderes mehr denken. Für mich ist es so, dass mir „chew and spit" hilft und mich von richtigen Essattacken abhält. Der Nachteil: Ich nehme noch weniger Kalorien übers Essen auf, aus Angst, durch „chew and spit" zuzunehmen. Obwohl man das meiste bei „chew and spit" wieder auszuspucken glaubt, nimmt man dabei eben trotzdem eine bestimmte Menge Kalorien auf. Das macht mir Angst.

6. *Ist „chew and spit" nicht auch eine ganz schön kostspielige Angelegenheit?*

Das hängt davon ab. Menschen mit Bulimie haben massive Essattacken, bevor sie sich übergeben. Einige geben sogar mehr als 100 Euro pro Essanfall aus. Wenn sie „chew and spit" machen würden – das wäre wirklich teuer. Mein Problem ist jedoch anders. Ich esse sehr restriktiv, mit anderen Worten so gut wie gar nichts. Für mich ist ein Essanfall bereits ein süßes Teilchen, manchmal auch nur ein Keks. Es ist zwar teurer als gar nichts zu essen, was ich vor „chew and spit" gemacht habe. Wirklich teuer ist es aber nicht.

7. *Warum ist es so schwierig für dich, mit „chew and spit" wieder aufzuhören?*

Es ist wie eine Sucht. Du weißt tief in dir drinnen, dass du ein Problem hast. Aber du kannst es nicht kontrollieren, kannst nicht aufhören. Es ist so schwer, andere Menschen Süßigkeiten, Kuchen, Kekse und ähnliche Verlockungen essen zu sehen, und genau zu wissen, dass du das selbst nicht kannst. Die einzige Möglichkeit für mich, so etwas zu „essen", ist es zu kauen und wieder auszuspucken bzw. mich zu erbrechen. Ich mag es nicht, mich zu übergeben und ich weiß auch, dass dieses Verhalten noch gefährlicher ist. Daher ist „chew and spit" für mich zu einer weniger schädlichen Alternative zum Erbrechen geworden.

Liebe Linda, danke dass du dir für das Interview Zeit genommen hast. Ich wünsche dir alles Gute für die Zukunft.

Hoch oder Tief? Wenn die Stimmung an Zahlen hängt

Heute war ein guter Tag für sie. Schon am Morgen begrüßte sie die Wage freundlich gestimmt, indem sie weniger anzeigte. Sie rechnete ihren Body-Mass-Index aus: 13,9. Das erste Mal unter der magischen Schwelle von 14. Jetzt hatte sie es geschafft. Endlich war sie richtig, richtig dünn, so dünn wie niemand, den sie sie kannte. Sie lächelte. Endlich.

Gleichzeitig wusste sie, dass sie unendlich tief gesunken, unendlich versagt hatte.

Was war nur aus ihr geworden? Ein Junkie, der anstelle von Drogen den Hunger braucht? Ein Mensch, der unter dem Diktat einer Stimme im Kopf lebt, einer Stimme, die kaum mehr Platz lässt für Gedanken an etwas anderes als ans Gewicht? Einer Stimme, die Tag ein, Tag aus, ja sogar nachts, vorrechnen muss, dass selbst ein zuckerfreier Kaugummi Kalorien hat?

Kalorien.

Zunehmen.

Dick werden.

Kalorien. Das war das böse Wort. Das war der Feind. Kalorien. Sie verscheuchte die Gedanken aus ihrem Kopf und schnürte sich die Joggingschuhe zu. Draußen waren es minus 10 Grad und schon beim bloßen Gedanken daran, tat ihr alles weh. Das war einer der schmerzlichen Effekte des Dünnseins: Man spürt die Kälte viel stärker. So stark, dass es schmerzt und ihr die Tränen in die Augen trieb.

Sie wickelte sich einen Wollschal fest um und zog sich eine Thermohose an.

Sie schaute zum warmen Bett und einen Moment lang war der Impuls da, sich einfach wieder in die Bettwärme hineinzukuscheln.

Sie gab sich einen Ruck. Jetzt bloß nicht schwach werden. Sie wusste doch viel zu gut: Erst, wenn sie brav trainiert hatte, würde sie sich vor der Schule einen Apfel leisten können. Und ohne Apfel würde sie kaum bis zur Pause durchhalten können. Also hatte sie keine andere Wahl: Sie musste trainieren.

Draußen waren die Straßen so dick zugefroren, dass die Eisschicht Zentimeter dick auf dem Asphalt ruhte und vor sich hin glitzerte im Licht der Straßenlaternen. Wieder war der Impuls in ihr, umzukehren und sich ins warme Bett zu verkriechen. Und wieder schimpfte sie mit sich und rief sich zur Disziplin.

Sie rutschte dann zwar mehr, als dass sie lief, aber sie kam mit verbissener Mühe voran. Umkehren? Diese Frage stellte sie gar nicht mehr. Jetzt wurde es auch durchgezogen.

Bald hatte sie ihren Feldweg erreicht. Sie begrüßte ihn wie jeden Morgen mit dem Gefühl, die Runde heute nicht schaffen zu können. Doch das ließ die Stimme in ihr nicht gelten. Nie duldete sie Schwäche, nie ein Aufgeben oder Nachlassen. Nur Disziplin war erlaubt. Und genau auf diese Disziplin war sie auch noch stolz.

Der Boden war glatt. Gefährlich glatt. Die Pfützen waren tief zugefroren und im dunklen Mondlicht konnte sie sie kaum etwas erkennen. Immer wieder schlitterte sie. Plötzlich konnte sie sich nicht mehr halten. Sie rutschte aus und knallte auf den Boden. Mit den Händen konnte sie sich gerade noch abstützen. Ihre Ellenbogen und Knie taten weh. Ihr erster Gedanke war: Konnte sie jetzt nicht mehr weiterlaufen? Sie überprüfte, ob die Beine noch funktionierten und schon lief sie weiter. Sie ignorierte das Schmerzsignal aus dem linken Knie. Hauptsache, nichts gebrochen.

Vor Stürzen hatte sie die meiste Angst. Sie wusste, dass es um die Knochenstruktur bei ihr nicht gut stand. Das ewige Diät halten hatte die Substanz der Knochen angegriffen. Osteoporose. Ihre Knochen sahen von innen aus wie die einer alten Frau. Dabei war sie doch gerade mal 19 Jahre alt.

Sie verscheuchte auch diese Gedanken. Noch eine knappe Stunden durchhalten, dann hatte sie ihr Morgentraining absolviert.

Den Apfel aß sie im Schulbus. Obwohl ihr Magen knurrte, hielt sie diesmal durch, bis der Bus die halbe Strecke zurückgelegt hatte, bevor sie das erste Mal hinein biss. Sie erreichten die Schule und zum ersten Mal hatte sie ihren Apfel noch nicht aufgegessen. Den Rest vom Apfel warf sie vor der Schule in einen Mülleimer, obwohl der Magen knurrte. Aber sie war stärker. 40 Kalorien gespart. Wenn sie heute den Schultag überstehen würde, war klar, dass sie von nun an nie mehr den Apfel ganz essen würde.

In der Schule konnte sie sich kaum konzentrieren. Mit aller Kraft zwang sie sich, dem Lehrer trotzdem zuzuhören. Die Energielosigkeit war das schlimmste. Ständig musste sie ans Essen denken. An ihren Becher Magerjoghurt, den sie für die Pause dabei hatte. Ihr Magen knurrte schon wieder. Wenn es doch schon endlich Pause wäre.

Der harte Stuhl, auf dem sie saß, tat weh. Das ist wohl normal so, wenn man keine Fettschicht am Hintern hat, die so etwas abpolstern kann. Ihre Knochen trafen ungeschützt auf das harte Holz. Und auch das fühlte sich wieder irgendwie gut an. Zeigte die unbequeme Sitzsituation doch nur, wie stark und taff sie doch war. Dass sie sogar Schmerzen klaglos ertrug.

Und warum das Ganze? Um endlich ihren Eltern zu zeigen, dass sie kein Versager war? Dass sie etwas leisten konnte? Dass sie genauso stark war wie Tobi, ihr älterer Bruder, der tolle Hecht, auf den alle so stolz waren?

Doch war sie das wirklich? War sie wirklich stark?

Ihr fielen die Haare aus, büschelweise, aber egal. Die Waage zeigte weniger an. Ihre Regelblutung blieb aus. Auch egal, solange das Gewicht sank. Sie hatte kaum noch Kraft und Antrieb in sich. Ein gutes Zeichen, sagte die Stimme. Das zeigte, dass sie auf dem richtigen Weg war, alles Überflüssige zu verlieren. Die Zahl auf der Waage. Mit ihr stieg und fiel alles.

Was für ein elendes, beschränktes Leben.

Zahlenspiele

Zahlen, egal ob sie Nährwert, Gewicht und Kalorienverbrauch beschreiben, spielen eine große Rolle im Leben von Menschen mit Essstörungen. Sie allein können darüber entscheiden, ob ein Tag gut oder schlecht ist.

Typisch für Menschen mit Magersucht ist ein akribisches Kalorien zählen. Sie führen im Kopf Tag für Tag genau Buch darüber, wie viele Kalorien sie aufgenommen haben. Sie fühlen sich nur dann wohl, wenn sie wenig Kalorien aufgenommen haben, was bedeuten kann, dass es im Extremfall täglich nur einige Hundert sind, wobei ein gesunder Mensch etwa 2000 benötigen würde.

Betroffene kennen die Kalorienmengen der gängigen Speisen auswendig. Sie haben sich so eingehend mit dem Nährwert von Nah-

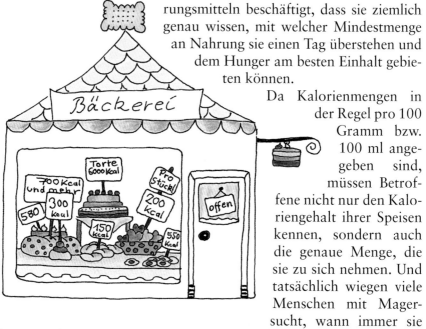

rungsmitteln beschäftigt, dass sie ziemlich genau wissen, mit welcher Mindestmenge an Nahrung sie einen Tag überstehen und dem Hunger am besten Einhalt gebieten können.

Da Kalorienmengen in der Regel pro 100 Gramm bzw. 100 ml angegeben sind, müssen Betroffene nicht nur den Kaloriengehalt ihrer Speisen kennen, sondern auch die genaue Menge, die sie zu sich nehmen. Und tatsächlich wiegen viele Menschen mit Magersucht, wann immer sie können, ihre Speisen ab. Dabei gehen sie so genau vor, dass sogar Salatblätter auf der Waage landen können.

Ein weiteres typisches Verhalten von Magersüchtigen ist der Zwang, sich andauernd wiegen zu müssen. Während Ernährungswissenschaftler und Mediziner in der Regel empfehlen, dass ein einmaliges Wiegen in der Woche – möglichst am gleichen Wochentag um die gleiche Uhrzeit, zum Beispiel morgens – ausreichend sei, besteigen Menschen mit Essstörungen nicht selten 10 Mal täglich und mehr die Waage. Einige wenige sind im Wiegezwang sogar so sehr gefangen, dass sie alle paar Minuten die Waage besteigen müssen, da sich das Gewicht ja mit jedem getrunkenen Schluck Wasser und jedem Toilettengang verändert. Menschen mit Magersucht haben ihre Waage wenn möglich gerne in ihrer Nähe stehen, entweder im eigenen Zimmer, im Wohnzimmer oder einem anderen Raum, in dem sie sich viel aufhalten.

Wenn die Waage morgens ein unerwartetes hohes Gewicht anzeigt – wobei „hoch" bei Magersüchtigen schon bedeutet, dass es ein paar hundert Gramm mehr als am Tag vorher waren –, fühlen sie sich als Versager und Verlierer. Tatsächlich handelt es sich bei dieser Zunahme in der Regel um ganz natürliche Gewichtsschwankungen, die etwa auf die Einlagerung von etwas mehr Wasser zurückzuführen sein können. Die scheinbare Gewichtszunahme beschäftigt die Erkrankten jedoch den ganzen Tag über, behindert ihre Gedanken und lässt sie die Kalorienmenge noch stärker kontrollieren und einschränken. Manche greifen schließlich sogar zu Entwässerungstabletten oder Abführmitteln, um schneller wieder weniger zu wiegen.

Was Angehörige wissen sollten

Wer einmal eine Diät gemacht hat, weiß, dass er während der Diät ziemlich genau auf die Kalorienmenge achten musste. Für die meisten ein lästiges Übel. Für den normalen Menschen gibt es nämlich wahrlich wichtigere Dinge, mit denen er sich und seine Gedanken beschäftigen kann als mit der Frage, ob ein Apfel oder eine Scheibe Vollkornbrot mehr Kalorien hat. Kalorien – für die meisten Menschen sind das mehr oder weniger unbekannte Einheiten, die irgendwas mit dem Essen zu tun haben aber nicht weiter interessant sind. Diese abstrakten Zahlen über ihr Glück oder Unglück bestimmen zu lassen – das käme den meisten wohl nie in den Sinn. Menschen mit Essstörungen wie der Magersucht tun aber genau das. Für sie ist ein Tag nur dann gelungen, wenn sie abends im Bett liegen, die aufgenommenen Kalorien des Tages Revue passieren lassen und zu einer möglichst geringen Gesamtmenge kommen. Sie machen ihr ganzes Glück daran fest, dass sie am nächsten Morgen weniger wiegen als am Tag zuvor. Mit einem gleichbleibend niedrigen Gewicht geben sich viel Betroffene schon gar nicht mehr zufrieden. Natürlich kann die Zahl auf der Waage nicht täglich und beständig weitersinken. Und doch versuchen einige wenige Betroffene tatsächlich, ihre ganze Existenz „wegzuhungern". Bereit sein, das Leben zu lassen, um leicht zu sein. Wie sehr muss man in der Sucht gefangen sein, um so zu denken. Und doch tun es erschreckend viele junge Menschen mit Essstörungen. Ihnen ist es bereits völlig egal, wenn sie mit ihrem Verhalten ihre ganze Zukunft, ihr ganzes Leben riskieren. Hauptsache, die Zahlen stimmen.

Hintergrund kann sein, dass die Betroffenen sich nach Kontrolle über ihr Leben sehnen. Die absolute Kontrolle über die aufgenommene Kalorienmenge und das eigene Körpergewicht ist für sie zum Sinnbild geworden, ihr eigenes Leben kontrollieren zu können. Tatsächlich aber ein schlimmer Trugschluss. Denn je mehr das Gewicht sinkt, desto mehr verlieren die Betroffenen an Kraft und Ressourcen, um ihr Leben wirklich in die Hand zu nehmen und die entscheidenden Dinge zu lenken. Und entscheidend für eine aussichtsreiche Zukunft ist es gewiss nicht, ob ich heute 200 Kalorien mehr oder weniger aufgenommen habe als gestern.

„Ja, ich kann!": Schritte hinaus aus der Essstörung

Aus dem Teufelskreis des Kalorien Zählens und des Wiegezwangs auszubrechen ist ein hartes Stück Arbeit. Wenn man nur noch in Kalorien denkt, längst verlernt hat, nach Hunger oder Appetit zu essen, sondern nur noch nach den Zahlen, die in Kalorientabellen abgedruckt sind, dann ist es schwer, dieses Verhalten wieder abzustellen. Wenn man es wirklich will, ist aber auch das nicht unmöglich.

Auf dem Weg zur Heilung gibt es nun zwei Möglichkeiten. Entweder versucht man sein Wissen über Kaloriengehalte für die Zunahme zu nutzen oder man versucht, alle Gedanken an Kalorien auszumerzen.

1. Weg: Die Marschroute ändern: Wissen nutzen, um die andere Richtung einzuschlagen

Auf dem Weg zum Gesundwerden ersetzen wir das Ziel „Kalorienmenge möglichst gering halten" durch das neue Ziel „Kalorienmenge steigern". Realistisch ist es, sich Woche für Woche eine neue, erhöhte Kalorienmenge vorzunehmen, so dass sich der Körper (und auch der Kopf!) langsam wieder an mehr Nährstoffe gewöhnen kann. Sehr sinnvoll ist es, sich dazu die Hilfe eines Ernährungsberaters bzw. einer Ernährungsberaterin zu holen. Ziel ist es, nicht nur die empfohlene Kalorienmenge von etwa 2000 pro Tag zu erreichen, sondern in der Zunehmphase noch einiges mehr täglich zu sich nehmen zu können. Um als Magersüchtige aus dem kritischen Untergewicht herauszukommen, sollten es um die 3000 Kalorien oder mehr pro Tag sein. Wahrlich eine Herausforderung. Doch wer sich am Tag von nur 400 oder noch weniger Kalorien ernähren konnte, der wird doch wohl vor Herausforderungen nicht zurückschrecken, oder?

Weg 2: Gedanken stoppen: Nie mehr Kalorien zählen

Dieser Wege bedeutet für Menschen mit Magersucht, die Jahrelange peinlich genau Kalorien gezählt haben, eine radikale Lebensänderung. Doch manchen Menschen liegt genau das. Sie können von heute auf morgen entscheiden: Ich lasse mich nicht mehr vom Gedanken an Kalorien beherrschen! Von nun an werde ich jeden Gedanken daran verscheuchen. Wem es wirklich gelingt, nicht mehr an Kalorien zu denken, der sollte versuchen, wie ein kleines unbekümmertes Kind nach Hunger, Appetit oder Gefühl zu essen. Und dabei nie vergessen: Im Zweifelsfall, wenn man sich nicht sicher ist, ob man genug gegessen hat, in der Zunehmphase lieber noch etwas zulegen. Weniger ist nämlich längst nicht immer mehr!

Natürlich wird der Gedanke an Kalorien immer wieder penetrant versuchen, sich Gehör zu verschaffen. Verscheuchen wir ihn also mit aller Macht: Wenn wir alleine sind, schreien wir laut: „Weg damit! Weg! Weg". In Gesellschaft stellen wir uns einen großen Mülleimer vor, in den wir die Kalorienangaben hineinwerfen. Ein Leben an Zahlen festmachen? Darüber wollen wir in Zukunft nur noch müde lächeln können.

Neben den Zahlen, die Kalorien angeben, beherrscht die Stimmung von Menschen mit Essstörungen noch extremer die Zahl auf der Waage. Hier bewährt sich meistens die Radikallösung:

Die Waage verbannen

Theoretisch ist es so einfach: Wir tragen die Waage aus dem Haus, öffnen die große schwarze Mülltonne und lassen sie hinein plumpsen. Danach gehen wir vollendeter Tat zurück ins Haus und treten in ein neues Leben ein. Praktisch ist es jedoch mit so viel Angst verbunden, dass man schon bis ins letzte entschlossen sein muss, die Essstörung wirklich hinter sich zu lassen, bevor man sich an diesen Schritt heranwagen kann. Und auch dann erfordert er noch sehr viel Mut. Die Waage und damit die beständige Überprüfung des Körpergewichts aufzugeben, bedeutet einen immensen Kontrollverlust für die Erkrankten. Viele Magersüchtige fürchten das ungemein. Doch auf dem Weg zur Heilung, wenn wir uns wieder um die wirklich wichtigen Dinge im Leben kümmern wollen, sollten wir diese Scheinkontrolle getrost aufgeben. Es wartet ein befreites Leben auf uns, ein Leben, das wir plötzlich wieder leben können und von dem wir nicht mehr nur gelebt werden.

Um nicht wieder rückfällig zu werden, sollten wir von nun an alle Waagen meiden. Wenn wir im Hotelzimmer oder in der Wohnung eines Bekannten oder der Familie eine entdecken – Finger weg!

Auch öffentliche Waagen etwa in Apotheken sollten für uns „Betreten verboten" sein. Und selbst beim Arzt sollten wir darauf achten, nicht mit unserem Gewicht konfrontiert zu werden. Wenn der Arzt Bescheid weiß, wird er Verständnis dafür haben, dass wir uns wiegen lassen wollen, ohne das Ergebnis zu erfahren. In einer neuen Arztpraxis sollten wir ausdrücklich darauf hinweisen, dass wir *nicht* erfahren möchten, wie viel wir wiegen. Wenn ein Praxisteam darauf keine Rücksicht nimmt, wird es wahrscheinlich auch unsere anderen gesundheitlichen Anliegen nicht ernst nehmen. Ein vertrauensvolles Verhältnis wird so sicherlich nicht entstehen können.

Interview mit Sabine

Sabine erkrankte an Magersucht. Heute geht es ihr besser. Was Magersucht für sie bedeutet und wie sie mit der Krankheit umgeht, erzählt sie mir in einem Interview.

1. *Wie würdest du Magersucht beschreiben?*

Magersucht ist nicht der Wille, einen schlanken Körper zu haben, sondern hat meistens tieferliegende Ursachen. Es ist eine sehr schwere Krankheit, die für einige auch den Tod bedeutet. Es ist eine Sucht, die vor allem durch die Psyche gesteuert wird.

Magersucht ist, das Gefühl, dass dürr gleich schön ist.
Magersucht ist, dass die Waage zur Freundin und Feindin wird.
Magersucht schafft, dass einem Kalorien wichtiger sind als die besten Freunde.
Magersucht bewirkt, dass das Leben trostlos und leer wird.

Das alles, ohne dass man merkt, dass man eigentlich sehr krank ist.

2. *Welche Bedeutung hat/hatte der Kaloriengehalt von Lebensmitteln für dich?*

Der Kaloriengehalt von Lebensmitteln hatte eine sehr wichtige Bedeutung für mich, er war während meiner Magersuchtzeit eigentlich mein hauptsächlicher Lebensinhalt. Ich war stundenlang in Lebensmittelgeschäften unterwegs, um für meine Familie einzukaufen, anstatt mich mit Freunden zu treffen, da ich ja überprüfen musste, welcher Frischkäse am wenigsten Kalorien hatte, und ob Vollkornbrot mehr Kalorien hat als Weißbrot.

Das war eigentlich auch schon eine Art „Kontrollwahn" und ich denke, dass davon viele magersüchtige Menschen betroffen sind. Als Magersüchtige hat man oft das Ziel, eine vollkommene Kontrolle über seinen Körper zu haben, indem man hungert, versucht man dies zu erreichen, und genauso ist es auch mit den Lebensmitteln. Man versucht zu kontrollieren, was man dem Körper zuführt, auch wenn es meistens so kommt, dass man eh nichts isst

Auch das Auswendiglernen von Kalorientabellen kenne ich. Ich habe damals viele, viele Seiten dieser Tabellen auswendig gelernt, man musste ja gerüstet sein, falls es so war, dass man mit der Familie/Freunden essen ging, um sich das Gericht auszusuchen, das die wenigsten Kalorien hat. Meine Kalorientabelle hatte ich ebenfalls immer in der Tasche stecken, so konnte ich, falls ich mir in einer Sache nicht sicher war, immer noch auf die Toilette flüchten und es nachsehen. Ich habe sogar von diesen Tabellen geträumt, da sie mir immer im Kopf herumschwirrten. Alles in allem würde ich sagen, dass der Kaloriengehalt für Essgestörte eine zentrale Rolle spielt.

3. *Warum fühlte es sich besser an, einen Magerjoghurt anstelle eines Sahnejoghurts zu essen?*

Man kannte ja wie schon oben erwähnt die gesamten Kalorientabellen auswendig. Somit wusste man auch, wie viel mehr Kalorien ein Sahnejoghurt im Vergleich zu einem Magerjoghurt hatte. Und man stellte sich vor, wie sich das Fett, dass der Sahnejoghurt enthielt, sich überall am Bauch, und an den Hüften absetzen würde. Aß man jedoch den mageren Joghurt, so war es nicht eine ganz so große Sünde

Ich denke, vor allem der höhere Kaloriengehalt hat da den Ausschlag gegeben.

4. *Wie bist du mit Familienfesten umgegangen, zum Beispiel Weihnachten? Zu diesen Festen gehört ja in der Regel auch ein ausgiebiges Essen.*

Bei uns in der Familie wurde es zu Weihnachten immer so gehalten, dass am ersten Feiertag viele Verwandte kommen (wir haben eine große Verwandtschaft), und alle gemeinsam mittags brunchen. Ich habe mich dann meistens ziemlich weit weg von meinen Eltern hingesetzt, sodass diese nicht sehen konnten, wie viel bzw. wenig ich gegessen habe. Damit keiner einen Verdacht schöpft, habe ich meistens meinen Teller mit großen Salatblättern vollgepackt, damit es aussah, als würde ich viel essen, in Wirklichkeit jedoch war es nur sehr wenig, ich habe es halt gut „angerichtet". Gab es jedoch bei anderen Familienfesten ein Essen am Tisch, so habe ich immer versucht, heimlich Essen in meine Tasche zu schmuggeln, um es nachher wegschmeißen zu können, ich muss sagen, ich habe wirklich damals sehr viel getrickst, um nicht essen zu müssen.

5. *Hast du zusammen mit deiner Familie Mahlzeiten eingenommen? Und wenn nicht, warum hast du lieber alleine gegessen?*

Also morgens zum Frühstück haben meine Eltern mich immer gezwungen, mit ihnen gemeinsam etwas zu essen, eigentlich wurde ich bei allen Mahlzeiten sozusagen überwacht von meinen Eltern. Dann in der Schule habe ich halt ein Pausenbrot mitbekommen, das habe ich eigentlich immer weggeworfen, da ich dadurch ja Kalorien sparen konnte. Auch mittags und abends wurde bei uns in der Familie immer gemeinsam gegessen, meine Eltern wussten nämlich von meiner Essstörung und haben dadurch versucht, mich zu kontrollieren. Wenn sie mal weg waren, und ich mir selbst etwas zu essen machen sollte, habe ich nie etwas gegessen, oder das vorbereitete Essen weggeworfen.

6. *Kochst und backst du gerne? Hast du während deiner Magersuchtzeit mehr für dich oder mehr für andere gekocht?*

Ich habe schon immer gerne gekocht und gebacken, für meine Familie und auch für meine Freunde. Aber nie für mich selber.

Teilweise habe ich auch sehr aufwändige Gerichte gekocht, für die ich mehrere Stunden gebraucht habe, und mich am Ende geweigert mitzuessen.

56

Manchmal, wenn meine Eltern nicht da waren, habe ich für sie Dinge gekocht, die viele Kalorien hatten, da ich krankhafterweise irgendwie ein gutes Gefühl hatte, wenn andere Menschen etwas aßen, was viele Kalorien hatte. Wusste ich vorher, dass ich selber mitessen *musste*, so habe ich immer sehr leichte Dinge gekocht, wie zum Beispiel eine Suppe oder eine Gemüsepfanne.

Auch für meine besten Freundinnen war ich immer die, die Kuchen bei Geburtstagen gebacken hat, aus denselben Gründen, weshalb ich für meine Eltern gekocht habe.

7.   *Was für Gefühle hattest du, wenn du andere Menschen kalorienreiche Dinge wie Fastfood essen sahst?*

Das gab mir erstaunlicherweise immer ein sehr gutes und befriedigendes Gefühl. Ich habe mir immer komische Sachen dabei gedacht wie zum Beispiel „Ha, der/die isst jetzt zu viel, wie viele Kalorien das wohl hat, da wird er/sie aber mal richtig viel zunehmen." Ich denke, dass Magersüchtige es nicht haben können, wenn jemand weniger isst als sie oder schlanker ist, und das Fastfood, sofern es viel gegessen wird, trägt ja zu einer Gewichtszunahme bei, ich glaube, so lassen sich diese Gedanken erklären. Auch wenn Freundinnen von mir, die schlank waren, Fastfood gegessen haben, habe ich mich innerlich immer gefreut, da ich ja nun bald dünner sein würde als sie (ich war natürlich schon viel magerer, sah mich jedoch immer noch als viel zu dick).

8.   *Welche Bedeutung hat eine gesunde Ernährung für dich?*

Bei uns in der Familie stand schon von klein auf eine gesunde Ernährung auf dem Speiseplan.

Jedoch wurde durch meine Essstörung das ganze von meiner Seite aus noch sehr verstärkt. Ich habe zur Zeit meiner Magersucht eigentlich nur gesund gegessen, ich hatte auch nie Essanfälle, in denen ich Fastfood und Süßes in Unmengen in mich hineingeschlungen habe. Das kommt, denke ich daher, dass ich ein sehr disziplinierter und perfektionistischer Mensch war und auch immer noch bin.

Auch nun hat eine gesunde Ernährung immer noch einen hohen Stellenwert für mich, da ich mich mit einer ausgewogenen gesunden Ernährung einfach besser fühle.

9. *Gehörte Sport zu deinem Alltag? Und wenn ja, warum?*

Ich habe schon immer viel Sport getrieben, auch vor meiner Essstörung. Schon als ich klein war, habe ich mit dem Reiten und dem Ballett angefangen, das war immer einer der wichtigsten Bestandteile meines Lebens. Damals habe ich den Sport aus Freude an der Bewegung gemacht, in der Zeit meiner Magersucht eher, weil ich auf diese Weise viele Kalorien verbrennen wollte. Mir wurde dann von meinen Eltern und auch einer Psychologin verboten, Sport zu treiben, doch ich denke, das war der falsche Weg, das hat mir echt total gefehlt, und ich war nur noch am Weinen, weil Sport mir immer noch sehr viel bedeutete. Das habe ich meinen Eltern auch gesagt, als es mir wieder etwas besser ging, und sie haben auch eingesehen, dass ich ohne Sport nicht glücklich sein kann, und mir es wieder ermöglicht weiterzumachen. In der Zeit, in der ich keinen Sport machen durfte, habe ich immer heimlich vier Stunden Situps und auch Joggen auf der Stelle gemacht. Auch wenn ich aus der Magersucht nun heraus bin, liebe ich den Sport weiterhin, und betreibe immer noch Leistungssport (Ballett).

10. *Oft sagen Magersüchtige, sie müssten sich jeden Bissen mit Sport erst verdienen. Kennst du das?*

Ja, auch ich habe über einige Jahr lang so gehandelt. Wenn ich etwas gegessen habe, wusste ich immer die genaue Kalorienanzahl von meinem Essen, und habe dadurch immer gerechnet, wie viele Situps ich dafür machen oder wie lange ich joggen müsste. Ich habe auch meinen gesamten Zeitplan nach diesem Prinzip ausgerichtet. Wenn ich wusste, dass ich an einem Tag nur eine Stunde Sport machen konnte, habe ich eigentlich fast nichts gegessen.

Somit kann ich sagen, dass das auf jeden Fall auf mich zutraf.

Liebe Sabine, vielen Dank für das Gespräch. Ich wünsche dir alles Gute für die Zukunft und dass Essen nur noch Genuss für dich sein wird.

3 Entweder oder: Freunde versus Essstörung

Freundin Magersucht?

Heute hatte ihre Freundin Elli gefragt, ob sie nicht noch mal einen DVD-Abend bei ihr veranstalten könnten. So wie früher: Stunden lang über Gott und die Welt quatschen, sich faul in die Kissen kuscheln, bei kitschigen Liebesfilmen Taschentücher vollschniefen und bei Gruselschockern laut um die Wette kreischen.

Einen Moment lang waren sie alle wieder da, die schönen Bilder von vergangenen gemeinsamen Erlebnissen. Eine Stimme in ihr wollte sofort „Ja!" schreien. Doch dann kam die andere Stimme, die immerwährende und absoluten Gehorsam fordernde Stimme. Ein DVD-Abend würde auch bedeuten: Fettige Pizzen, Eimer voller Popcorn, Schokoladentafeln und Sahneeis ohne Ende und natürlich Schalen vollgefüllt mit Chips und Erdnussflips.

Zu viele Versuchungen. Zu viele Gefahren. Ihre Antwort war klar: Nein. Es würde nicht gehen. Sofort fielen ihr noch tausend mehr Einwände ein: Sie musste doch von 18 bis 20 Uhr auf dem Hometrainer trainieren und danach noch Gewichte stemmen. Dann musste sie die Treppen rauf und runter laufen, um alles Mögliche für ihr Abendessen von der Küche nach oben in ihr Zimmer zu transportieren. Für jedes Teil einmal laufen, also für die Gabel, das Messer, den Löffel, das Wasserglas, die Wasserflasche, den Teller mit Salat, den Teller mit Gemüsestreifen, den Apfel, die Erdbeeren, den Salzstreuer und so weiter, jedes Mal einmal laufen. Nach jedem Treppenlauf, bei dem sie ein Teil trug, lief sie einmal, ohne etwas zu tragen. Diesen „Leerlauf" bemerkte ihre Mutter meistens nicht und dachte, dass sie dann ebenfalls brav etwas in der Hand haben würde. Doch die zusätzlichen Treppenläufe hatten ihren Sinn: Dank ihnen konnte sie doppelt so oft hoch und runter laufen und doppelt so viele Kalorien verbrennen.

Es dauerte eine lange und anstrengende Zeit, bis sie auf diese Weise alle Einzelteile für ihr Abendessen nach oben getragen haben würde. Doch es durften trotz aller Erschöpfung nie weniger als 35 Minuten sein. Sonst hatte sie etwas falsch gemacht und war nicht fleißig genug zum Essen gewesen. Essen muss man sich schließlich verdienen. Verdienen, indem man Sport macht, sich bewegt. Egal wie. Hauptsache Bewegung. Daher joggte sie täglich, fuhr täglich auf dem Hometrainer, machte jeden Tag 500 Situps und 50 Kniebeugen.

Bei Elli würde gegessen werden, ohne es sich verdient zu haben. Und es würden nur verbotene Lebensmittel gegessen werden. Nein. So ein DVD-Abend mit Elli war absolut unmöglich. Elli mit ihrem kleinen Bäuchlein und ihrer Disziplinlosigkeit konnte das ja machen. Aber sie nicht. In ihrem Leben herrschte eiserne Disziplin. Und da war sie stolz drauf.

„Geht nicht. Ich hab' heute Abend keine Zeit", erklärte sie Elli.

„Wieder nicht? Mensch, nie hast du Zeit! Früher war das doch ganz anders. Hast du kein Interesse mehr an unserer Freundschaft?"

„Natürlich habe ich Interesse an unserer Freundschaft!", rief sie.

Wie konnte Elli nur so etwas denken? Ausgerechnet Elli, ihre langjährigste und beste Freundin?

„Und wo ist dann das Problem? Was gibt es denn heute Abend so wichtiges zu tun?"

Ihr fiel nichts ein. In ihrem Hirn rannten die Gedanken durcheinander. Was sollte sie sagen? Ihr wurde heiß und kalt zugleich. Sie wollte nicht auch noch Elli verlieren. Nicht schon wieder der Krankheit eine Freundin opfern. Was sollte sie bloß machen? Sie wusste nur, dass sie es nicht aushalten würde, heute ihr Sportprogramm ausfallen zu lassen und dafür zu Elli zu gehen. Sie konnte es einfach nicht.

„Mir geht es nicht so gut", sagte sie.

„Auf einmal? Gerade im Sportunterricht bist du doch wieder die meisten Runden gelaufen."

„Ich habe danach meine Tage bekommen", sagte sie.

Wieder eine Lüge. Schon seit drei Jahren hatte sie keine Regelblutung mehr gehabt.

Elli sah sie immer noch skeptisch an.

„Ist doch nicht schlimm. Ich meine, ich kenne das ja. Du kannst dich bei mir mit einer Wärmflasche aufs Bett legen. Ich koch dir einen guten Bauchweh-Tee und dazu gibt's Schokolade. Nichts hilft bei den Tagen so gut wie Schoki."

Mag sein, dachte sie. Aber wenn man seine Tage gar nicht mehr bekommt, dann braucht man auch keine Schokolade. Dann gehört Schokolade zu den verbotenen Lebensmitteln.

Sie schüttelte den Kopf.

„Du, ich bin dann lieber alleine. Ist mir sonst peinlich, weißt du? Aber ein andermal. Ein anderes Mal komme ich zu dir zum DVD gucken."

Elli nickte.

„Mal schauen."

Sehr überzeugt klang das nicht. Und sie zweifelte, ob es wirklich ein nächstes Mal geben würde oder ob sie gerade von Ellis Liste jener Mädchen, mit denen sie gerne DVDs guckte, gestrichen worden war. Aber sei's drum. Es gab wichtigeres im Leben als Elli. Zum Beispiel die 300 Situps, die sie gleich nach der Schule machen würde und die ihren Bauch in Form halten würden. Dann ihr Belohnungsmittagessen bestehend aus einer Schale Magerjoghurt und zwei Äpfeln. Und danach .... Sie redete sich ein, sich auf dieses mörderische und schweißtreibende Programm zu freuen. Doch sie konnte sich nichts vormachen. Jedes Mal, wenn Elli in den Kursen, die sie gemeinsam hatten, ihrem Blick auswich, versetzte es ihr einen Stich.

Sie wollte stark sein. Sie wollte glauben, dass sie Elli nicht brauchen würde. Dass es bei ihr zu Hause kalt sei und der kleine Bruder nervte. Außerdem war DVDs gucken völlig nutzlos. Dabei erbrachte man keine Leistung. Und sie wollte doch was leisten! Sie wollte allen zeigen, was sie konnte. Wie gut sie war, wie liebenswert.

Heute Abend würde sie nach dem Training noch lernen, jawohl. Lernen für die nächste Klausur. Lernen für die Spanisch-AG, die sie freiwillig besuchte und bei der sie die beste sein musste. Es ist lohnenswert, gut zu sein, Leistung zu bringen. Die Eltern sind dann stolz. Und das fühlt sich gut an. Sie fühlte sich dann wichtig. Geliebt. Anerkannt. Dafür muss man eben manchmal Opfer bringen. Zum Beispiel Treffen absagen, bei denen es nur um Völlerei und in die Mattscheibe starren geht.

Es wäre leichter gewesen, wenn es ihre eigene, völlig freie Entscheidung gewesen wäre, den DVD-Abend abzusagen. Tatsächlich – und das wusste sie genau – hatte sie nichts selbst entschieden. Die Essstörung hatte mal wieder die Kontrolle übernommen und über ihr Leben bestimmt. Sie wusste, dass es so war, hatte aber keine Kraft, darüber nachzudenken, ob sie das jetzt gut oder schlecht finden sollte.

Als sie abends auf ihrem Hometrainer Kalorien verbrannte, wurde ihr ihre Einsamkeit bewusst. Sie vermisste die Zeiten, in denen sie noch unbekümmert mit Freundinnen etwas unternehmen konnte. Jetzt war sie nur noch alleine. Isoliert. Alleine mit ihr. Der Stimme. Der Magersucht. Sie war so etwas wie eine Freundin geworden. Eine Freundin, die sie brauchte wie die Luft zum Atmen. Eine Freundin, die sie manchmal hasste wie nichts auf der Welt. Eine Freundin, von der sie nicht mehr loskam.

Tränen liefen ihr über die Wangen und vermischten sich mit dem Schweiß, der ihr vom Training von der Stirn tropfte. Sie fuhr schneller und immer schneller, bis die Beine schmerzten. Je mehr ihre Muskeln weh taten und je mehr Kalorien sie verbrannte, desto kleiner wurde der Schmerz über die Einsamkeit.

Abends tat sie etwas, was sie eigentlich nie mehr tun wollte: Sie blätterte in einem alten Fotoalbum. Darin waren Fotos von Elli und ihr vor der Krankheit. Sie sah ein Mädchen mit normaler Figur und rundem Gesicht neben Elli stehen. Ein Mädchen, das noch herzhaft lachen konnte. Ein Mädchen mit Freunden, mit vielen Ideen zu Unternehmungen, einem Kopf voller Pläne für die Zukunft und einem unwiderstehlichen Tatendrang.

Als sie später in den Spiegel schaute, starrte ihr ein hageres, faltiges Gesicht entgegen, das um Jahre gealtert erschien. Es war das Gesicht einer alten Frau. Fremd sah es sie an. Schön war es nicht. So weit war es also gekommen.

Und warum das alles? Nur wegen der ewigen Disziplin. Um die Kontrolle nicht zu verlieren. Um Stärke fühlen zu können. Um der Stimme zu dienen.

Ein Leben ohne die Stimme konnte sie sich nicht mehr vorstellen. Lieber verzichtete sie auf Freundinnen als auf die Stimme. War denn die Stimme wirklich eine Freundin? Nein. Sie war eine Feindin. Eine Feindin, die mittlerweile alle Macht über sie gewonnen hatte.

Essstörungen und mangelnde Geselligkeit

Wer eine Essstörung hat, fügt sich dadurch nicht nur körperlichen und emotionalen Schaden zu, er isoliert sich meistens auch sozial. Betroffene tun dies aus unterschiedlichen Gründen. Zum einen können sie nur alleine ungestört ihrem gestörten Essverhalten nachgehen. Dann fühlen sie sich von ihren Mitmenschen missverstanden und teilen oft gar nicht mehr die gleichen Interessen wie diese. In ihrer Welt existieren eben nur noch Kalorien, Körpergewicht, verbotene und erlaubte Lebensmittel und gegebenenfalls Maßnahmen, aufgenommene Kalorien wieder loszuwerden. Normalerweise angenehme Aktivitäten wie ins Kino gehen, gemeinsam kochen oder Kaffee trinken gehen, haben in ihrer Welt keinen Platz mehr. Sie verbringen ihre Zeit lieber alleine mit der Essstörung. Auch wegen der Scham, in der Essstörung gefangen zu sein und nichts dagegen tun zu können und häufig auch, weil ihnen ihr Aussehen peinlich ist, distanzieren sich Menschen mit Essstörungen von anderen. Ihre Welt wird immer kleiner und enger. Sie sehen sich damit konfrontiert, irgendwann ganz alleine zu sein mit der Stimme der Essstörung in ihrem Kopf. Erschreckend ist, dass ihnen das in fortgeschrittenem Erkrankungszustand völlig egal ist. Sie sind gefangen in einer Welt aus Routinen, die aus einem harten Sportprogramm, wenigen, genau festgelegten Mahlzeiten und regelmäßigem Wiegen besteht. Einmal spontan etwas unternehmen? Unmöglich. Denn dann könnte das Sportprogramm nicht wie gewohnt durchgezogen werden oder die Waage nicht zur festgelegten Zeit bestiegen werden. Mit anderen mitgehen und ungeplant eine Kleinigkeit essen? Ebenfalls unmöglich. Mahlzeiten müssen in der Welt der Essstörung verdient werden und absolut berechenbar sein. Ein Besuch mit anderen in einem Café oder Imbiss ist nicht berechenbar, ebenso ein selbstzubereitetes Essen von einer Freundin oder einem Freund. Was sich nicht in Kalorien ausdrücken lässt, darf auch nicht gegessen werden. Dann lieber Einladungen ablehnen und Verabredungen absagen.

Was Angehörige wissen sollten

Es hört sich so leicht an: Geh doch mal raus. Geh nur mal unter Menschen, dann wirst du die schweren Gedanken schon vergessen. Auch wenn es wirklich so sein kann, dass es Menschen mit Essstörungen in Gesellschaft bestimmter anderer Menschen besser geht als alleine, können sich viele kaum dazu überwinden. Es würde bedeuten, aus den gewohnten Routinen auszubrechen. Und das ist etwas, was Angst macht. Menschen mit Essstörungen sind häufig abhängig von Routinen, wie dem ständigen Wiegen, einer oft mehrmals täglichen sportlichen Verausgabung und festgelegten Essenszeiten, bei denen sie „erlaubtes" zu sich nehmen dürfen. Manche Betroffene haben geplante Essanfälle, als Gelegenheiten, zu denen sie es sich erlauben, über die Stränge zu schlagen, das aufgenommene Essen danach aber erbrechen. Diese Termine mit der Essstörung können für die Patienten der Höhepunkt des Tages sein. Kein Treffen mit anderen Menschen könnte reizvoll genug sein, um die Verabredung mit der Essstörung dafür ausfallen zu lassen.

Auch wenn sie nicht aus ihren Ritualen herauswollen oder -können, leiden die Betroffenen doch immens darunter. Oft denken sie voller Wehmut an Zeiten, als sie noch unbeschwert mit ihren Freunden zusammen sein konnten. Menschen mit Essstörungen wünschen sich einerseits diese Zeiten zurück. Andererseits haben sie aber auch viel zu viel Angst, sich auf Unternehmungen und andere Menschen einzulassen. Sie fürchten, die Kontrolle zu verlieren und mehr zu essen, als sie vorab wollten und geplant hatten. Gerade Menschen mit Essstörung wissen, dass es sich in Gesellschaft oft besser isst als alleine und man dazu neigt, mehr und unkontrollierter zu essen als alleine. Auch fürchten viele Betroffene die Kommentare ihrer Mitmenschen. Sei es, dass sie auf ihre Figur oder ihr Essverhalten angesprochen werden könnten – die Betroffenen wollen all das lieber vermeiden. Und so sehen sie oft keinen anderen Ausweg, als alleine mit der Essstörung zu Hause zu bleiben.

Als eine Freundin würden aber nur extrem essgestörte Menschen ihre Krankheit bezeichnen. Die meisten empfinden sie als eine Feindin, von der sie abhängig sind und ohne die sie sich ihr Leben nicht mehr vorzustellen wagen. Die Sehnsucht nach echten Freunden ist durchaus da. Gleichzeitig aber auch die Angst, sich auf sie einzulassen. Für Angehörige ist es schwierig bis unmöglich mit diesem Wunsch nach Nähe und Ferne zugleich umzugehen. Eine gute Lösung ist oft, die Betroffenen nicht zu bedrängen, ihnen aber andererseits zu signalisieren, dass man immer für sie da sein will, falls sie einmal einen Freund oder eine Freundin brauchen.

„Ja, ich kann!“: Schritte hinaus aus der Essstörung

Die Essstörung nimmt einen so großen Raum in unserem Leben ein, dass wir uns unseren Alltag ohne sie nicht mehr vorstellen können. Und doch ist es möglich, auf sie zu verzichten. Ohne Essstörung lebt es sich befreit, entfesselt und losgelöst.

- Druck vermeiden: Eine Essstörung kann man nicht von heute auf morgen hinter sich lassen. Wir müssen jeden Tag gegen unsere alten Gewohnheiten angehen. Eine Essstörung zu überwinden, ist ein Prozess, der Jahre dauern kann. Geben wir uns Zeit und erwarten wir nicht zu schnell zu viel von uns. Druck erzeugt Gegendruck und führt häufig dazu, dass sich der aufgestaute Druck in einem Rückfall in die Essstörung entlädt. Wer alles entspannter angeht, sich auch Rückschritte zugesteht, hat bessere Aussichten auf ein Leben mit einem dauerhaft stabilen Essverhalten.

- So what? Der Stimme im Kopf keine Bedeutung mehr beimessen: Dazu gehört auch, die Essstörung nicht als Feind zu betrachten, den es gewaltsam zu bekämpfen gilt. Versuchen wir vielmehr, die Essstörung als einen Teil unserer Lebensgeschichte zu akzeptieren. Werden wir uns bewusst, dass wir bei langer Krankheitsdauer mit einem kleinen Rest Essstörung wahrscheinlich unser Leben lang werden leben müssen. Arrangieren wir uns mit ihr – Tag für Tag. Arrangieren kann vorerst bedeuten, dass wir die Anwesenheit ihrer Stimme zwar tolerieren, sie aber keine Macht mehr über uns gewinnen lassen. Was und wie viel wir essen, wollen wir fortan selbst bestimmen. Die Forderungen der kranken Stimme ignorieren wir.

- Prioritäten setzen und selbstbestimmt leben: Auch wenn die Stimme der Essstörung in unserem Kopf ist – *wir* sind es, die Tag für Tag entscheiden können, sich ihr zu unterwerfen oder selbst zu leben. Wir können, wenn wir wollen, *nein* sagen. Wir müssen uns nicht jeden Tag quälen. Wir müssen auf nichts verzichten, was uns zusteht. Das können wir üben. Nehmen wir uns heute Zeit, für einen ganz besonderen, lieben Menschen. Vielleicht einen Freund oder eine Freundin, die bzw. den wir lange nicht mehr gesehen haben. Vielleicht auch für eine Freundschaft, die an der Essstörung zerbrochen ist oder zu zerbrechen droht. Wenn wir anderen Menschen wieder eine Priorität in unserem Leben einräumen und nicht nur als einzige Gesellschaft die Essstörung dulden, wird die Essstörung an Macht über uns verlieren. Kaum etwas kann die Essstörung so gut zurückdrängen wie ein lieber Mensch, der einfach nur da ist, der einen bei Bedarf in den Arm nimmt, der einen ablenkt vom schlechten Gewissen und an seinem Leben teilhaben lässt. Diese Zuwendung wieder zulassen zu können, Nähe wieder auszuhalten, kostet Mut. Für den Anfang reichen kleine Schritte: Ein Telefonat, ein kurzes gemeinsames Cafétrinken in der Stadt oder auch nur ein Pläuschchen im Büro. Jeder Schritt ist ein Schritt in eine neue, richtige Richtung.

Interview mit Yasmin

Yasmin hat schon diverse Therapien hinter sich. Ihr Essverhalten gleicht aber immer noch einem auf und ab, auch wenn sie im Großen und Ganzen schon recht zufrieden ist mit dem, was sie erreicht hat.

1. *Liebe Yasmin, darf ich fragen, welche Essstörung du gehabt hast?*

Anfangs habe ich Magersucht „gehabt". Irgendwann bekam ich aber Heißhungerattacken und dann Fressanfälle (aber nie so heftige wie bei Bulimikern), dann fing ich an es wieder rauszubekommen, in dem ich das Kotzen versuchte. Dies hat nie wirklich geklappt (heute bin ich froh darüber) und oft war es so, dass zufälligerweise meine Schwester nach Hause kam und ich es nicht mehr weiter versuchen konnte.

Manchmal habe ich extra Essen gekauft, um zu essen und hinterher wieder versucht, es rauszukriegen. Es war megaanstrengend. Ich versuchte es immer wieder alle paar Monate. Da ich auch diese heftigen Heißhungerattacken bekommen habe (das war nach meinem ersten Klinikaufenthalt), und so mal hungerte, mal fraß, hatte ich eigentlich Magersucht mit bulimischen Zügen. Ich schrieb „gehabt", obwohl ich noch nicht ganz raus bin und die Essstörung noch immer wichtig für mich ist. Denn ganz weg ist sie eben noch nicht. Sie ist mal mehr, mal weniger präsent und kommt immer mal wieder näher.

2. *Was war für dich die größte Motivation, dich langsam aus der Essstörung herauszukämpfen?*

Hm, schwer zu sagen, irgendwann hatte ich es einfach satt, mich andauernd mit der Essstörung auseinandersetzen zu müssen. Ich aß irgendwann fast gerne. Das ist aber noch nicht lange her, dies kam erst nach meinem bisher letzten von insgesamt fünf Klinikaufenthalten.

Ich sagte mir dann, ich esse einfach was ich möchte und was mir schmeckt. Es gab und gibt aber immer noch Sachen, an die ich mich nicht so ran traue, wie Fastfood von McDonalds.

Auf einmal kamen bei mir auch die Lust und das Verlangen auf, wieder richtig leben zu können. Ich überlegte mir, was ich machen könnte. Ich wollte nach einer Arbeit suchen und hatte auf einmal die

Chance auf ein Praktikum. Dieses Angebot nahm ich an und nach zwei Monaten hatte ich auf einmal einen Ausbildungsplatz. Und da wollte ich unbedingt stabil sein.

Und nun bin ich wieder an dem Punkt, an dem ich mich sehr unwohl fühle und echt zu kämpfen habe, weiterhin zu essen. Mittlerweile hab ich auch ein Hungergefühl und ich hasse es langsam! Und nun muss ich wieder kämpfen. Meine Motivation ist, dass ich die Ausbildung nicht verliere, denn wenn es mich jetzt wieder zurückreißen würde, kann es passieren, dass ich die Lehre nicht schaffe.

Ich habe große Angst, zu versagen, alles zu verlieren und wieder da zu stehen, wo ich hergekommen bin: Mitten aus der Essstörung. Es ist täglich ein neuer Kampf, dagegen anzugehen.

3. *Wie gehst du heute mit Familienfesten und Familienessen um, zum Beispiel zu Weihnachten?*

Heute gehe ich viel besser damit um. Aber ich habe immer noch den Stempel, zu viel zu essen und das hindert mich manchmal. Oder wenn ich mehr gegessen habe, als gewöhnlich, dann fällt das sofort auf und man bringt einen blöden Kommentar, wie „Oh, du hast aber schön oder gut gegessen". Das stört mich sehr. Denn es klingt so gesund und normal. Da wollte ich zwar einerseits immer hin und entsprechend ist es auch irgendwie eine Bestätigung. Andererseits zeigt es aber auch, dass es anderen auffällt, und das gefällt mir nicht. Da kann ich nicht mit umgehen und ich bekomme ein schlechtes Gewissen: Habe ich doch zu viel gegessen?

Aber im Allgemeinen ist es trotz allem viel besser als damals. Ich kann mittlerweile auch vor Fremden fast ganz normal essen. Ich esse wieder vor anderen, was letztes Jahr und undenkbar gewesen war.

4. *Ist denn Sport noch wichtig für dich? Wenn ja, warum?*

Früher habe ich zu Hause in meinem Zimmer, bevor ich schlafen gegangen bin, immer Gymnastik gemacht. Sport war mir aber nie wirklich so wichtig, dass ich ständig welchen gemachte hätte. Jetzt, habe ich das Bedürfnis mich sportlich zu betätigen, weil ich Muskeln haben möchte und weil dadurch mein Körper straffer wird.

5.   Welche Rolle spielt eine gesunde Ernährung für dich?

Kaum. Ich liebe zwar Gemüse, aber nicht weil es gesund ist. Ich esse es auch ziemlich selten. Schokolade, Süßigkeiten, alles, was eben nicht gesund ist, liebe ich und esse es fast nur.

6.   Hast du eine Therapie gemacht? Wenn ja, bei was hat dir die Therapie besonders geholfen?

Ich habe fünf stationäre Therapien gemacht. Jede hat mich ein wenig nach vorne gebracht, was ich aber erst im Nachhinein wahrgenommen habe.

Was mir konkret geholfen hat, kann ich schlecht sagen, da mir erst später bewusst geworden ist, dass jeder Aufenthalt auf seine Weise etwas gebracht hat.

7.   Welchen Tipp hast du für Betroffene, die eine Essstörung hinter sich lassen wollen?

Niemals Aufgeben! Nie! Wenn der Wille da ist, dann ist es zu schaffen. Immer an sich glauben! Es ist schwer, aber es ist schwieriger, andauernd an der Essstörung festzuhalten als sie langsam anzufangen loszulassen. Man fühlt sich irgendwie freier. Am Anfang ist es komisch und man muss oft gegen die Essstörung kämpfen und sich selber sagen: Ja, du darfst es, mach es ruhig. Die Waage, so gut es geht, nicht ständig betreten. Einmal die Woche an einem festen Tag oder besser noch, so wenig wie möglich bis gar nicht mehr.

Man wird merken, wenn man solche „Kleinigkeiten", die die Essstörung mit sich bringt, anfängt weniger zu machen, dass die Sachen mit der Zeit an Bedeutung verlieren.

Wenn du Angst hast, ein Stück Kuchen zu essen, dann hast nicht *du* diese Angst, sondern die Essstörung! Ich habe mir irgendwann gesagt, iss es einfach und wenn auch nicht alles, dann mach aber wenigstens den Anfang und probier es. Nach und nach aß ich. Manche brauchen mehr Zeit, manche weniger. Man sollte aber nie sagen: Ich habe schon so viel versucht, nichts hilft mir. Das ist nicht wahr! Manch einer braucht fünf Jahre, der andere zehn. Aber jeder kann es schaffen. Also niemals aufgeben und endlich anfangen, an sich zu glauben!

8. *Glaubst du, dass du je wieder einen völlig ungezwungenen Umgang mit Lebensmitteln haben kannst?*

Nein. Ich glaube ich werde das Essen immer ein wenig anders betrachten als jemand, der sein Leben lang unbeschwert damit umgegangen ist. Ich hab ja immer noch keinen ungezwungenen Umgang mit dem Essen. Aber solange es nicht wieder so wird, dass ich mich damit mehr beschäftige als nötig, ist es kein Problem für mich. Es ist mir egal, wenn ich Tage lang dasselbe esse, nur weil ich nicht weiß, was ich sonst essen soll. Wenn ich dieses eine nicht mehr essen mag, esse ich die nächsten Tage eben wieder etwas anderes – oft abermals über Tage hinweg genau dasselbe.

Und da es gerade mal wieder nicht so gut läuft mit dem Essen, glaube ich einfach, dass es auch noch lange dauern wird, bis es wirklich nur noch Kleinigkeiten sind, die daran erinnern, dass ich einmal essgestört war.

Liebe Yasmin, ich wünsche dir, dass deine Essstörung bald nur noch Vergangenheit für dich ist. Danke für das Interview.

4 Essstörungen an Festtagen

Stresstest Weihnachten

Vor dem Jahresende graute es ihr schon. Es wimmelte dann nur so von Festtagen. Natürlich war da Weihnachten mit all den Weihnachtsfressorgien. Dann Silvester mit Partys, Neujahr mit einem reichhaltigen Neujahrsbrunch. Hinzu kam der Geburtstag ihrer besten Freundin, den diese mit einem Nachmittagskaffee feiern wollte. Natürlich würde es Kuchen geben. Dann waren da noch die Taufe ihres Cousins und zwei Wochen nach Silvester die Einweihungsparty ihrer Tante. So viele Feiern. So viele Einladungen. So viel Essen. Sie war verzweifelt. Wie sollte sie die Tage nur überstehen? Überstehen, ohne noch mehr zuzunehmen? Sie hatte schon in den letzten Wochen entsetzliche drei Kilo zugenommen. Hoffentlich sagte niemand was! Hoffentlich kam kein Kommentar wie: „Du hast ja Kurven bekommen". Sie wollte keine Kurven bekommen. Sie wollte keinen weiblichen Körper haben. Die Erinnerungen, die dann auftauchen würden, waren zu stark, zu schlimm. Eine Frau sein? Nein. Das wollte sie nicht. Wofür auch?

Das schlimmste war, dass beim Essen ständig andere Leute und dann auch noch Familienmitglieder anwesend sein würden, die unangenehme Fragen stellten und unnötige Kommentare abgaben. Ihr graute einfach nur davor.

Vor anderen Menschen bekam sie grundsätzlich kaum einen Bissen runter, so angespannt war sie in deren Gegenwart. Sie hatte das Gefühl, von jedem beobachtet zu werden. Sie fühlte Blicke auf sich ruhen, wenn sie die Gabel zum Mund führte. Sie fühlte, wie die Augen aller auf sie gerichtet waren, wenn sie ausgiebig kaute und versuchte zu genießen. Ständig war die Angst da, dass jemand etwas sagen könnte und sie antworten müsste, obwohl sie doch noch am Kauen war. Sie kaute viel langsamer als die anderen Leute. Sie konnte Essen nicht einfach so schnell runterschlingen. Menschen, bei denen Essen in drei flotten Schritten – Gabelinhalt im Mund entleeren, einmal kauen, schlucken – verlief, hatten dafür kein Verständnis.

Schließlich war der erste gefürchtete Tag da. Der erste Weihnachtstag. Heiligabend im Kreise der Eltern und der kleinen Schwester war in Ordnung gewesen. Hier konnte sie ihre Mahlzeiten auch alleine einnehmen und wurde in Ruhe gelassen. Nun musste sie aber mit den anderen zu den Großeltern fahren. Auch die Tanten und Onkel würden anwesend sein und die drei Cousinen.

Nach einem bisschen Small Talk übers Wetter „Endlich wieder ein richtiger Winter", übers Fernsehprogramm „Sogar zu Weihnachten nur Schund!" und Kommentaren zur Politik „Langsam geht es wieder aufwärts mit Deutschland" schaute plötzlich eine der Tanten sie an und meinte: „Schätzchen, du siehst gut aus. Du hast richtig Form bekommen."

Sie fühlte sich, als hätte man ihr eine Ohrfeige gegeben. Die Worte der Tante schalten in ihrem Kopf wider und wider und echoten unaufhörlich: „Du bist fett geworden. Du bist fett geworden. Du bist fett geworden."

Sie saß da und hätte am liebsten geschrien. Sie nahm nichts mehr um sich herum wahr. Erst, als die Mutter sie sanft anstieß und fragte: „Ist alles in Ordnung?", kam sie wieder zu sich.

Sie fing sich tapfer, lächelte, wie man das an Weihnachten immerfort zu tun hat, und sagte:

„Ja, alles okay."

Doch in ihr drinnen war nichts okay. Ihr war nach weinen zumute. Weinen, weil sie fett war. Weil sie aus der Form gegangen war. Weinen, weil sie fast normalgewichtig war und nicht mehr so diszipliniert und dünn wie zuvor.

Dann rief die Großmutter zu Tisch. Ihr war schlecht. Sie wollte raus. Sie wollte weg. Sie hasste ihren fetten Körper. Doch sie hatte keine Chance. Sie musste sich treiben und mitreißen lassen von der Schar der Verwandten und ihren Platz am Festtagstisch einnehmen. Es kam ihr vor wie ein Folterstuhl.

Was es wohl zum Essen gab? Sie hatte Glück. Als erste servierte die Großmutter einen leichten Feldsalat. Sie aß ordentlich und nahm sich sogar noch einen Nachschlag. Das war gut. Jetzt würde niemand fragen, wenn sie bei der Hauptmahlzeit sparen würden. Sie hatte einfach schon zu viel Vorspeise gegessen.

Die Hauptspeise bestand aus Putenfleisch, Kartoffelpüree, vielerlei Gemüse, Nudeln und natürlich Sauce. Sie ignorierte die fette Sauce, nahm ordentlich Gemüse und ein kleines Stück mageres Putenfleisch.

Noch mal Glück gehabt. Mit ihrem Kalorienkonto war sie noch gut im akzeptablen Bereich. Doch dann passierte die Katastrophe. So empfand sie es zumindest. Als Nachspeise gab es Bratäpfel mit Rosinen und Quarkkappe und dazu eine dicke Vanillesauce. Sie wollte erst nichts nehmen, doch die Großmutter platzierte einfach einen Teller mit einem Apfel vor sie und häufte auch noch gut Vanillesauce drauf. Es roch herrlich. Sie wollte nur einmal probieren. Einen Löffel voll. Nicht mehr. Doch dann geschah es. Sie nahm mehr. Und noch einen Löffel. Und dann verlor sie die Kontrolle. Sie verdrückte den ganzen Bratapfel und da es jetzt eh schon egal war, ließ sie sich noch einen zweiten geben und nahm wieder ordentlich Sauce. „Das schmeckt dir wohl", kommentierte die Tante von vorhin, als sie fast fertig war.

Mit einem Schlag war es vorbei. Sie ließ den Löffel sinken. Sie fühlte sich ertappt und bloßgestellt. Sie sagte nichts. Stattdessen flüchtete sie auf die Toilette. Sie machte es nicht oft, aber heute erbrach sie sich mal wieder. Die Bratapfelpampe plumpste in die Kloschüssel. Ein saurer Geruch stieg auf. Sie hasste es.

Sie spülte mehrmals ab und hoffte, dass es niemand bemerken würde. Sie nahm einen der Parfümflakons der Oma und sprühte sicherheitshalber noch ein paar Mal damit in die Luft.

Sie fühlte sich besser. Irgendwie. Sie hatte es sich verdient gehabt, zu erbrechen. Was war diese Tante auch schlimm gewesen und was hatte sie sie verletzt und angegriffen. Erst hieß es, sie sei fett und dann noch, sie esse zu viel. So zumindest empfand sie die Worte der Tante. Sie beschloss, die Tante zu hassen. Und sie beschloss, niemals mehr zu einem Familienfest zu gehen. Und ab morgen würde sie wieder richtig Diät halten.

Sie wusste, dass sie gerade dabei war, rückfällig zu werden und die Fortschritte der letzten Monate wegzuwerfen. Doch es war ihr egal. Zu weh hatten die Worte und Blicke der Tante getan. Und das schlimmste war: Sie hatte nur ausgesprochen, was sie selbst dachte. Sie fühlte sich fett. Die Tante sagte, sie sei fett. Also musste sie es auch sein. Diät. Ab morgen. Das hatte sie sich jetzt fest versprochen. Erleichtert ging sie zurück ins Esszimmer.

Wenn Weihnachten, Geburtstage und Co. Angst machen

Festtage. Eigentlich sollen sie ganz außergewöhnlich schön werden. Doch nicht selten verlieren sich die überzogenen Erwartungen aller Beteiligten in Enttäuschungen, und aufgestaute Spannungen können zu Konflikten anschwellen. Weihnachten – eine Zeit des Streitens.

Für Menschen mit einer Essstörung werden Festtage aber nicht nur aus diesem Grund zu einer Belastungsprobe. Bei ihnen kommt noch das massive Problem hinzu, dass zu Feierlichkeiten fast immer gegessen wird und sie mit gemeinsamen Mahlzeiten überfordert sein können.

Essen in Gesellschaft ist für fast alle Menschen mit Essstörungen eine besondere Herausforderung. Magersüchtige fürchten solche Situationen, da sie genau wissen, dass ihnen dann jeder besorgt auf den Teller gucken und genau registrieren wird, was und wie viel sie essen. Meist bleiben Aufforderungen wie „Nimm doch noch ein bisschen mehr, du kannst es vertragen" nicht aus. Unter Druck gesetzt schmeckt das Essen den Betroffenen dann erst recht nicht mehr. Bei Magersüchtigen, für die jeder Bissen Essen ein heiß herbei gesehnter Höhepunkt des Tages ist, ist es eine kleine Katastrophe, dieses hart verdiente Essen mit Menschen zusammen einnehmen zu müssen, die sie nicht sonderlich mögen oder die durch ihre Kommentare die inneren Krisen schlimmer machen.

Auch Bulimiker fürchten gemeinsame Mahlzeiten, wenn auch meistens aus einem anderen Grund. Sie haben große Probleme, ihr Essverhalten zu kontrollieren. Fangen sie einmal an zu essen, kann das unter Umständen als Essanfall eskalieren. In Gesellschaft wird zudem ohnehin oft mehr gegessen, als die Anwesenden alleine essen würden. Auch das ist für 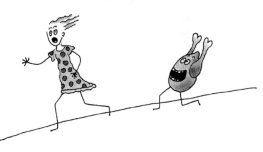 Bulimiker, die sehr genau auf ihre Figur und die Kalorienaufnahme achten, ein Problem. Ferner steht ihnen bei großen Festen ihre Notfallhilfe, das Erbrechen, nicht oder nur eingeschränkt zur Verfügung. Zu groß ist die Angst, dass die liebe Großmutter, die misstrauische Tante oder die beste Freundin etwas merken könnte.

Auch für Menschen, die an Esssucht leiden, sind gemeinsame Mahlzeiten unangenehm. Sie haben genau das umgekehrte Problem wie Menschen mit Magersucht. Sie werden kaum mal aufgefordert, mehr zu essen. Im Gegenteil, bei ihnen wird eher kritisch beobachtet, wie viel sie essen, um dann später feststellen zu können: „Kein Wunder, dass sie/er so dick ist. Was sie/er alles gegessen hat!" Dabei ist es in der Regel so, dass Betroffene von Binge-Eating außerhalb ihrer Essanfälle normal essen – also nicht zu viel und auch nicht maßlos kalorienreiche Lebensmittel. Trotzdem – wer einen Grund dafür finden will, warum jemand „fett" ist, wird auch einen solchen finden. Die Figur (und der Figurenneid!) ist eben auch im Familienkreis ein heißes Thema. Ausführlich wird diskutiert, dass ja die Cousine zweiten Grades aufgegangen sei wie ein Hefekuchen oder der Neffe mit seinem Bauch aussehe als sei er schwanger. Dass in einem solchen Klima Essstörungen besonders gut gedeihen, steht außer Frage. Kommentare zur Figur tun immer weh und bei Menschen, die eine Essstörung haben, sollte man sie tunlichst unterlassen. Selbst ein aufbauend gemeintes „Du siehst richtig gut aus. Endlich hast du Busen" bei einer genesenden Magersüchtigen, kann bei ihr einen Rückfall auslösen. Auch ein langes Angucken, Taxieren des Körpers mit den Augen oder ein Knuff in den Oberarm oder gar Bauch, sollten unterbleiben. Am liebsten ist es vielen Menschen mit Essstörungen, wenn im größeren Familienkreis über Figur und Essen gar nicht gesprochen wird.

Was Angehörige wissen sollten

Auch wenn sich die meisten auf Festtage freuen – Menschen mit Essstörungen tun dies in der Regel nicht. Sie haben nicht nur aus den oben genannten Gründen Angst vor Situationen und Kommentaren, mit denen sie nicht umgehen können. Hinzu kommt auch, dass ihnen an solchen Tagen besonders schmerzlich bewusst wird, was sie durch die Essstörung verloren haben. Die meisten von ihnen können sich an unbeschwerte Zeiten vor der Krankheit erinnern, als sie einen Festtagsbraten, dicke Sauce und einen süßen, cremigen Nachtisch mitsamt Torte am Nachmittag einfach nur genießen konnten. Viele erinnern sich wahrscheinlich mit Wehmut an vergangene Zeiten, als sie als kleines Kind bei der Oma zwischendurch unbekümmert vom bunten Teller genascht haben, ganz ohne dass das gleich einen Eintrag im Kalorien-Tagebuch im Kopf zur Folge gehabt hatte.

Mit einer Essstörung ist das unmöglich. Die Beziehung zu Nahrungsmitteln, besonders jenen verbotenen, die es an Festtagen bevorzugt und in besonders großen Mengen gibt, ist gestört. Essen genießen und danach nicht bereuen – kleine Kinder können das, manche Erwachsenen immer noch. Bei Menschen mit Essstörungen scheitert es meist schon am Essen, oft auch am Genießen und bereuen tun sie es hinterher immer. Für sie ist jeder Bissen außer der Reihe eine Sünde, ein Grund, sich schlecht und als Versager zu fühlen. Angehörige sollten also damit rechnen, dass Betroffene schon Tage vor den Festtagen reizbar sein können und am großen Tag selbst entweder viele Ausreden parat haben werden oder aber mit einem Gesicht herumlaufen, als seien sie zu einer Beerdigung und keinem fröhlichen Familienfest eingeladen. Als Angehörige kann man vielleicht am ehesten helfen, indem man die Betroffenen in Ruhe lässt, nicht auf ihre Stimmung anspricht und vor allem zu nichts drängt. Je lockerer und entspannter die Familie mit der Situation umgeht und je weniger sie die Essstörung und alles, was damit zu tun hat, thematisiert, desto erträglicher kann der Festtag für die Erkrankten werden.

„Ja, ich kann!": Schritte hinaus aus der Essstörung

Geburtstagsfeiern, Weihnachten, Osterbrunch, Sommerfest oder Silvesterparty – eigentlich könnten diese Tage Spaß und Freude bringen. Die meisten von uns haben diese Tage früher bestimmt auch mal genießen können. Haben wir das nicht als ein Stück Lebensqualität empfunden? War nicht schon allein die Vorfreude auf Weihnachten oder die Geburtstagsfeier eines guten Freundes oder die Aussicht auf ein feines Essen mit buntem, großem Büfett ein Stück Lebensqualität? Die Essstörung hat uns diese Lebensqualität und Lebensfreude genommen. Die gute Nachricht ist: Sie ist nicht ganz verloren. Die Fähigkeit, auch Familienfeiern und Partys mit Freunden wieder genießen zu können, können wir uns wieder aneignen.

- *Vor den Festen*: Feste sollen besonders schön und außergewöhnlich sein, manche auch unvergesslich. Allein dieser Druck kann zur Eskalation führen. Besser ist es:

  ✓ Ansprüche herunterschrauben: Ich muss diesen Tag nicht von der ersten bis zur letzten Minute genießen können. Es reicht, wenn ich zumindest zeitweise entspannt sein kann.

  ✓ Sich überlegen, wie lange man bleiben will: Wer weiß, dass er nur noch bis so und so viel Uhr durchhalten muss, fühlt sich Situationen weniger ausgeliefert, als wenn es auf ein Open-End

75

zusteuert. Und wenn es doch schöner und lustiger ist als erwartet, kann man ja immer noch ganz ohne jeden Druck in die Verlängerung gehen.

✓ Hilfe anbieten: Wer am Festtag etwas zu tun hat, beispielsweise beim Tisch decken, Getränke eingießen, Essen auftragen oder dem Abwasch hilft, ist abgelenkt und hat jederzeit eine gute Ausrede, sich zurückzuziehen bzw. ein Gespräch, das außer Kontrolle zu geraten droht, schnell zu beenden.

✓ Lieblingskleidung anziehen, in der man sich wohl fühlt: Es muss nicht super schick oder super sexy sein. Das wichtigste ist, dass wir uns in unserem Outfit wohl fühlen. Dass wir uns frei und ungezwungen darin bewegen können und uns sicher fühlen.

- *Mittendrin*: Ist das Fest schließlich da, gibt es kleine Tricks, mit denen man unangenehmen Situationen entkommen bzw. sie gar nicht erst entstehen lassen kann:

✓ Kritische Themen meiden: Sich vorab ein paar Small Talk-Themen überlegen, mit denen man unangenehmes Schweigen überbrücken kann.

✓ Nicht mit jedem reden: Man muss nicht mit jedem gleich viel und gleich gerne reden wollen. Wenn Menschen uns eher emotional runterziehen, sollten wir sie meiden. Suchen wir stattdessen jene Menschen auf, die uns durch ihre Art ein gutes Gefühl vermitteln und in deren Anwesenheit wir entspannen können.

✓ Sich für hinterher eine Belohnung versprechen: Das sollte freilich kein Essgelage am Abend sein, sondern etwas, das uns schöne Stunden oder ein gutes Gefühl vermittelt. Eine Wellnesskur zu Hause, sich endlich Zeit nehmen, das neue Buch zu lesen, oder sich einen kleinen, lang gehegten Wunsch erfüllen; wer sich hinterher belohnt, gibt sich selbst zu verstehen, dass er einen großen Schritt geschafft hat.

✓ Raus aus der Opferrolle: Sich immer wieder klar machen, dass man freiwillig auf dieses Fest gegangen ist und dafür auch gute Gründe hat. Bei der Firmenparty mögen es Karrieregründe sein, beim Familienfest, weil man manche Verwandte wiedersehen möchte, und bei der Party mit Freunden, weil man endlich noch mal zusammen Spaß haben wollte. Wer sich aktiv für etwas entscheidet und für sich die Gründe für die Entscheidung immer wieder bekräftigt, der fühlt sich nicht mehr als passives Opfer, sondern als aktiver Macher. Merke: Wenn man weiß, *warum* man etwas aushält oder gar leidet, fällt es einem leichter, die Situation zu ertragen.

- *Offen sein für neues*: Manche von uns haben vielleicht keine Familie oder Freunde, mit denen sie Feste wie Weihnachten feiern wollen oder können. Doch wer jetzt einsam im stillen Kämmerlein sitzen bleibt, kommt schnell auf trübe Gedanken. Schlechte Gedanken und Traurigkeit sind immer ein Risikofaktor, wieder in die Essstörung zu rutschen. Stattdessen sollte man sich ein Alternativprogramm überlegen:

  ✓ Zeit schenken: In Pfarrhäusern, Altenheimen oder Krankenhäusern finden ebenfalls Weihnachtsfeste statt. Wer hier feiert/feiern muss, ist meistens sehr einsam. Diesen Menschen Zeit zu schenken, kann einem selbst ein gutes Gefühl und innere Kraft bescheren.

  ✓ Einem Menschen eine besondere Freude bereiten: Wer eine ältere alleinstehende Person in der Nachbarschaft kennt oder eine junge, kinderreiche Familie, kann dort seine Hilfe anbieten.

  ✓ Trost bei Tieren suchen: Wer ein Haustier hat, kann sich am Festtag besonders intensiv mit dem Tier beschäftigen. Einem großen Hund kann man einen langen Waldspaziergang schenken, einer Katze extra Streicheleinheiten und Kleintieren Spielzeuge basteln oder einen Abenteuerparcour durch die Wohnung.

  ✓ Vorbereitung ist alles: Es ist egal, was wir tun. Wichtig ist nur, *dass* wir uns ein Programm für die Tage überlegen. Je mehr (sinnvolles) man zu tun hat, desto weniger Chancen haben die schlechten Gedanken.

Ellis Geschichte

Elli ist 22 Jahre alt und leidet an Magersucht und Bulimie. Hier berichtet sie von ihrer Einstellung zu Lebensmitteln und der besonderen Herausforderung, die Familienfeste für sie bedeuten.

„Der Kaloriengehalt von Nahrungsmitteln ist sehr wichtig für mich. Ich unterscheide hier zwischen Mahlzeiten, die ich erbreche und Mahlzeiten, die ich bei mir behalte. Wenn ich am Wochenende oder in den Semesterferien bei meinen Eltern bin, dann erbreche ich eigentlich alles, was ich esse. Die Essensmengen sind dabei ziemlich riesig und es ist mir prinzipiell egal, was ich esse. Man kann es nur *Fressanfall* nennen. Zu Beginn eines solchen Anfalls achte ich noch auf Geschmack und Zusammensetzung der Speise, aber irgendwann im Verlauf ist mir das dann ziemlich egal. Es geht nur noch um die Füllmenge. Im Vordergrund steht „essen, essen, essen". Fett- und zuckerhaltige Nahrungsmittel bevorzuge ich dabei natürlich, weil diese eben besser schmecken. Und weil sie sonst strikt verboten sind! An meinem Studienort, also in meiner WG, versuche ich solche Anfälle zu verhindern. Ich esse wenig, und das, was ich esse, ist jeden Tag dasselbe. Morgens trinke ich zwei Tassen Kaffee mit Milch und Süßstoff, so gegen 12 Uhr esse ich dann eine Laugenstange mit Kürbiskernen und abends ein bis zwei Semmel mit einer Karotte, etwas Zwiebel, ein paar Scheiben Gurke und ein bis eineinhalb Scheiben Käse. Die Menge ist immer davon abhängig, wie viel ich mir zutraue. Ich hab da ein Gefühl dafür, wann es mir zu viel wird und es in einen Fressanfall umschlägt. Dabei spielt der Kaloriengehalt nur eine untergeordnete Rolle. In Zeiten, in denen ich mich nicht übergeben habe, war es mir ziemlich wichtig, dass eine Mahlzeit nicht viele Kalorien hat. Dies änderte sich dann, als ich begann alles zu erbrechen. Der Zeitpunkt war, als ich zwischen meinem 15. und 16. Lebensjahr in der Kinder- und Jugendpsychiatrie (KJP) in ambulanter Therapie war und zum Essen genötigt wurde. Da ich nicht zunahm (ich hab nur dann gegessen, wenn jemand es sehen konnte, und da ich tagsüber in der Schule war und erst abends heim kam, hab ich eben nur ein bis zwei Mal gegessen), wurde mir unterstellt, dass ich mich erbreche. Nach einiger Zeit wurde diese Unterstellung dann zur Tatsache ... Leider!

Familienfeste sind ein großes Problem. Ich versuche sie, wo es geht, zu meiden und zu umgehen. Das heißt: Wir gehen an Neujahr immer zu meiner Oma zum Mittagessen. Ich komme mit Absicht nicht heim, damit ich da nicht hin muss. Zu Hause in der WG habe ich dann in aller Ruhe einen Fressanfall und fühle mich beschissen, weil ich weiß, dass ich mich dadurch von der Familie ausgrenze. An Weihnachten ist es schwerer: Ich esse den ganzen Tag kaum etwas. Bekomme einen Fressanfall und erbreche mich dann anschließend. Nach dem Abendessen (bei uns gibt es zu Weihnachten immer Raclette) muss ich mich zusammenreißen. Der Grund: Wir gehen meistens gemeinsam direkt im Anschluss an das Abendessen in die Kirche. Aber mit den Gedanken bin ich nur bei dem Essen in meinem Magen ... Oft erbreche ich mich dann nach der Kirche noch. Nach dem Prinzip: Besser etwas ist raus als alles drin.

Der Übergang zwischen den Essstörungen war bei mir eher untypisch. Ich hatte anfangs Bulimie und war normalgewichtig. Zum ersten Mal hab ich mich mit zwölf Jahren erbrochen. Wir hatten das Thema Essstörungen in der Schule und ich war fasziniert von der Tatsache, dass man essen kann, was man möchte, und trotzdem nicht zunimmt. Das war dann der Anfang einer Odyssee. Die anfänglich noch seltenen Essanfälle (ca. zwei bis drei Mal im Monat) häuften sich schnell und so hatte ich dann mit 13 Jahren täglich zweistündige Essorgien. Nachdem mir das dann zu eklig wurde, weil das mit dem Erbrechen nicht wirklich klappte und ich meinen Brechreiz nicht kontrollieren konnte, wollte ich davon weg und habe aufgehört zu essen und wenn dann nur Obst und Joghurt zu mir genommen. Ich habe schnell abgenommen. Innerhalb von einem halben Jahr etwa 12 kg. Meine Lehrer wurden darauf aufmerksam und riefen meine Eltern an. Die schleppten mich zum Arzt und dieser überwies mich an die KJP. Ich hielt mich selber nicht für magersüchtig und wollte noch mehr abnehmen. Problem war nur, dass ich einen Gewichtsvertrag hatte, nach dem ich jede Woche 500 g zunehmen musste. Zu Beginn der Therapie wog ich 47 kg bei 174 cm. Meine Nahrungsverweigerung hielt an. Ich habe nur dann gegessen, wenn meine Eltern das auch gesehen haben. Also nur abends oder am Wochenende. Ich hatte eine Abscheu vor Ferien und Feiertagen. Zugenommen habe ich nicht. Irgendwann wog ich dann 41 kg und vor den Wiegeterminen trank ich bis zu 7 Liter und aß 1 kg Obst, vor allem Äpfel. Gereicht hat es trotzdem nie und so durfte ich teilweise nicht am Schulsport teilnehmen. Mir wurde auch verboten, im Verein Sport zu treiben, ich durfte kein Fahrrad mehr fahren und mir wurde mit der Einweisung in die stationäre Psychiatrie gedroht. Ich begann zu essen, damit meine Eltern sehen konnten, dass ich mich wirklich bemühte, und vor allem weil ich Angst vor der Einweisung hatte. Aber mit der Zunahme kam auch das schlechte Gewissen. Aufhören konnte ich aber nicht mehr, da ich es zu sehr genoss, all das verbotene Essen wieder zu mir nehmen zu „dürfen". Somit begann ich dann wieder zu erbrechen. Mit 16 dann täglich. Bald bis zu sieben mal am Tag. Die Therapie hab ich dann abgebrochen. Mir wurde das alles zu viel. Ich wollte nicht immer wieder hören, dass ich krank bin.

Die Bulimie blieb. Ich nahm wieder ab und meine Eltern ließen mich in Ruhe – warum auch immer.

Während der Abi-Lern-Phase hatte ich kaum noch Energie für irgendetwas. Ich war wieder bei 41 kg angekommen und psychisch wie physisch am Ende. Ich begann nach dem Abitur eine ambulante Therapie, im Anschluss innerhalb eines Jahres zwei teilstationäre Therapien mit einer Dauer von acht und neun Wochen. Es ist dadurch etwas besser geworden. Im Moment wiege ich 45 kg und erbreche mich bei meinen Eltern zwei bis drei Mal, in der WG kein bis ein Mal.

Zurzeit überlege ich, eine stationäre Therapie zu beginnen, da ich das Gefühl hab, dass ich sonst nicht mehr lange lebe. Mein Körper ist ziemlich geschädigt. Vor allem die Speiseröhre (Reflux-Ösophagitis Typ I), meine Zähne und das Zahnfleisch sind betroffen. Aber auch die Konzentration ist sehr schlecht. Ich habe auch keine Lust mehr, mich ständig erbrechen zu müssen. Ich kann nicht essen, wenn ich Hunger habe, ohne dass ein Fressanfall daraus wird, und ich denke ständig nur ans Essen.

Mein BMI ist zu gering, so dass ich keine ambulanten Therapeuten finde, und meine letzte Hoffnung ist eine stationäre Therapie. Wahrscheinlich nehme ich ein Urlaubsemester und versuche den Notausgang zu finden.

Meine Familie ist mit der Problematik total überfordert. Es wird eigentlich alles totgeschwiegen. Manchmal fällt ein abwertendes Wort wegen meines Essverhaltens, des Körpergewichts oder der Essensmenge. Aber im Grunde interessiert es sie wenig. Ich würde mir wünschen, dass sie sich mehr dafür einsetzen würden, dass ich eine Therapie mache, weil ich mich manchmal etwas überfordert fühle mit Studium, Therapiesuche und Essen. Das alles kostet viel Kraft, die ich sowieso nicht im Überschuss habe.

Die nächste Herausforderung wird sein, ihnen mitzuteilen, dass ich stationär gehe. Davor hab ich wahnsinnige Angst. Ich fühl mich gerade ziemlich allein gelassen. Auf der einen Seite möchte ich gesund werden und endlich ein normales Leben führen, auf der anderen Seite habe ich Angst vor der Veränderung. Ich bin seit neun Jahren essgestört und weiß nicht, wie es sich anfühlt, normalgewichtig zu sein und ein ‚normales‘ Leben zu führen."

Liebe Elli, danke, dass du in diesem Buch von deinen Erfahrungen berichtet hast. Wie alle anderen Interviews ist auch dein Text eine große Bereicherung für dieses Buch. Viel Glück auf deinem weiteren Weg.

5   Essstörungen als Suchterkrankung

Nichtessen macht „high"

Sie konnte mittlerweile offen mit ihrer Familie über die Krankheit sprechen. Nicht immer, aber es gab Gelegenheiten, bei denen sie ihrer Mutter von ihren Gefühlen und Ängsten erzählte. Völlig verstehen würde die Mutter die Krankheit ihrer Tochter zwar nie. Die Gespräche halfen ihr aber, die Bedürfnisse des Kindes besser kennenzulernen.

Und mal wieder hatte sie Angst. Am Wochenende würde sie heimfahren zu ihrer Familie. Das hieß vor allem: Essen. Drei geregelte Mahlzeiten am Tag, an denen sie teilnehmen musste. Dann stellte die Mutter zwischendurch noch ständig was hin, von dem sie sich bedienen musste. Sie wusste, dass sie ihrer Mutter keine größere Freude machen konnte, als immer zuzugreifen. Was hatte sie auch für eine Wahl? Alles andere würde sie wieder hervorrufen, die endlosen Diskussionen übers Essen und Nicht-Essen, die sie schon so oft gehabt hatten und die immer wieder mit Tränen auf beiden Seiten geendet hatten. Nein. Einfach aushalten und essen war leichter. Und sie hatte vorgesorgt. Sie hatte diese Woche noch mehr gehungert als gewöhnlich. Schon allein das gab ihr das Gefühl, gerüstet zu sein fürs Wochenende. Und nächste Woche würde sie wieder hungern und dann wäre alles wieder ausgeglichen und okay.

Diese Aussicht tröstete und beruhigte die Stimme der Sucht in ihrem Kopf. Andererseits ärgerte sie sich auch: Zwei Wochen lang musste sie jetzt auf Sparflamme leben, nur um daheim zur Freude ihrer Mutter mehr zu essen, als gut für sie war. Am liebsten wäre sie gar nicht gefahren. Sie wusste aber, dass sie nicht immer absagen konnte. Der Besuch daheim war mal wieder überfällig.

Sie ging am Freitag nach der Uni die zwei Kilometer zu Fuß zum Bahnhof. Ihre Reisetasche schleppte sie. Ihre Beine und Arme schmerzten. Antreiben konnte sie nur die Stimme, die ihr vorrechnete, wie viele Kalorien sie durch diesen kleinen Gewaltmarsch verbrennen würde.

Am Bahnhof in ihrer Heimatstadt holte sie die Mutter ab. Sie ließ eine Umarmung der Mutter zu. Umarmungen waren immer gefährlich, da die Mutter bei diesem engen Körperkontakt ihre Knochen spüren konnte und ihr wieder schmerzlich bewusst werden musste, wie abgemagert die Tochter war. Sie löste sich nach der kurzen Umarmung von der Mutter und sah forschend in deren Gesicht. Sie war erleichtert. Die Mutter lächelte. „Ich bin so froh, dass du da bist", sagte sie. Sie ließ sich nichts anmerken. Dass die Tochter merklich zwei Kilo abgenommen hatte, schwebte dennoch wie ein Damokles-Schwert über ihnen.

Im Auto musste gesprochen werden. Schweigen war eine Gefahr. Die Mutter könnte sonst das Thema ansprechen und dazu war sie gerade nicht in der Stimmung. Sie erzählte stattdessen von ihrem Studium und berichtete von einem Spaziergang am letzten Wochenende, bei dem sie ein Reh gesehen hatte. Dann ließ sie sich noch über die unfreundliche Schaffnerin im Zug auf der Hinfahrt aus. Die Mutter hörte zu, schwieg. Der Tochter fiel irgendwann nichts mehr ein.

„Wie geht es Janina?", fragte sie schließlich.

„Gut." Die Mutter erzählte, dass die Schwester sich in ihrem Ferienjob als Verkäuferin in einer Boutique wohl fühle.

Schweigen.

„Das Wetter ist richtig schön geworden, oder?", versuchte die Tochter erneut, das Schweigen zu beenden.

„Mmh", machte die Mutter.

Wenig später waren sie zu Hause.

Sie ging in ihr Zimmer und packte aus. Ihr ging es mies, Tränen stiegen in ihre Augen. Sie spürte, dass etwas war, etwas zwischen ihr und ihrer geliebten Mutter stand. Auch ihre Mutter spürte es. Sie versuchte es krampfhaft wegzulächeln, als sie die Tochter rief, damit sie Kuchen essen komme.

Die sah jedoch nur entsetzt auf ihre Uhr. Es war halb sechs. Mit Kuchen hatte sie jetzt nicht mehr gerechnet. Das ging nicht, das war nicht geplant! Panik stieg in ihr auf. Heute durfte sie noch keinen Kuchen essen, sie musste es doch schon morgen tun.

Was tun? Die Mutter war eh schon so komisch drauf. Sie wollte die Atmosphäre nicht noch weiter belasten. Aber jetzt Kuchen essen? Das würde ihr den Rest geben. Ihre Laune war eh schon am Nullpunkt, sie zitterte, sie hatte Angst vor dem Essen und wünschte, sie wäre zu Hause in ihrer Wohnung. Oder dass sie zumindest etwas Sport treiben könnte. Eine Runde durch den Wald laufen, ja, das wär's, danach würde sie sich besser fühlen. Vielleicht, vielleicht könnte sie danach sogar einen Bissen von dem Kuchen wagen. Aber jetzt einfach so? Ungeplant und ohne davor gelaufen zu sein? Das ging nicht.

Ihre Gedanken fuhren Achterbahn. Bauchweh war eine Idee. Genau, ihr war übel.

Aber nein. Das würde die Mutter nicht gelten lassen. Das nahmen ihr vielleicht fremde Menschen ab, aber nicht die Mutter. Sie wusste, dass sie keine Wahl hatte.

Lustlos und widerwillig schlürfte sie nach unten ins Wohnzimmer. Ihre allerletzte Hoffnung, dass es einen Kuchen geben würde, den sie nicht mag, zerschlug sich, als sie ihren früheren (früheren, da jetzt verbotenen) Lieblingskuchen auf dem Tisch stehen sah.

„Frisch gebacken", sagte die Mutter und deutete auf den Käsekuchen. „Er ist sogar noch warm. So, wie du ihn am liebsten magst."

Zärtlich sah die Mutter ihre ausgezehrte Tochter an und strich ihr über die Wange. Das war zu viel. Das Mädchen konnte nicht mehr. Weinend brach es zusammen, kauerte sich auf den Boden und wiegte sich hin und her, wie ein ganz kleines Kind. Die Mutter erschrak, kniete sich aber sofort neben ihre Tochter und nahm sie in den Arm. Deren harte Schultern bohrten sich dabei in ihre weiche Mutter-Brust. Es versetzte der Mutter einen Stich, genauso, wie es ihr weh tat, als sie ihrem Kind über den Rücken strich und jeden Wirbelknochen unangenehm genau spüren konnte. Trotz eines dicken Pullovers. Trotz eines kuscheligen Baumwoll-Unterhemdes und trotz des unter den Pullover gezogenen T-Shirts.

Die Tochter weinte und weinte. Die Mutter sagte nichts, war einfach nur da und streichelte das weinende Etwas. Diesmal war es eine angenehme Stille.

Es dauerte lange, bis die Schluchzer der jungen Frau weniger wurden. Sie ließ sich von ihrer Mutter im Arm wiegen und summte jetzt leise vor sich hin, um die Hitze des Weinens aus ihrem Kopf zu verscheuchen.

Irgendwann fragte die Mutter leise:

„Willst du darüber sprechen?"

Sie überlegte. Was konnte sie verlieren? Schlimmer konnte es nicht mehr werden.

„Ich hatte so eine Angst vor dem Wochenende", sagte sie. „Angst vor dir und Angst davor, dass ich mehr essen muss, als mir gut tut."

„Aber Schätzchen. So dünn wie du bist, kannst du gar nicht zu viel essen!", rief die Mutter.

Die Tochter richtete sich auf und atmete tief durch.

„Objektiv betrachtet hast du Recht", sagte sie. „Ja, ich muss zunehmen. Sehr viel sogar. Aber hast du dich jemals gefragt, wie ich mich fühle, wenn ich etwas esse?"

Die Mutter verblüffte die Frage. Über so etwas hatte sie noch nie nachgedacht. Einem Menschen geht es doch gut, wenn er etwas isst. Er bekommt neue Energie, der Magen fühlt sich wohlig voll an und Schokolade tut auch noch der Seele gut. Essen ist doch nur positiv. Oder?

„Eben nicht!", rief die Tochter. „Und ich sage dir was: Mir geht es nur beschissen, wenn ich esse."

„Aber warum denn das?", fragte die Mutter. Der Tochter war klar, dass die Mutter das nicht verstand. Die war nämlich eine leidenschaftliche Köchin, aß gerne und ihr Hüftspeck war ihr so egal, wie er Menschen nur egal sein konnte. Ihre Mutter gehörte zu der Sorte Menschen, die es frühestens nach einem halben Jahr mal zufällig merken würden, wenn die Batterie ihrer Personenwaage leer ist.

Die Tochter überlegte, wie und ob sie es sagen sollte. Sie entschloss sich schließlich, ihrer Mutter eine Chance zu geben.

„Es ist wie bei einer Drogensucht. Entzug vom Suchtmittel tut weh, bereitet seelische und ja, auch körperliche Schmerzen. Nur ist es bei mir andersherum. Bei mir ist es der Entzug vom Fasten, also das Essen, das, was die Hitze in mir aufsteigen lässt, Panik- und Angstattacken über mich wirft, mir Schweißausbrüche beschert und mich depressiv werden lässt. Ich möchte dann nur noch schreien vor Schmerz."
Mutter und Tochter schwiegen.

„Verstehst du?", fragte die junge Frau ohne die Hoffnung, dass die Mutter es verstehen würde.

Doch ihre Mutter nickte langsam.

„Ich habe mir so etwas schon gedacht. Nicht ganz so hart, nicht ganz so schlimm. Aber so, wie du es erklärst, klingt es plausibel. Nicht-essen macht dich also sozusagen ‚high', oder?"

Die Tochter nickte.

„Eine Hölle, die Magersucht", sagte sie.

Die Mutter strich ihr über den Rücken. Lange, sehr lange saßen sie noch so, eng aneinander gekuschelt. Der Käsekuchen war vergessen. Das erste, was die Tochter bei ihrer Mutter aß, war das Abendbrot. Sie überwand sich sogar, eine hauchdünne Schicht Halbfettmargarine auf ihr Brot aufzutragen. Die Mutter sagte nichts. Sie lächelte auch nicht. Ihr war zu viel bewusst geworden.

Eine Woche später hatte die Tochter einen Umschlag mit einem Buch in ihrem Briefkasten. „Leben ohne high zu sein. Über den richtigen Umgang mit Entzugssymptomen", hieß es. Das Buch war von der Mutter.

Warum Dauerfasten zur Droge werden kann

Viele Magersüchtige befinden sich, wenn sie hungern, in einem rauschartigen Zustand. Vergleichen lässt sich das mit dem Hochgefühl mancher Ausdauersportler, die keine Schmerzen mehr spüren und nicht nur über den Erschöpfungszustand hinaus, sondern im Extremfall auch noch mit Verletzungen wie Knochenbrüchen weitermachen. Als möglicher Grund wird angenommen, dass im Körper Endorphine ausgeschüttet werden, die Glücksgefühle erzeugen und Schmerzgefühle unterdrücken. Der Mensch kann weiterlaufen, was in grauer Vorzeit entscheidend über Leben und Tod sein konnte.

Ein ausgemergelter und sich vom Verhungern bedroht fühlender Körper könnte möglicherweise zu einem ähnlichen Reflex greifen. Auch hier werden Stoffe ausgeschüttet, die Euphorie erzeugen. Darauf deuten Untersuchungen hin, die belegen, dass die Belohnungsschaltkreise im Gehirn von Anorexie-Patienten gestört sind. Auf Essen reagieren die Betroffenen nicht mehr mit wohligen Belohnungsgefühlen. In einen Rausch versetzt sie allein das Hungern. Ein bestimmtes, ähnlich wie Kokain das Hungergefühl unterdrückendes Peptid machen manche Forscher dafür verantwortlich, dass das Verlangen nach Nahrung unterdrückt und Hungern belohnt wird.[1]

Anders also als Drogensüchtige, die für ihre Euphorie einen bestimmten Stoff einnehmen müssen, brauchen Magersüchtige „nur" auf die Aufnahme fast aller Lebensmittel zu verzichten, um in den eupho-

---

[1] Bei dem körpereigenen Wirkstoff handelt es sich um das sogenannte CART-Peptid, was für „Cocaine and Amphetamine Regulated Transcript" steht. Das CART-Peptid unterdrückt das Verlangen nach Nahrung, vgl. Gehirn & Geist (11/2008).

rischen Gefühlszustand zu gelangen. An diesem Punkt besteht akute Suchtgefahr: Der Körper hat gelernt, auf Hungern mit höchsten Belohnungsgefühlen zu reagieren. Sobald der Betroffene etwas isst, empfindet er die gegenteiligen Gefühle, fühlt sich depressiv, wertlos und als Versager. Die Ähnlichkeiten mit Stoffsüchten wie Heroinsucht liegen auf der Hand.

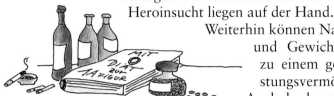

Weiterhin können Nahrungsverzicht und Gewichtsverlust sogar zu einem gesteigerten Leistungsvermögen führen. Auch das konnte in der Urzeit das Leben gesichert haben. Damals war es entscheidend, dass man bei Nahrungsknappheit noch mal alle Energiereserven zusammenraffen konnte, um mit großem Krafteinsatz neue Nahrungsmittel zu finden. Magersüchtige, die trotz ihres absolut geringen Körpergewichts noch zu einem beachtlichen Sportpensum fähig sind, könnten denselben Mechanismus in ihrem ausgemergelten Körper ausnutzen. Nahrungsaufnahme könnte hier – so absurd es klingen mag – mit einer erst mal nachlassenden körperlichen Leistungsfähigkeit verbunden sein. Tatsächlich erleben viele Magersüchtige das so. Sie beschreiben sich selbst im absolut ausgemergelten Zustand als besonders leistungsfähig. Fangen sie dann wieder an zu essen und nehmen sie an Gewicht zu, fühlen sie sich schlapper und weniger leistungsfähig. Das zeigt wieder einen Aspekt mehr auf, der es Magersüchtigen so schwer macht, ihre Sucht loszulassen. Wer will auch schon gerne – wenn auch nur vorübergehend – auf körperliche Leistungsfähigkeit verzichten?

Es spielt sich bei Essstörungen also längst nicht mehr alles nur im Kopf ab, sondern ist auch mit gefühlten körperlichen Symptomen verbunden. Ab einem bestimmten Punkt brauchen Magersüchtige daher einen regelrechten Entzug von ihrer „Droge" Hungern. Wer einmal betrachtet, wie viele Heroinsüchtige gegen ihre Sucht vergebens ankämpfen und sich selbst offenen Auges zugrunde richten, kriegt eine Vorstellung davon, welch schmerzhafter Prozess auch bei Magersüchten die Heilung ist. Mit einem simplen „Iss doch einfach mal was" ist das Problem in jedem Fall nicht zu lösen.

Was Angehörige wissen sollten

Magersüchtige im fortgeschrittenen Stadium verweigern die Essensaufnahme, nicht nur um eine bestimmte Figur oder Anerkennung wegen einer Gewichtsabnahme zu erreichen. Sie tun es auch, da sie gar nicht mehr anders können. Für Angehörige ein nicht verstehbarer und extrem belastender Zustand. Vorwürfe an die Erkrankten, es überhaupt erst bis in dieses Stadium kommen gelassen zu haben, helfen jedoch mit Sicherheit nicht weiter. Im Gegenteil, ganz wichtig sind – so schwer es auch sein mag, wenn sich ein geliebter Mensch gerade scheinbar zu Tode hungert – Verständnis und Akzeptanz dessen, dass der Kampf gegen die Magersucht wahrscheinlich der härteste Kampf ist, den der Betroffene in seinem Leben aufzunehmen hat. Bergriffe wie „Versagen" sind ebenso fehl am Platz wie der Vorwurf, dass der Betroffene gar nicht geheilt werden wolle, sondern allen nur etwas vormache, wenn er von seinen guten Absichten berichtet. In vielen Fällen sind der Wille und die rationale Einsicht in die Krankheit durchaus vorhanden. Auch die Erkenntnis, wie wichtig eine Heilung und Gewichtszunahme sind, ist da. Doch der Körper will nicht mitspielen. Er ist es, der an irgendeinem Punkt verlernt hat, auf das lebenswichtige Essen mit Belohnungsgefühlen zu reagieren und stattdessen die Nahrungsaufnahme mit Versagensgefühlen bestraft.

Helfen können Ersatzbelohnungen. Wenn schon der Körper nicht von sich aus für Belohnungsgefühle sorgen kann, muss man ihm auf die Sprünge helfen. Auch wenn Magersüchtigen im schlimmsten Fall alles außerhalb ihrer Sucht gleichgültig geworden ist, können sie doch wieder lernen, an anderen Dingen Freude zu empfinden. Ein Wellness-Wochenende daheim mit Wohlfühlatmosphäre, ein neues Kleidungsstück, eine neue Frisur – all das sind Dinge, die Anreize sein können, Kilo für Kilo zuzunehmen. Sinnvoll kann es sein, eine Art Vertrag mit dem Betroffenen zu vereinbaren, bei dem eine vorher festgelegte Belohnung als Anreiz dienen soll, beispielsweise innerhalb eines Monats zwei Kilo zuzunehmen. Wichtig ist, dass es bei Nichterfüllen des Vertrags keinen Tadel und keine Bestrafung gibt. Der Magersüchtige selbst wird sich schon schlecht genug fühlen, das Ziel nicht erreicht zu haben. Diese negativen Gefühle noch von außen zu verstärken, ist kaum dienlich. Viel essentieller und sinnvoller ist es, ihn auf dem Weg zur Heilung weiterhin zu stärken, wo es nur geht. Es heißt Mut zu machen nach dem Motto: „Rückschläge kommen immer wieder vor. Ich glaube an dich, dass es im nächsten Monat besser klappt und ich weiß, dass du nicht aufgibst zu kämpfen."

„Ja, ich kann!": Schritte hinaus aus der Essstörung

Voraussetzung dafür, den Kampf gegen die Essstörung und gegen die eigenen, zum falschen Zeitpunkt erscheinenden Belohnungsgefühle im Gehirn aufzunehmen, muss der feste Wille sein, die Essstörung wirklich loswerden zu wollen. Ein Entzug ist lange und hart. Er kann aber gelingen.

- Ein soziales Netz fängt auf: Egal, wie harte Zeiten wir auf dem Weg zur Heilung überwinden müssen, wir sind gewiss nicht allein. Wenn wir Menschen haben, denen wir vertrauen können, dann ist das ein ganz großes Geschenk im Kampf gegen die Essstörung. Wir können uns diesen Menschen anvertrauen und sie bitten, uns zu stärken und abzulenken, wenn die Entzugssymptome zu schlimm zu werden drohen.

- Ziel: Wieder fühlen können. Wir müssen uns immer wieder vor Augen halten, wofür für kämpfen. Wir kämpfen dafür, wieder Freude am Leben empfinden zu können. Einen Sonnenuntergang, eine blühende Rose oder einen Nachmittag am See genießen zu können. Bislang können wir nur durch die Sucht gute Gefühle bekommen. Machen wir uns immer wieder bewusst, wie armselig dieser Zustand ist und wie wenig er uns gerecht wird.

- Falsche „Versagensgefühle" akzeptieren: Wenn wir gegen die Essstörung kämpfen und uns wie ein Versager fühlen, wenn wir essen, sind wir meistens genau auf dem richtigen Weg. Die Stimme der Essstörung versucht uns nur festzuhalten und uns einzureden, dass es falsch ist, wenn wir uns von ihr lösen. Doch genau das ist unser Ziel. Die falschen Versagensgefühle zu spüren und zuzulassen – so belastend das auch ist –, ist daher eine wichtige Etappe auf dem Weg hinaus aus der Essstörung

Interview mit Annette Vollmann

Annette Vollmann ist Diplom-Psychologin, Diplom-Oecotrophologin und Heilpraktikerin für Psychotherapie im nordrhein-westfälischen Lemgo. Sie hat sich auf die Behandlung von Essstörungen spezialisiert.

1. *Menschen mit Essstörungen essen oft nach ganz bestimmten Ritualen. Was sind die Gründe dafür?*

Essstörungen können als unpassende Bewältigungsstrategien für Probleme gesehen werden. Essgestörte haben ein hohes Sicherheitsbedürfnis (als kleine Kinder konnten sie kein Urvertrauen entwickeln), das sie in ihrer Lebensumwelt häufig nicht befriedigen können. Mit der Entwicklung eines Essrituals, das heißt, durch die ständige Wiederholung eines bestimmten Ablaufes entsteht das (unbewusste) Gefühl von Sicherheit, was zu Selbstberuhigung führt.

2. *Warum fällt es ihnen so schwer, etwas ungeplant und außer der Reihe zu essen?*

Sie haben ein hohes Kontrollbedürfnis, das ebenfalls – wohl eher unbewusst – dazu dient, sich sicher zu fühlen. Wenn etwas ungeplant und außer der Reihe gegessen werden soll, bringt das ihr Sicherheitsgefühl, das sie sich durch die „Esspläne" geschaffen haben, in große Gefahr. Sie bekommen Angst und fühlen sich bedroht. Dazu kommen Gefühle von Fremdbestimmung und Grenzüberschreitungen, denn sie essen ja nicht aus eigenem Bedürfnis heraus, sondern erfüllen die Erwartungen anderer.

3. *Magersüchtige fühlen sich gut, geradezu „high", wenn sie nichts essen. Kann man das mit dem „Runners' High" vergleichen bei Ausdauersportlern, die einen plötzlichen Rausch bei eigentlicher körperlicher Erschöpfung erleben?*

Wenn dem Körper nicht mehr genügend Energie zur Verfügung steht, sind Hungergefühle die Folge. Wird das Energiedefizit nicht zeitnah über Nahrungsaufnahme ausgeglichen, sorgt der Überlebensmechanismus mittels Ausschüttung von körpereigenen Endorphinen dafür, dass der schmerzhafte Hunger betäubt wird. Die Vorgänge im Organismus sind bei Magersüchtigen und Ausdauersportlern gleich.

4. *Normalerweise fühlen sich Menschen wohlig gut, wenn sie etwas gegessen haben. Ist das bei Magersüchtigen auch so? Und wenn nicht, warum nicht?*

Wie schon oben erwähnt, haben Magersüchtige keine passenden Bewältigungsstrategien für aversive emotionale Zustände. Sie missbrauchen das Hungern, um sich gut zu fühlen. In der Regel haben sie in der Vergangenheit erlebt, für Gewichtsabnahme – erreicht durch Hungern – Lob und Anerkennung zu erhalten, was auch ein positiveres Selbstwertgefühl zu Folge hatte. Unbewusst ist dadurch das Gefühl Hunger mit der Erwartung, gelobt zu werden, gekoppelt worden. Durch Essen ist diese positive Erwartung in Gefahr und damit auch das Selbstwertgefühl.

5. *Wo liegen Unterschiede zwischen Magersüchtigen und Drogensüchtigen?*

Drogensüchtige konsumieren Stoffe, die für den Körper toxisch sind. Nahrungsmittel stellen für stoffwechselgesunde Menschen keine Gefahr dar.

6. *Wie kann es so weit kommen, dass der Körper ein ihm schädliches Verhalten, nämlich den Essensentzug, mit Belohnungsgefühlen belohnt? Wo bleibt der natürliche Selbsterhaltungstrieb?*

Jeder Mensch hat das Grundbedürfnis nach Lob und Anerkennung aus der sozialen Umwelt, um ein gesundes Selbstwertgefühl entwickeln zu können. Magersüchtige haben – wie unter Frage 4 schon beschrieben – durch Gewichtsabnahme das Hungergefühl als wichtige Selbstwertquelle entdeckt. Da Verhalten größtenteils unbewusst gesteuert wird, wird der natürliche Selbsterhaltungstrieb durch das Bedürfnis nach Anerkennung überdeckt. Sie spüren ja den Hunger und wissen auch, dass ihr Körper Nahrung benötigt, können sich aber nicht überwinden, zu essen. Die Angst, zuzunehmen, ist einfach zu groß.

7. *Versagen sich Menschen mit Magersucht außer dem Essen auch andere Dinge, die mit Freude verbunden sind? Und wenn ja, warum?*

Besonders Magersüchtige mit restriktiven Essverhalten haben das Gefühl, nichts genießen zu dürfen. Sie sind noch nicht gut genug, um sich selbst etwas gönnen zu dürfen – im Sinne von Selbstbestrafung. Aber auch der Aspekt, dass durch Verzichten als objektive Leistung das Belohnungssystem aktiviert und auch Endorphin freigesetzt wird, spielt eine Rolle.

8. *Glauben Sie, dass eine Heilung in dem Sinne möglich ist, dass die Betroffenen Essen wieder unvoreingenommen und unbeschwert begegnen können?*

Bei Magersucht handelt es sich um eine psychische Erkrankung. In diesem Zusammenhang finde ich es nicht passend von Heilung zu sprechen. Durch eine erfolgreiche Psychotherapie können Magersüchtige lernen, sich so zu verändern, dass Probleme und Gefühlzustände konstruktiv erlebt und bewältigt werden. Die Lebensschwerpunkte verlagern sich, Hunger wird wieder zu einem normalen Bedürfnis, das mit Essen befriedigt werden kann.

Liebe Frau Vollmann, ich bedanke mich herzlich für das Interview und Ihren Einsatz gegen Essstörungen.

6   Bewegungsdrang: Und jeden Tag ein bisschen länger

Erst laufen, dann essen

Sie kann nicht mehr leben ohne Sport. Jeden Tag joggt sie morgens 80 Minuten lang. Nach der Schule fährt sie eine Stunde auf ihrem Hometrainer und am Abend macht sie eine Stunde lang Krafttraining. Sie ist dabei oft so erschöpft, dass sie sich kaum noch auf den Beinen halten kann. Trotzdem macht sie immer weiter. Sie macht weiter, um wieder etwas essen zu können. Denn ohne vorher Sport gemacht zu haben, kann sie nichts essen. Sonst ist das schlechte Gewissen zu schlimm.

Angefangen hat alles ziemlich harmlos. Sie wollte einfach nur ein bisschen mehr Sport treiben, um straffer zu werden. Sport hatte sie ja eigentlich nie gerne gemocht. In der Schule war es schon immer ihr Hassfach gewesen und in der Freizeit hatte sie lieber gelesen, gebastelt oder Musik gehört. Doch dann fiel ihr eines Tages ein Trainingsprogramm zum Laufen in die Hand: In drei Monaten von 0 auf 60 Minuten. Sie war fasziniert. In der ersten Woche eine Minute laufen, zwei Minuten gehen, das eine halbe Stunde lang. Von Woche zu Wochen steigerten sich die Laufphasen und die Gehphasen wurden kürzer. Bis man nach drei Monaten eine Stunde am Stück laufen kann.

Plötzlich lag der Weg vor ihr. Was sie nie sich hatte vorstellen können, schien plötzlich greifbar zu sein: Joggen, Ausdauer entwickeln, sportlich werden. Und wenn andere das schafften, dann würde sie es auch schaffen. Sie holte ihre alten Turnschuhe hervor, schlüpfte in Shorts und ein T-Shirt und legte los.

Die ersten Tage waren die reinste Qual. Sie bekam nach 100 Metern Laufen regelmäßig Seitenstechen und abends tat ihr alles weh. Ein hartnäckiger Muskelkater plagte sie. Doch sie gab nicht auf. Immer wieder sagte sie sich ihr großes Ziel vor: Eine Stunde am Stück laufen können. Für sie bedeutete das nur vor allem: Kalorienverbrennen. Sie rechnete sich aus, wie viele Kalorien sie in einer Stunde Laufen verbrennen würde und wie viel sie dann zusätzlich essen könnte. Für sie eine himmlische Vorstellung. Sie würde essen können, ohne ein schlechtes Gewissen haben zu müssen.

Sie machte also entschlossen weiter mit ihrem Programm, ohne dem Zerren in den Beinen und der Erschöpfung Beachtung zu schenken. Jeden Abend begutachtete sie sich vor dem Spiegel: Sah man schon, dass sie mehr Muskeln bekommen hatte? Ihr ging das alles viel zu langsam.

Als sich der Sommer dem Ende zuneigte, hatte sie ihr Ziel längst erreicht. Sie lief nun täglich zehn Kilometer und träumte vom ersten Halbmarathon.

Spaß machte ihr der Sport jedoch nicht. Im Gegenteil, gerade als es Herbst und schließlich Winter und draußen immer ungemütlicher war, kostete sie das Laufen eine immense Überwindung. Schon abends vor dem Einschlafen graute ihr vorm Weckerklingeln und dem morgendlichen Lauf durch die angrenzenden Felder. Bei Eis und Schnee, in absoluter Dunkelheit, bei Regen und sogar bei Hagel, immer trieb sie sich raus ins auch noch so unwirtliche Wetter. Ihre knochigen Hände erstarrten oft zu Eisklumpen, so kalt war es, wenn morgens noch eine dicke Nebelschicht den Weg über die Felder bedeckte und die gefühlte Temperatur noch tiefer absenkte. Manchmal spürte sie ihre Zehen nicht mehr. Wenn sie zurück nach Hause kam, hingen ihr manchmal feine, kleine Eiszapfen von den Wimpern und Haaren herab. Aber das war ihr egal. Alles war egal. Sie musste morgens laufen. Sonst wäre der Tag für sie gelaufen. Wenn sie aber gejoggt war, körperliche Leistung erbracht hatte, dann hatte sie ein gutes Gefühl. Für sie war das eine Berechtigung zu essen und ja, überhaupt auch zu leben. Wenn sie nicht laufen würde, würde sie sich wie ein schlimmer Versager fühlen, der es noch nicht mal wert war zu leben.

Sie genoss es, sich in Unterhosen vor den Spiegel zu stellen. Wenn sie dabei ihre Beine anspannte, zeichneten sich sehnige Muskeln ab. Sie konnte sich gar nicht sattsehen an dem Anblick. Der fiese Schwabbel an ihren Beinen war weg, ersetzt durch hartes Muskelfleisch. Sie fühlte sich großartig. Dieser Anblick war jede Anstrengung wert. Genauso wie die Freiheit, ohne ein schlechtes Gewissen täglich fünf bis sechs Äpfel und einige Scheiben Vollkornbrot zu essen. Sie hatte es sich schließlich verdient. Auch einen Müsliriegel oder Fruchtjoghurt gönnte sie sich und ab und zu sogar mal einen Kakao. Dafür machte sie an solchen Tagen abends ein beson-

ders rigides Gymnastikprogramm. Situps, Liegestützen, Kniebeugen, Übungen für Bauch-Beine-Po und ein bisschen Aerobic – alles, was den Körper straffer werden ließ und Kalorien verbrannte, war ihr willkommen.

Doch dann passierte eine gefühlte Katastrophe. Sie zog sich eine Zerrung im Knie zu, ignorierte diese die ersten Tage stur und joggte unter Schmerzen ihr tägliches Pensum. Nach vier Tagen war es so schlimm, dass sie kaum noch gehen konnte und nur noch durch die Gegend humpelte. Sie musste mit dem Laufen aufhören. Etwas in ihr zerbrach. Mindestens eine Woche Pause stand ihr bevor. Wie sollte sie jetzt essen können? Ohne es verdient zu haben?

Sie hatte eine Idee. Sie kratzte ihr Erspartes zusammen und bestellte sich im Internet einen Hometrainer, der gleich am nächsten Tag geliefert wurde. Solange das Knie schmerzte, fuhr sie täglich drei Stunden auf dem Hometrainer. Sie hoffte, dass das ausreichen würde, um vom Kalorienverbrauch her einen Zehn-Kilometer-Lauf auszugleichen. Wahrscheinlich verbrauchte sie auf dem Hometrainer sogar noch mehr Kalorien. Dieses Gefühl gab ihr Sicherheit.

Doch auch, als das Knie wieder heil war und sie wieder laufen konnte, konnte sie nicht mehr aufs Fahrradfahren verzichten. Der Grund: An dem Morgen nach dem ersten Tag, an dem sie wie früher ihre Kilometer gejoggt war und nicht mehr den Hometrainer benutzt hatte, zeigte ihre Waage 300 Gramm mehr an. Sofort musste sie Gegenmaßnahmen ergreifen. Sie beschloss, nun täglich 45 Minuten lang zusätzlich auf dem Hometrainer zu fahren. Dann wurden es einmal 47 Minuten, weil sie den Zeitpunkt zum Aufhören verpasst hatte. Am nächsten Tag zeigte die Waage 100 Gramm weniger an. Für sie lag die Ursache für die Gewichtsabnahme darin, dass sie 2 Minuten länger Fahrrad gefahren war. Von nun an fuhr sie jeden Tag 50 Minuten lang, um ganz sicher zu gehen, nicht wieder weiter zuzunehmen. Dann musste sie an einem Tag in der Schule ein Bonbon essen. Es war eine blöde Situation. In der Clique bekam jeder ein Bonbon, das die Zunge grün färben sollte. Sie musste mitmachen. Sie machte ohnehin viel zu wenig mit ihren Freunden in letzter Zeit. Würde sie sich auch beim Bonbon-Lutschen rausziehen, würden die anderen es wahrscheinlich bald aufgeben, sie in ihre Gespräche und Unternehmungen einzubeziehen.

Sie hatte also ein zusätzliches Bonbon gegessen. Das hatte, so schätzte sie großzügig, um die 50 Kalorien. Um die wieder loszu-

werden, fuhr sie an diesem Tag 60 Minuten auf dem Hometrainer. Leider wog sie am nächsten Tag trotzdem ganze 400 Gramm mehr. Sie fuhr an diesem Tag 65 Minuten. Und am nächsten Tag waren 500 Gramm weg! Für sie ein Feiertag. Und ein Signal: Mehr Fahrrad zu fahren, war genau richtig. In den nächsten Wochen fuhr sie täglich genau 70 Minuten. Doch gestern hatte sie zu spät auf die Uhr gesehen und war 73,5 Minuten lang gefahren. Für sie stand zugleich fest: Was sie einmal geschafft hatte, würde sie wieder schaffen. Von nun wollte sie keinen Tag mehr weniger als 75 Minuten lang fahren. Wäre doch gelacht, wenn nicht auch 75 Minuten in ihren Tagesplan zu integrieren wären. Und vielleicht ließe es sich sogar noch weiter steigern. Dann würde sie noch schlanker, noch straffer, noch fitter werden.

Doch in Wahrheit ahnte sie, dass die Rechnung nicht aufgehen würde. Sie nahm ab durch den vielen Sport, durch das Joggen und Fahrradfahren, die Situps und die Aerobic, was ihr überaus gut gefiel. Aber: Sie wurde dadurch auch immer kraftloser, teilweise so schlimm, dass sie sich kaum noch die Treppen in den zweiten Stock zu ihrer Wohnung hochschleppen konnte. Auch das tägliche Sportpensum führte sie mehrmals bis kurz vor den Zusammenbruch. Doch aufhören konnte sie nicht mehr. Sie fühlte sich wie ein Hamster, der im Laufrad gefangen war und nicht mehr herauskam. Vielleicht auch nicht mehr heraus wollte.

Dauerbewohner im Fitnessstudio: Wenn Sport zur Sucht wird

Schätzungen zufolge leidet in Deutschland mindestens 1 % der Bevölkerung an Sportsucht. Experten gehen von einer hohen Dunkelziffer aus. Die Dauersportler verbringen jede freie Minute im Fitnessstudio, im Sportverein, mit Joggen oder Skaten. Sport wird wichtiger als soziale Aktivitäten, er bekommt eine höhere Priorität als Freunde und die Familie zugeordnet. Für die Gesundheit ist diese Überdosis Sport längst nicht mehr förderlich. Das Problem: Die Betroffenen können nicht mehr aufhören. Sport hat bei ihnen einen Suchtcharakter angenommen. Nicht mehr sie kontrollieren ihr Sportpensum, das Verlangen nach körperlicher Betätigung ist bereits so stark geworden, dass es selbst die Kontrolle übernommen hat.

Ursachen für die Sportsucht können darauf zurückzuführen sein, dass vor allem Ausdauersportler ab einem bestimmten Grad schmerzreduzierende Endorphine produzieren, wenn sie sich körperlich verausgaben. Eine andere Theorie basiert auf einer durch Bewegung hervorgerufenen vermehrten Ausschüttung von glücklich machendem Dopamin, einem Neurotransmitter im Gehirn. Das Streben nach einem neuen „Kick" durch diese Stoffe ist vom Effekt her vergleichbar mit stoffgebundenen Süchten wie der Drogensucht. Doch neben dem Glücksgefühl können auch gesellschaftliche Idealbilder Menschen in die Sportsucht treiben. Männer sollen in unserer Gesellschaft möglichst muskulös und durchtrainiert sein, Frauen hingegen sehr schlank. Beide Ziele lassen sich durch viel Sport erreichen. Das eigentliche Problem dahinter – die Unzufriedenheit mit sich selbst – wird dadurch nur verdrängt.

Sportsucht kann ähnliche Gründe wie eine Essstörung haben. Und tatsächlich gehen nicht selten diese beiden Störungen einher. Begriffe wie Sport-Anorexie (Anorexia athletica) bzw. Sport-Bulimie beschreiben die Phänomene. Die Betroffenen essen zwar, trainieren sich aber jede aufgenommene Kalorie sofort wieder ab. Sport dient also in erster Linie der Gewichtsreduktion.

Warum gerade Menschen mit Magersucht einen großen Bewegungsdrang entwickeln können, erklären Forscher mit der sogenannten Bewegungsunruhe. Dabei handelt es sich um ein biologisch vorgegebenes Notfallprogramm. Ein Beispiel aus der Natur sind hungernde Tiere: Sie laufen viel umher in der Hoffnung, irgendwo etwas Essbares zu finden.

Für den Körper ist die Kombination aus Sportwahn und einer Essstörung ein einziger Raubbau. Die Knochen verlieren an Substanz durch den Nährstoffmangel, das Hormonsystem gerät aus dem Gleichgewicht, was sich etwa in einer ausbleibenden Regelblutung äußert, und die Bänder und Sehnen werden permanent überlastet. Zudem nimmt die körperliche Leistungsfähigkeit rapide ab. Der Mangel an Nährstoffen führt auf Dauer zu einem Schwinden der Muskelmasse. Der Körper wird bei der Anorexia athletica also nicht fitter und straffer, sondern im Gegenteil kraftloser und schlaffer.

Eine Gefahr für das Herz stellt Hungern/Erbrechen verbunden mit Sportsucht bei der Sport-Bulimie dar: Das Risiko für einen plötzlichen Herztod steigt an.

Auch können Leistungssportler von einem gestörten Essverhalten verbunden mit einem großen Pensum an körperlicher Bewegung betroffen sein. Getreu dem Läufermotto: „Beim Marathon laufen die Bleistifte vorne und die Radiergummis hinten" gilt in bestimmten Sportarten der Grundsatz: Je leichter und dünner, desto besser. Das gilt für Ausdauersportler ebenso wie für Skispringer oder für ästhetische Sportarten wie Sportgymnastik, Eiskunstlauf oder Turnen. Auch Sportarten, die die Athleten in bestimmte Gewichtsklassen einordnen wie etwa Kampfsportarten, können die Entwicklung einer Essstörung begünstigen. Anfänglich lässt sich dadurch meistens tatsächlich noch die Leistung steigern. Doch ab einem gewissen Punkt beginnt die Abwärtsspirale. Nicht wenige durchaus auch bekannte Athleten mussten ihre sportliche Karriere wegen eines Burnouts, einer Essstörung oder Depression unterbrechen oder gar ganz beenden.

Was Angehörige wissen sollten

Es gibt Warnzeichen, die auf eine (beginnende) Sportsucht hindeuten können:

- ✓ Sportliche Betätigung aus einem inneren Zwang heraus
- ✓ Ständiger Wunsch, die Leistung weiter zu steigern
- ✓ Entzugssymptome, Gereiztheit bis hin zur Depressionen bei Verzicht auf Sport
- ✓ Sport als Lebensmittelpunkt
- ✓ Vernachlässigung von Familie, Freunden, Berufsleben etc. zugunsten des Sports
- ✓ Ignorieren von Schmerzen, Krankheiten und Verletzungen

Menschen, die in der Sportsucht gefangen sind, brauchen Hilfe. Die Schwierigkeit: Viele sehen in ihrem Sportpensum kein Problem. Sie betrachten ihren Sport als ein der Gesundheit förderliches Verhalten und werden in diesem Glauben auch noch von den Medien bestärkt. In diesem Stadium brauchen jedoch bereits viele der Erkrankten therapeutische Hilfe. Angehörige können die Sportsüchtigen zwar nicht zur Heilung und Aufgabe ihres „Hobbys" zwingen. Sie können aber da sein, immer wieder auf das Problem aufmerksam machen und so oft es geht im Alltag Kraft spenden.

„Ja, ich kann!": Schritte hinaus aus der Essstörung

Sport kann Spaß machen. Wenn er aber im Übermaß stattfinden muss und alleroberste Priorität in unserem Alltag besitzt, dann wird er zur Qual. Das Sportprogramm ist bereits für viele von uns zu einer täglichen Pflicht geworden, die viele Stunden unserer Zeit beansprucht und die uns nicht selten bis an den Rand der Kräfte bringt. Wie oft haben wir nicht schon unseren kraftlosen, ausgehungerten Körper Kilometer für Kilometer weitergetrieben? Wie oft dachten wir bei jedem Schritt „Ich kann nicht mehr? Wann ist es endlich vorüber?" Bestimmt mehr als einmal. Und doch stehen wir mit allergrößter Wahrscheinlichkeit am nächsten Tag wieder genau das gleiche Trainingspensum durch. Warum ist loslassen so schwer? Weil die Angst zuzunehmen uns antreibt. Als essgestörte Sportsüchtige erbrechen wir uns nicht nach dem Essen, wir lassen unseren Körper vorher oder nachher alle Nährstoffe verbrennen. Diesem Teufelskreis zu entrinnen, erfordert viel Kraft. Doch es kann gelingen:

1. Die Radikallösung: Lieber kurz und schmerzlos als eine lange Trennungsgeschichte

   Beschließen wir und tun wir es, von heute auf morgen mit jedem Sport aufzuhören. Bleiben wir morgens eine Stunde länger im Bett liegen, lesen wir abends ein spannendes Buch und verabreden wir uns nachmittags mit Freunden. Das Loch, das das Sportprogramm in unseren Tagesablauf gerissen hat, ist leicht geflickt.

   Viel schwerer ist es, das seelische Loch zu füllen und die Angst zu beruhigen. „Ich werde zunehmen. Ohne Sport werde ich fett." Setzen wir diesem Gedanken ein beherztes „Nein" entgegen! Wir nehmen wahrscheinlich an Gewicht zu, aber äußerst sinnvoll! Unsere Muskeln können wieder wachsen. Unsere Knochen werden nicht weiter ausgehöhlt durch den übermäßigen Sport und Nährstoffmangel. Unsere Organe können sich langsam erholen. Unsere Bänder und Sehnen werden es uns danken. Wir leben zwar jetzt ohne Sport. Aber wir machen das, um uns eine Zukunft zu sichern, in der wir überhaupt wieder an gemäßigte sportliche Betätigung denken können. Manche Menschen mit Essstörungen sitzen im Rollstuhl, von Osteoporose und anderen irreparablen Schäden gezeichnet und eines selbstständigen Lebens beraubt.

Fassen wir also heute den Schluss und sagen wir uns immer wieder:

✓ Ich will leben!

✓ Ich höre auf mit dem Raubbau an meinem Körper!

✓ Ich will eine Zukunft!

✓ Ich höre auf, meine Knochen kaputt zu machen!

✓ Ich will leben!

✓ Ich höre auf, mir Schäden zuzufügen, die nicht mehr zu reparieren sind!

✓ Ich will eine Zukunft!

2. Jeden Tag ein bisschen weniger

Weniger zu empfehlen wegen der erhöhten Rückfallgefahr ist es, sein Sportpensum peu á peu zu reduzieren. Das Gute an dieser Lösung ist, dass der Körper sich langsam umstellen und daran gewöhnen kann, mit einer kleineren Menge Sport zu funktionieren. Doch ist in vielen Fällen von dieser Methode trotzdem eher abzuraten. Zu groß ist die Versuchung, es nach einigen Tagen nicht bei einer halben Joggingrunde zu belassen und doch wieder wie in alten Tagen die volle Strecke zu nehmen. Und schon ist man wieder drin in der alten Spirale. Wenn wir es wirklich ernst meinen – dann sollten wir auch den ganzen Schritt tun!

3. Schlechten Gedanken und Ängsten die Macht über uns nehmen

Die bösen Gedanken im Kopf zu stoppen ist ganz wichtig, um durchzuhalten. Zwar will uns die Stimme der Essstörung immer weiter einreden, dass wir dick werden, dass wir Versager sind, dass wir faul sind und wertlos. Doch es ist unsere Entscheidung, ob wir ihr zuhören wollen. Und ab heute wollen wir das nicht mehr!

Ignorieren kann man die Gedanken schlecht. Antworten wir aber einfach auf sie und haken sie danach gedanklich ab.

Nennen wir das Schreckgespenst beim Namen:

Ich nehme zu.

Diskutieren wir mit der Stimme der Essstörung, antworten wir: *So what?*

Na und? Was ist eigentlich so schlimm daran? Machen wir eine Liste und wir werden überrascht sein, wie wenig schlimm es ist.

- Wird uns jemand weniger mögen? Nein, im Gegenteil. Wir werden beliebter, da wir lebensfroher werden.
- Werden wir weniger gut aussehen? Nein, im Gegenteil. Wir werden endlich wieder Kleidung in der Damenabteilung kaufen können und anfangen etwas zu sein, was man attraktiv nennen kann.
- Werden wir weniger Erfolg im Beruf haben? Nein, im Gegenteil. Unser Chef wird uns mehr zutrauen und unser steigendes Selbstvertrauen zu schätzen wissen.

Wovor wir so viel Angst hatten, war also nichts weiter als eine selbst aufgeblasene Seifenblase. Das können wir jetzt noch nicht glauben. Wir werden es aber selber erleben, je weiter wir den Weg aus der Essstörung hinaus gehen.

Interview mit Herrn Prof. Dr. Jürgen Beckmann

Prof. Dr. Jürgen Beckmann ist Sportpsychologe an der TU München. In einem Interview erklärt der Experte die Ursachen von Sportsucht und den Zusammenhang zwischen Essstörungen und Sport.

1.   Wann wird sportliche Betätigung zur Sucht?

Bei Sportsucht wird extreme körperliche Bewegung als Vehikel benutzt, um psychische Probleme zu bewältigen. Sie ist vor allem dadurch gekennzeichnet, dass das gesamte Denken und Handeln der Betroffenen sich nur noch um den Sport dreht. Familien, Freunde oder der Beruf verlieren an Bedeutung. Kennzeichnend ist ein Interessenverlust in fast allen Lebensfragen. Kann der Betroffene seinem Training nicht nachgehen, kommt es zu Entzugserscheinungen. Sportsucht bemerkt man also vor allem am Verhalten und an charakterlichen Änderungen der Betroffenen. Die Dauer des Trainings ist weniger ausschlaggebend. Bestes Beispiel sind Profisportler, die nach Monaten intensiven Trainings auch mal einige Wochen Urlaub im Liegestuhl machen können.

2.   Sportssucht kann mit Essstörungen einhergehen. In manchen Sportarten treten Essstörungen gehäuft auf. Welche Sportarten sind das vor allem und wie ist zu erklären, warum gerade Leistungssportler, deren Kapital ihr Körper ist, Raubbau an ihm betreiben?

Es geht hier um Sportarten, bei denen es von Vorteil ist, möglichst leicht zu sein. Ein Beispiel ist das Skispringen. Jedes Kilo weniger bedeutet mehr Weite und damit mehr Erfolg. Oder auch die kompositorischen Sportarten wie Eiskunstlauf oder Turnen. Auch hier gilt: Je leichter, desto mehr Erfolg, da bestimmte Figuren besser gelingen. In diesen Sportarten kann also ein weniger an Gewicht ein mehr an sportlichem Erfolg bedeuten. Jedoch geht diese Rechnung auf Dauer nicht auf. Langfristig geht die Leistung bei einem gestörten Essverhalten bergab. Im schlimmsten Fall treten Depressionen oder ein Burnout auf, das die Athleten zur Karriereaufgabe zwingen kann.

3. *Sportsucht und Essstörungen können auch bei Nicht-Leistungs-
    sportlern zusammenfallen. Was sind hier die Gründe?*

Im Gegensatz zu einem gestörten Essverhalten bei Profisportlern ist
bei betroffenen Sportsüchtigen die Essstörung ein Teil ihrer Bewälti-
gungsstrategie für innere Konflikte und Probleme. Häufig leiden die
Betroffenen an Problemen mit der eigenen Identität und dem eigenen
Körper. Sowohl Sportsucht als auch Essstörungen sind für sie der Versuch, einerseits die Probleme zu bewältigen, das heißt oft eben auch
den als mangelbehaftet empfunden Körper zu verändern.

4. *Was sind die Folgen für die Gesundheit, wenn Essstörungen und
    Sportsucht zusammenfallen?*

Die Folgen für die Gesundheit sind verheerend. Der Körper wird zunehmend ausgezehrt. Das Immunsystem arbeitet nicht mehr richtig,
Mangelerscheinungen können zu irreparablen Erkrankungen wie Osteoporose führen. Das übermäßige Training ohne Regenerationsphasen kann die Muskeln atrophieren. Sie werden also weniger. Das ist
gerade das Paradoxe: Wenn man nur trainiert, bauen sich die Muskeln
nur ab. Es fehlen die Regenerationsphasen nach der Belastung. Gerade
in diesen wächst der Muskel.

5. *Wie lässt sich die Sportsucht behandeln?*

Essentiell ist die stationäre Behandlung in einer auf Sportsucht spezi-
alisierten Klinik. Es gibt nun unterschiedliche Philosophien, wie das
Sportpensum abgebaut werden kann. Manche Einrichtungen gehen
mit einer etappenweisen Reduktion vor. Als effektiver erweist sich
aber meistens ein sofortiger, kompletter Entzug vom Sport. Dafür ist
der stationäre Aufenthalt unverzichtbar. Nur hier können die auftretenden Entzugserscheinungen adäquat behandelt werden. Alleine und
ohne Therapie kann man das kaum schaffen. Wichtig, um Rückfälle
zu vermeiden, ist, dass die Patienten in Verhaltenstherapien lernen, wie
sie mit den der Sportsucht zugrunde liegenden Problemen angemessen
umgehen können.

6. *Ist nach einer überwundenen Sportsucht wieder ein ausgewogenes, gesundes Training für den Freizeitsportler möglich?*

Ja, davon ist auszugehen. Tests an Tieren haben gezeigt, dass im Gehirn bei der Sportsucht Veränderungen stattfinden, die der einer Heroinsucht gleichen. Nach einer erfolgreichen Behandlung bilden sich diese wieder zurück. Dann kann auch wieder ein Leben mit normalem Sport möglich sein. Die Voraussetzung dafür ist allerdings, dass der Patient andere Wege gelernt hat, um seine Probleme zu bewältigen. Sonst ist die Gefahr da, dass er ganz schnell wieder in die alten Muster zurückfällt.

Lieber Herr Prof. Beckmann, vielen Dank für das interessante Interview. Für Ihre Arbeit wünsche ich Ihnen weiterhin alles Gute.

7 Bulimie: Zwischen Toilette, Supermarkt und Bankrott

Das Geld, das in der Toilette verschwindet

Schon wieder. Sie hatte sich wieder nicht beherrschen können. Ihr geheimer Vorrat an Süßigkeiten – geplündert. Vier Packungen Kekse, fünf Tafeln Schokolade, Müsliriegel und weiß Gott noch alles waren in nur zehn Minuten in ihrem Mund verschwunden. Was danach kam, lief schon automatisch ab: Ins Bad rasen, Finger in den Mund und zugucken, wie der unverdaute Kekse-Schoko-was-weiß-ich-noch-alles-Brei in der Kloschlüssel landet. Hoffen, dass kein Blut mit hochkommt, wie neulich, als sie sich den Kehlkopfdeckel mit einem ihrer Fingernägel verletzt hatte.

Nun saß sie auf ihrem Sofa und starrt den zerfledderten Ausdruck von van Goghs Sonnenblumen an der Wand ihr gegenüber an. Ein echtes Bild dort hängen zu haben, das wäre was, dachte sie und lachte verächtlich auf. „Träum nur weiter", spottete sie. „Wenn du weiterhin dein ganzes Geld das Klo runterspülst, wirst du irgendwann nur in der Gosse enden."

Sie spürte wieder das Bedürfnis aufkommen, sich selbst zu verletzen. In Momenten wie diesem, in dem ihr so schmerzlich bewusst wurde, dass sie ihr ganzes Leben und all ihre Träume zerstörte, hasste sie sich selbst. Wo waren sie nur hin, ihre Mädchenblütenträume von der Malerei, ihre Vorstellungen von sich selbst als extravaganter Künstlerin, die umjubelt die eigenen Bilder auf Vernissagen ausstellt? Stattdessen sitzt sie in einem Versicherungsbüro und füllt Tag für Tag die immer gleichen Akten für irgendwelche gesichtslosen Kunden aus. Sie ist unzufrieden mit ihrem Leben. Doch etwas daran zu ändern fehlt die Kraft. Alle Energie investiert sie da hinein, ihren riesigen Bedarf an Nahrungsmitteln zu organisieren, es zu managen, nach dem Verschlingen der „Beute" sofort auf die Toilette zu können und es zu schaffen, dass niemand etwas merkt.

Veränderungen kosten außerdem Geld. Eine neue Frisur genauso wie eine Umschulung, eine Weiterbildung und schon die Jobsuche mitsamt Bewerbungen schreiben gibt es nicht umsonst. Das ist ein

Problem, wenn jeder Cent die Toilette hinunterrutscht und das Kon-to nur noch manchmal zu Monatsbeginn schwarze Zahlen zeigt.

Sie vegetiert dahin in einer winzigen Einzimmerwohnung. Alles ist alt und verwohnt. Ihr Fernseher ist letzte Woche kaputt gegan-gen. Geld für einen neuen hat sie nicht. Ihre größte Angst ist, dass etwas an ihr Auto kommt. Dann könnte sie noch nicht einmal mehr zur Arbeit fahren. Auch vor dem nächsten Winter graut ihr. Wovon soll sie die Winterreifen bezahlen? Sie könnte ihren Ex-Freund an-pumpen. Thomas hat ihr schon so manches Mal geholfen. Er weiß nichts vom Essen und Kotzen. Bis heute versteht er nicht, warum es damals auseinander gegangen ist mit ihnen, warum sie ihn verlassen musste und gleichzeitig nicht loslassen konnte.

Die Wahrheit kann sie ihm nicht sagen. Er würde nicht verste-hen, dass sie die Nähe nicht mehr aushielt, weil sie, wenn sie mit ihm zusammen war, keine Essattacken haben durfte. Sie kamen aber trotzdem. Sie weiß gar nicht mehr, wie oft sie gemeinsame Un-ternehmungen wegen einer vorgegebenen Migräne oder ähnlichem abgebrochen hatte, nur um früher nach Hause zu können und sich dort ihrer Krankheit hinzugeben, nachdem sie auf dem Heimweg noch einen Abstecher in einen Fast-Food-Laden oder Supermarkt gemacht hatte.

Ach ja, Supermarkt. Auch das ist ein Problem. Sie kann nicht immer in denselben Supermarkt gehen. Es würde zu sehr auffal-len. Sie achtet darauf, nur alle zwei Wochen in denselben zu gehen. Manchmal fährt sie bis zu 20 km mit dem Bus zu einem, bei dem sie längere Zeit nicht war. Es ist sicherer so. Die Leute könnten sonst Fragen stellen. Außerdem könnte sie gesehen werden in einem Supermarkt nahe ihrer Wohnung. Wie sollte sie erklären, warum eine einzelne Person eine Einkaufsladung voll billiger Süßigkeiten, Sahnejoghurts, Chips und Eiscreme braucht?

Sie hasst sich, weil sie Dinge tut, die sie nicht tun will. Weil sie wieder und wieder den Kampf gegen den Drang verliert. Den Kampf gegen die Krankheit, die Besitz von ihr und ihrem Leben ergriffen hat. Dieser Kontrollverlust über ihr Leben ist das schlimmste. Erst neulich auf der Arbeit wurde ihr bewusst, wie schrecklich süch-tig und krank sie ist. Sie hatte einen so unwiderstehlichen Drang zu essen, dass es nicht mehr auszuhalten war. Nach einer halben Stunde gab sie den inneren Kampf auf. Wie ferngesteuert schlich sie aus dem Büro, huschte in den nächsten Supermarkt und warf dort

Packungen billiger Kekse, Schokolade, Chipstüten und abgepackten Kuchen in den Einkaufswagen. Die Tüten versteckte sie hinter ihrem Schreibtisch. Wie schon so oft. Wie mindestens drei oder vier Mal die Woche.

„Du warst einkaufen?", fragte eine Kollegin, die sie mit den Einkaufstaschen im Flur ertappte.

Schweiß brach in ihr aus, sie fühlte sich, als habe man sie dabei erwischt, wie sie das Tafelsilber klaut oder den Mann der Chefin küsst.

„Nur ein paar Kleinigkeiten", murmelte sie.

Mist. Jetzt wurde die Kollegin erst recht neugierig.

„Nach ein paar Kleinigkeiten sieht das aber nicht aus. Das reicht ja für eine Hundertschaft."

„Die Kinder meiner Schwester feiern Geburtstag. Du weißt doch, wie Kinder sind: unersättlich."

Sie lachte.

„Ach ja? Ich wusste ja noch nicht mal, dass du überhaupt eine Schwester hast. Na dann, viel Spaß."

Dabei warf sie einen Blick auf die drei Tüten vollgestopft mit Sünde.

Sie ging schnell weiter und spürte, dass die Kollegin ihr nachsah. Schöpfte sie Verdacht? Ahnte sie etwas? Die Geschichte mit der Schwester war aber auch wirklich blöd gewesen. Was, wenn die Kollegin noch mal nach der Schwester fragen würde? Hoffentlich vergaß sie dann nicht, dass sie ja jetzt eine Schwester hatte.

Meine Güte, es wurde alles so kompliziert

Sie ging in ihr Büro und stellte fest, dass sie dort alleine war. Eine ihrer Kolleginnen hatte ihr einen Zettel hingelegt: „Bin in einer Konferenz."

Und Evi? Die dritte in ihrem Zimmer? Ihr Computer war heruntergefahren. War Evi etwa weg? Sie schaute sich im Raum um. Evis Tasche und Jacke sah sie nirgends mehr. Sie ging zum Schreibtisch der Kollegin und kramte in deren Unterlagen. Nichts, was einen Hinweis darauf geben könnte, dass Evi wiederkommen würde.

Sie lächelte. Die Konferenz der anderen Kollegin würde mindestens noch eine halbe Stunde dauern. Zeit genug also. Sie hängte das Schild „Beschäftigt, bitte nicht stören" von außen an die Tür, schloss dieselbe und setzte sich an ihren Platz. Die Lebensmitteltüten stellte sie unter ihren Schreibtisch zwischen ihre Beine. Dann *ging es los. Kekspackung um Kekspackung riss sie auf und stopfte den Inhalt gierig in sich hinein. Es folgten Schokolade und Puddingcreme aus dem Tiefkühlregal, zwischendurch Chips und Erdnüsse, dann Sprühsahne pur und irgendwann, viel schneller als erwartet, waren alle drei Taschen leer. Sie hastete aus dem Büro und rannte zur Toilette. Bitte, bitte, lass sie frei sein, betete sie. Sie hatte Pech.*

Eine Kollegin war in der zweiten Toilette. Es war Frau Müller, sie erkannte es an dem süßlichen Parfüm, das den Raum ausfüllte. Ausgerechnet Frau Müller. Ausgerechnet die Frau Müller, die immer ewig brauchte, bis sie sich am Waschbecken die Haare frisiert hatte.

Das war eine Katastrophe. Sie konnte sich nicht erbrechen, solange jemand anderes vor der Tür am Waschbecken steht. In Panik rannte sie einen Stock tiefer. Jede Sekunde zählte jetzt, denn mit jeder Sekunde würde ihr Essen tiefer im Magen verschwinden und schwerer wieder hochzuholen sein. Sie riss die Tür zum Toilettenraum auf und hatte Glück. Hier waren die Toiletten nicht besetzt und sie hatte freie Fahrt.

Minuten später fühlte sie Leere. Sie hockte sich auf den Toilettendeckel und musste die Tränen zurückhalten. Wieder hatte sie versagt. Wieder hatte sie es getan. Sie wusste, dass sie alles aufs Spiel setzte: Ihren Job, ihre Existenz, ihre finanzielle Unabhängigkeit. Und ihre Gesundheit. Die aber erschien ihr jetzt am wenigsten wichtig zu sein. Vielmehr verfolgten sie die bohrenden Blicke der Kollegin auf die drei Lebensmitteltüten noch bis in den Schlaf. Hatte sie etwas gemerkt? Schöpfte sie Verdacht? Würde sie sie vielleicht sogar verraten? Sie wachte am nächsten Tag schweißgebadet auf. Nie wieder kotzen, versprach sie sich. Das Geld sparen, einen Malereikurs belegen und Künstlerin werden. Endlich an der Zukunft arbeiten. Endlich Träume leben. Endlich aufhören zu kotzen.

Sie wusste, es würde nur Tage oder gar nur Stunden dauern, bis sie ihr Vorhaben wieder brechen würde.

Warum „kotzen" so teuer ist

Essen kostet Geld. In vielen Haushalten ist ein entsprechend großer Teil des Einkommens für Lebensmittel reserviert. Doch was, wenn man das Essen nicht nur verwendet, um die Energiereserven aufzufüllen, den Hunger zu stillen und sich ab und zu eine besondere Kleinigkeit als Belohnung zu gönnen, sondern stattdessen das Essen mit einem kleinen Umweg über den Magen die Toilette runterspült? Bei einem einzigen Essanfall verschlingen Menschen mit Bulimie Mengen an Lebensmitteln, die einem normalen Menschen unvorstellbar erscheinen. Manch einer mag davon einige Tage lang gut leben können. Für extreme Bulimiker reicht die Ration gerade mal für eine halbe Stunde. Dann ist das Essen verschlungen, der Magen brechend voll und die Hast zur Toilette beginnt.

Geübte Bulimiker sind wahre Künstler darin, die Reihenfolge und Art der zu verschlingenden Lebensmittel so zu gestalten, dass sie möglichst gut erbrechen können. Sie experimentieren mit den Farben der Lebensmittel, um später nachvollziehen zu können, bis wo sie schon erbrochen haben. Sie essen Lebensmittel nach dem Kaloriengehalt, um von bestimmten, zuletzt verschlungenen Dingen die Magenverweildauer zu verkürzen. Sie essen so, dass das Erbrechen möglichst leicht fällt. Für sie ist Essen und Erbrechen fast schon zu einer Wissenschaft geworden.

Eine große Schwierigkeit für Betroffene ist es, sich ihre großen Lebensmittelvorräte zu beschaffen. Junge Mädchen, die noch daheim bei den Eltern wohnen, plündern dort regelmäßig den Kühlschrank oder die Vorratskammer. Auch geben sie ihr Taschengeld nicht selten ausschließlich für Lebensmittel aus. Später verschulden sich viele Bulimiker für ihre Essanfälle. Egal, wie wenig sie sich die Essanfälle noch leisten können, aufhören können sie damit nicht. Auch nicht, wenn sie arbeitslos sind. Auch nicht, wenn sie jeden Cent für etwas anderes brauchen würden. So ähnlich, wie auch viele Raucher unter keinen Umständen auf ihre Glimmstängel verzichten können, können Bulimiker eben nicht ohne ihre Essanfälle leben. Doch sind ein oder zwei Päckchen Zigaretten pro Tag noch vergleichsweise günstig im Vergleich zu einer Einkaufswagenladung voller Lebensmittel. Hinzu kommt, dass Raucher für ihre Sucht noch vielerorts Verständnis entgegengebracht bekommen. In den alten Hartz IV-Sätzen war sogar ein Posten für Zigaretten vorgesehen. Für Wagenladungen voller Lebensmittel zum Auskotzen für Bulimiker jedoch nicht. Bulimiker leben daher mit einer geheimen Sucht, die ihr ganzes Geld auffrisst, ihre Lebensqualität immer weiter einschränkt und ihren Körper zerstört. Doch selbst bei aller Motivation: So wenig wie manche Raucher selbst mit Lungenkrebs immer noch nicht von den Zigaretten lassen können, genauso wenig können manche Bulimiker, die schon am Abgrund stehen, mit dem „Kotzen" aufhören.

Was Angehörige wissen sollten

Manche Eltern, deren Kind an Magersucht erkrankt ist und sich zu Tode hungert, denken vielleicht, dass es besser wäre, das Kind würde sein Essen „nur" erbrechen. Bulimiker haben schließlich in der Regel ein weniger riskantes Körpergewicht und wirken normaler und gesünder. Ihnen sieht man die Krankheit zumindest nicht sofort an. Hier werden den Eltern keine Blicke zugeworfen, die sagen wollen: Wie könnt ihr euer Kind nur so halb verhungert rumlaufen lassen? Oder: Bei uns hätte es das nicht gegeben. Da wurde gegessen, was auf den Tisch kam.

Doch ist es ein Trugschluss, dass Menschen mit der Essstörung Bulimie besser dran sein sollten. Die Bulimie ist beileibe nicht weniger problematisch und selbstzerstörerisch wie die Magersucht. Gerade da sie eine äußerlich eher unauffällige Krankheit ist, ist das Verständnis für diese Essstörung noch geringer. Während Magersüchtige noch Mitleid erwecken können und von gut meinenden Menschen „gefüttert" (sie empfinden es als „gemästet") werden, so ist die Bulimie für die meisten Menschen einfach nur eklig. Viele finden es moralisch verwerflich, Lebensmittel auf diese Weise zu vernichten. Doch darf man nicht vergessen: Es geht hier nicht um Bewertungen wie eklig oder nicht eklig, um moralisch oder unmoralisch. Es geht um schwere, ernste Krankheiten, die beide tödlich enden können.

Als Angehörige kann man eine ganze Menge tun, um den Betroffenen zu helfen. Das allerwichtigste ist, dass man keine Vorwürfe macht und das Essverhalten nicht mit verachtenden Worten bedenkt. Gerade Bulimiker schämen sich schon genug, sie brauchen das nicht noch von außen zu hören zu bekommen.

Viel wichtiger ist es, dass Angehörige ihr eigenes Verhalten überdenken. Nicht selten spielen sie eine tragende Rolle dabei, dass der essgestörte Angehörige überhaupt die Krankheit entwickelt hat. Denjenigen jetzt für etwas zu strafen, was die Folge von Faktoren ist, mit denen er als Kind groß werden musste, ist mehr als ungerecht.

Bulimiker sind oft Menschen, die es allen Recht machen, für jeden da sein und nach außen hin perfekt sein wollen. Wie bei Magersüchtigen sind die Ansprüche, die sie an sich selbst stellen, oft zu hoch, als dass ein Mensch allein sie erfüllen könnte. Immer und in jeder Weise perfekt sein, das geht nicht. Oft werden heutzutage trotzdem Kinder von den Eltern dazu gedrillt, Leistung, Leistung und noch mal Leistung zu erbringen. Von den Gleichaltrigen werden sie nur akzeptiert, wenn sie aussehen wie eines der Mädchen oder Jungen aus den einschlägigen Magazinen, und bei alldem sollen gerade auch noch Mädchen die beste Freundin, nett, hilfsbereit und für alle da sein. Wenn so viel Druck auf einen jungen Menschen ausgewirkt wird, der mitten in der Entwicklung steht, kann es nicht verwundern, wenn sich dieser Druck ein Ventil sucht. Und das ist dann eben bei Bulimikern das verstohlene, „sündige" Essen mit einem anschließenden wieder rückgängig-Machen.

„Ja, ich kann!": Schritte hinaus aus der Essstörung

Essanfälle entstehen bevorzugt in Stresssituationen und in emotional bewegten Zuständen. Sie können der Entspannung und Kompensation dienen. Begünstigt wird das unwiderstehliche Verlangen nach Lebensmitteln dadurch, dass die meisten Bulimiker im Tagesverlauf sehr unregelmäßig und unausgewogen essen. Wer sich immer gut satt essen kann, für den verliert ein Essanfall, bei dem jede Kontrolle abgelegt werden darf, an Reiz.

Einen ausgewogenen und gesunden Umgang mit Lebensmitteln können wir lernen:

– Essen und dabei genießen: Die meisten Menschen mit Essstörungen haben eine wertvolle Eigenschaft verloren: Sie können ihr Essen nicht mehr genießen. Nahrungsmittel empfinden viele im Gegenteil als eine Bedrohung. Ein vollgedeckter Tisch kann Angst machen. Wichtig auf dem Weg zur Genesung ist, Essen als das zu erkennen, was es eigentlich ist: Abseits vom bloßen Energiespender ist Essen nämlich gerade in Restaurants oder in Gesellschaft etwas, das wir genießen sollten.

Essen zu genießen, beginnt schon bei der Zubereitung. Anstelle ein Fertiggericht in die Mikrowelle zu schieben, sollten wir uns – Interesse und Zeit vorausgesetzt – auch mit der Zubereitung beschäftigen. Es geht nicht darum, bei der Zubereitung an Kalorien zu sparen und Butter durch Nichts zu ersetzen. Es geht darum, sich selbst liebevoll zubereitete Gerichte zu gönnen, die es wert sind, mit Muße und mit Genuss (!) gegessen zu werden. Wer Rezepte sucht, findet zum Beispiel auf Internetseiten wie *chefkoch. de* zahlreiche und für jeden Geschmack geeignete Anregungen. Übrigens: Ein nett gedeckter Tisch (auch wenn er für mich alleine ist, denn ich bin es mir wert!) gehört ebenso dazu wie die Vorfreude aufs Essen. Und dann: Guten Appetit!

– Essen ist keine Nebensache: Erklären wir das Essen zur Hauptsache und gewöhnen wir uns ein Essen nebenbei, im Stehen und Gehen ab. Beim Essen sollten wir uns Zeit nehmen und vor allem bewusst essen. Ich esse und mehr nicht! Nicht nebenbei E-Mails checken, TV gucken oder ein Buch lesen. Wir wollen uns nur aufs Essen und auf den Geschmack eines jeden einzelnen Bissens konzentrieren. Der Genuss am Geschmack fängt schon beim Kochen an. Beispielsweise lässt es sich wunderbar mit Gewürzen experimentieren und den Geschmack auf diese Weise verändern.

– Sich bewusst werden, welche Funktion Essanfälle haben:

✓ Essanfälle zur Entspannung und Kompensation: In diesem Fall können andere Kompensationsstrategien für Abhilfe sorgen. Yoga, Autogenes Training oder lange Spaziergänge an der frischen Luft können die Gedanken bereinigen.

✓ Essanfälle aus Langeweile: Hier hilft es, die Leere im Leben durch etwas anderes auszufüllen. Wer gerne liest, sollte zu Hause immer ein spannendes Buch griffbereit haben. Sehr gut ist es auch, sich ein zeitfüllendes Hobby zuzulegen, mit dem wir uns immer und fast überall beschäftigen können: Seidenmalerei, Stricken, Fensterbilder basteln, mit selbst gesammelten Naturmaterialien Gestecke anfertigen, Gedichte schreiben oder eine Fremdsprache lernen sind nur wenige von einer Fülle von Möglichkeiten.

✓ Essanfälle um Aggressionen, Wut, Enttäuschung und Frust abzubauen: Um schlechte Gefühle loszuwerden, ist Sport ein wunderbares Mittel. Dafür braucht man nicht unbedingt eine Vereinsmitgliedschaft und auch nicht viel an Ausrüstung. Wir können beispielsweise auf einen Boxsack einschlagen, wir können Seilchen springen, bis uns die Puste ausgeht, oder wir drehen die Musik laut auf, singen und tanzen aus Leibeskräften mit. Wer eines hat, kann sich auch auf einem Trampolin austoben.

- Kleine Schritte gehen: Ein regelmäßiges Essverhalten können wir nicht von heute auf morgen lernen. Das führt nur zu einem schnellen Scheitern und Aufgeben, da wir uns mal wieder selbst überfordert haben. Besser und realistischer ist es, erst einmal mit einer regelmäßigen Mahlzeit am Tag zu beginnen. Das kann zum Beispiel das Mittagessen sein. Wer in der Kantine essen kann, sollte sich jetzt den Kollegen anschließen, die meist gruppenweise zu festgesetzten Zeiten gehen. Wer mittags zu Hause ist, sollte versuchen, sich ein warmes Mittagessen zuzubereiten. Wenn das eine Woche lang gut geklappt hat, ist es an der Zeit, eine zweite regelmäßige Mahlzeit einzubauen, zum Beispiel das Frühstück. Ziel ist es, irgendwann bei drei täglichen Mahlzeiten (Frühstück, Mittagessen und Abendessen) sowie zwei Zwischenmahlzeiten anzukommen. So ist die Gefahr, im Laufe des Tages Heißhungeranfälle zu entwickeln, kleiner geworden.

Interview mit Amanda

Amanda leidet an Bulimie. In einem Interview erzählt sie mir, wie einsam die Krankheit machen kann und wie sie gelernt hat, damit umzugehen.

1. *Was ist für dich Bulimie?*

Ich glaube, dass die Bulimie eine der schlimmsten Formen von Essstörungen ist. Ich kann mir nichts Hässlicheres vorstellen, und ich selber habe auch sehr viele moralische Bedenken – hier die Bulimie, dort der Welthunger. Und die Stunden und Mühen, die der Koch oder die Köchin bei der Vorbereitung eines Essens investiert, werden so nicht wertgeschätzt. Dennoch hat es für mich über Jahre hinweg keine andere Möglichkeit gegeben, mit dem Alltag klarzukommen. Demzufolge hat es auch etwas Erlösendes für eine ganz kurze Zeitspanne. Dann kommen wieder das schlechte Gewissen, die Bedenken, die Scham und der Unglaube darüber, dass man diesem hässlichen Ding so ausgeliefert ist.

2. *Welche Bedeutung hat/hatte der Kaloriengehalt von Lebensmit-*
   teln für dich?

Der Kaloriengehalt war und ist für mich noch immer sehr wichtig und
maßgebend dafür, ob ich ein Lebensmittel kaufe oder nicht. Er ist ein
Indikator für meine Gesundheit und ein Mittel, mein Gewicht zu kontrollieren. Ich esse kaum etwas, ohne daran zu denken.

3. *Wie gehst du mit Familienfesten um, zum Beispiel Weihnachten?*

Grundsätzlich sind Familienfeste Stress für mich. Gerade weil viele
noch nicht gelöste Probleme aus der Familie kommen, prallen damit
zwei Atombomben aufeinander – die emotionale Seite durch die Zu-
sammenkunft der Familie, die suchtbehaftete Seite des Essens. Meist
betätige ich mich dankbar in der Küche oder bediene die anderen Gä-
ste, damit ich nicht zu lange am Tisch sitzen bleiben muss. Ich achte
auch darauf, dass ich meinen Teller selber füllen kann, damit keine
schwierigen Lebensmittel vor mir liegen, welche mich zu einem Anfall verleiten könnten. Das klappt eigentlich immer. Aber ich muss in
solchen Momenten immer sehr bewusst und aufmerksam sein. Auch
wenn der Alkoholpegel der Familie steigt, muss ich sofort gehen. Daher rühren so viele Probleme bei uns, und Ungesagtes kommt unge-
filtert auf den Tisch – mittlerweile weiß ich, wann der Zeitpunkt für
mich da ist, das Feld zu räumen und meinen Kopf aus der Schlinge zu
ziehen.

4. *Sind Buffets mit Selbstbedienung eine Herausforderung für dich?*

Zum Glück sind sie dies für mich nicht mehr, denn ich bin sehr froh,
wenn ich selber bestimmen kann, was auf den Teller kommt (s. o.).
Allerdings war es zu Zeiten der Bulimie sehr schwierig abzuschätzen,
was normale Portionen sind und was nicht. Heute bevorzuge ich ein
Buffet, anstelle ein ganzes Menü aufgetischt zu bekommen.

5. *Kannst du zusammen mit deiner Familie Mahlzeiten einnehmen?*

Ja, kein Problem. Früher war es grauenvoll. Ich fühlte mich auch immer beobachtet.

6. *Welche Gefühle hattest du während eines Essanfalls?*

Schuld, Scham, und Angst, erwischt zu werden, Angst vor den Konsequenzen („Wackelt da schon ein Zahn?"), Erlösung, Gedankenleere, wie in der Sauna warm und dampfig ohne klare Konturen.

7. *Bist du mal beim Erbrechen erwischt worden? Wie wärst du mit so einer Situation umgegangen?*

Ich wurde nie erwischt, da mir dies das Heiligste war – dass niemand davon erfährt. Ich wäre vor Scham im Boden versunken, das wäre der absolute Alptraum gewesen. Ich könnte mir vorstellen, dass ich in dieser Situation (wer auch immer mein Gegenüber gewesen wäre) sofort alles unter Panik und Tränen erzählt hätte. Vielleicht wäre ich auch erlöst gewesen, endlich mit jemandem darüber reden zu müssen.

8. *Warum ist Bulimie auch eine kostspielige Angelegenheit?*

Bei einem Anfall habe ich wahllos immer alles gekauft, was möglich war. Schokolade aus dem Automaten, völlig überteuert. Junkfood am Bahnhof, völlig überteuert. Und als ich noch täglich gebrochen habe, war ich schon morgens im Lebensmittelladen, dann über Mittag, und wieder Feierabends. Immer war der Einkaufskorb voll mit Waren, die ich heute nicht in einer Woche essen könnte. Aber in dem Moment war das egal, denn ich wollte diese Dinge einfach haben.

9. *Hast du Angst vor Folgeschäden? Wenn ja, wovor besonders?*

Die Zähne machen mir große Sorgen, zumal diese auch sehr teuer zu reparieren sind. Ich habe bereits meinen Zahnschmelz auf ein Minimum abgetragen und investiere Unsummen in hochwertige Zahnpflegemittel und den Zahnarzt. Weiter hatte ich oft Angst um meine Verdauung und meinen Magen, was sich aber wieder normalisiert hat. Oft hatte ich einen sehr gereizten Magen und Bauchkrämpfe und war übersäuert. Auch vor Haarausfall hatte ich Angst, aber da habe ich nie etwas gesehen.

10. *Wie hast du es geschafft, vor deinen Mitmenschen oft ein Doppelleben zu führen?*

Das war sehr schwierig und hat viel Energie gefressen. Vor allem mir gegenüber: Ich hatte ewig das Gefühl, eine falsche Schlange zu sein und allen etwas vorzuspielen. Niemand durfte mir zu nahe kommen, ich hatte auch die Idee, meine Freundschaften nicht verdient zu haben (ich log ja alle an!). Heute bin ich glücklich, aber noch immer habe ich niemandem von meinen langen Jahren mit der Bulimie erzählt – außer meiner Therapeutin.

11. *Was waren bei dir typische Situationen, in denen es zu einem Essanfall kam?*

Bei mir sind es immer Situationen gewesen, in denen ich Schuld empfand. Oder wenn meine Eltern betrunken waren und Dinge aussprachen, die ich kaum ertragen konnte. Der Familientisch hatte bis zu meinem Auszug nur Schlechtes an sich, er war behaftet mit Alkohol und vielen Streitgesprächen untereinander. Da war es viel schöner, sich dem Essen zu widmen. Auch bei Partys, bei denen ich mich nicht wohlfühlte, stand ich dann am Büffet und interessierte mich nur für das Essen. Es sind, glaube ich, Situationen gewesen, in denen ich einfach nicht wusste, wie ich reagieren sollte und mich auch irgendwie verantwortlich fühlte. So richtete ich die Lanze gegen mich und tat mir etwas vermeintlich Gutes.

Liebe Amanda, vielen Dank, dass du dir die Zeit für das Interview genommen hast. Ich wünsche dir alles Gute für die Zukunft und ein Leben, in dem Essen nur noch eine Nebenrolle spielt.

8 Lifestyle oder Selbstmord auf Raten: Die Pro-Ana-Problematik

Pro-Ana oder Pro-Leben?

Sie wollte es eigentlich nie tun. Doch dann ertappte sie sich dabei, wie sie doch im Internet nach Pro-Ana-Foren suchte und dort mehr las, als ihr gut tat.

Es war einer jener Tage gewesen, die sie so sehr hasste. Als sie nach anderthalb Stunden Sport ihr Frühstück – einen Becher Magerjoghurt – genießen wollte, stand plötzlich die Mutter in ihrem Zimmer. Ihre Mutter durfte das nicht. Nicht, wenn Sie beim Essen war. Niemand durfte Sie beim Essen stören. Essen war schließlich peinlich und bei etwas Peinlichem wollte sie sich nicht ertappen lasen. Warum isst man überhaupt in Gemeinschaft? Sie findet das ähnlich unanständig, wie wenn man gemeinsam im Badezimmer ist. Wer würde sich schon gerne die Zähneputzen, wenn gerade ein anderer auf der Toilette sitzt? Genauso ist es auch beim Essen. Wie sollte sie einen Joghurt in Ruhe essen, wenn die Mutter neben ihr stand und etwas sagen wollte? Es ging nicht. Es war unmöglich.

Sie kippte den restlichen Joghurt vor den Augen ihrer Mutter auf dem Schreibtisch aus. Einfach so. Einfach auf den blanken Tisch.

„Da. Da hast du's", sagte sie in einem so eiskalten Ton, dass die Mutter zusammenzuckte.

Innerlich fühlte sie sich furchtbar mies. Ihr Magen tat schon jetzt weh vor Hunger und ohne die Joghurt-Energie würde sie den Tag kaum überstehen können. Ausgerechnet heute hatten sie auch noch Sport in der Schule. In der 6. Stunde. Da war sie an normalen Tagen schon so kraftlos auf den Beinen, dass ihr schwindelig wurde und sie kaum noch stehen, geschweige denn laufen konnte.

„Was willst du?", fragte sie die Mutter, wobei sie jedes Wort ausdehnte und der Mutter mit bösem Blick ins Gesicht guckte.

Ihre Mutter starrte immer noch den ausgeschütteten Joghurt an.

„Nichts. Hat sich erledigt", sagte sie und wandte sich zur Tür.

„Moment!!", rief sie. „Du hast mich beim Essen gestört. Warum?"

„Es ist nicht wichtig."

„Sag, was los ist!", sagte sie ganz leise, um dann zu brüllen: „Du machst mich fertig!"

Die Mutter zuckte zusammen, drehte sich aber wieder um.

„Ich wollte nur fragen, ob ich deinen schwarzen Blazer zur Reinigung bringen soll. Ich muss eh hin und..."

„Und deswegen kommst du in mein Zimmer? Wegen diesem Mist?"

Sie stürmte an der Mutter vorbei, rannte zum Schrank, riss den Blazer heraus und knallte ihn auf den Boden. Dann stampfte sie darauf herum und trat ihn schließlich in eine Ecke.

„Wegschmeißen kannst du ihn. Das blöde Teil brauche ich eh nicht mehr."

Dann rannte sie aus dem Zimmer. Sie musste jetzt zur Schule.

Eigentlich hatte sie den Blazer gemocht. Doch jetzt war klar, dass sie ihn nie mehr anziehen würde. Außerdem: Sie hatte eh vor, nie mehr hineinzupassen. Immerhin hatte sie damals noch Größe 34 getragen. 34, da wollte sie nie wieder hin. Ihre Mutter würde schon sehen, was sie von alledem hatte. Jetzt würde sie schuld sein, wenn sie weiter abnahm. Warum musste sie ihr auch das Frühstück verderben? Sie beschloss, heute aus Protest noch weniger als sonst zu essen, dafür aber mehr Sport zu machen.

In der Schule stellte sie sich in der Pause wie immer zu ihrer Clique. Diesmal sprachen alle über einen Kinobesuch, der anscheinend gestern stattgefunden hatte. Ohne sie. Niemand hatte ihr davon erzählt. Niemand hatte sie gefragt, ob sie mitkommen wollte. Und auch jetzt beachtete sie niemand. Alle schnatterten durcheinander, aßen dabei Schokoriegel oder diese vor Majonäse nur so triefenden, reichlich belegten Baguette-Brötchen aus der Schul-Cafeteria und tranken dazu Saft oder Cola aus Flaschen. Sie verdrängte die Traurigkeit darüber, dass die anderen sie von ihrer Unternehmung ausgeschlossen hatten, indem sie sich erhaben fühlen wollte über sie, die sie die Schule nicht durchhalten konnten, ohne Unmengen ungesunden Zeugs und Massen an Kalorien in sich hineinzustopfen.

Nach der Schule herrschte eisige Stimmung zu Hause. Sie vertrug es nicht gut, wenn die Mutter sie ansah mit einem Gesicht, auf dem „Vorwurf", „Was tust du mir nur an?" und „Womit habe ich das verdient?" eingraviert zu sein schienen. Sie hatte keine Kraft mit ihr zu sprechen. Aus einer Frage oder Entschuldigung würde heute unweigerlich eine Diskussion werden. Es würden Tränen fließen, es würde emotional werden und für all das hatte sie keine Kraftressourcen mehr übrig. Wichtiger war, dass sie gleich noch anderthalb Stunden auf dem Hometrainer fahren konnte.

Danach surfte sie etwas im Internet, um die Zeit totzuschlagen und die Leere in ihrem Bauch zu vergessen. Sie fühlte sich einsam. Konnte sie denn niemand verstehen? Wollte ihr niemand sagen, dass sie trotz allem ein netter Mensch war?

Sie tippte wie schon so oft Begriffe wie „Abnehmen", „Diät" und „Fettkiller" in die Suchmaschine ein. Plötzlich war sie auf einer Seite gelandet, die ihr in einem einladenden Pink entgegen leuchtete.

„Abnehmen? Elfengleich werden? Sich selbst kreieren, das Dünn sein für sich neu entdecken und zum Kreis der Auserwählten gehören? Wenn du das willst, tritt ein."

Sie zögerte nur einen Moment. Sie ahnte, wo sie hier gelandet war: Ein Pro-Ana-Forum. Bisher hatte sie solche Internetseiten vermieden, aus Angst, dadurch noch tiefer in die Magersucht getrieben zu werden. Aber warum eigentlich gegen die Magersucht ankämpfen? War sie nicht ihre einzige Freundin, die noch zu ihr hielt? In der Schule hatten sich längst alle von ihr abgewendet. Und seit heute Morgen verabscheute wahrscheinlich selbst ihre Mutter sie. Entschlossen klickte sie das Feld „Eintreten" an. Sie musste einen langen Fragebogen mit Angaben zu ihrer Größe, ihrem Gewicht, ihren Maßen, ihrem Essverhalten und ihrem Sportpensum ausfüllen. Dann hieß es, ihr Aufnahmeantrag würde geprüft werden. Sie richtete sich darauf ein, dass es Tage dauern würde, so wie damals, als sie sich in einem Selbsthilfeforum angemeldet hatte. Doch wider Erwarten ging es sehr flott. Sie hatte eine halbe Stunde später gerade ihr Mathebuch aufgeschlagen, da poppte auf ihrem Bildschirm eine E-Mail auf: „Herzlich willkommen in der Elfenwelt."

Sie ließ Mathe Mathe bleiben, und meldete sich sofort im Forum an. Sie las einige Beiträge und je mehr sie las, desto mehr fand sie sich in allem wieder. Hier waren Menschen, die wie sie dachten und empfanden, Menschen die genau die gleichen Erfahrungen mit ihren Mitmenschen gemacht hatten und genauso wie sie von immer mehr Menschen gemieden wurden.

Sie wagte nach einer halben Stunde den ersten Beitrag zu schreiben und sich alles von der Seele zu erzählen, was heute so verquer gelaufen war. Sofort bekam sie drei Antworten, alles Elfenmädchen, die ihr Mut zusprachen und sie bestärkten, vom rechten Weg des immer weiter Abnehmens nicht mehr abzurücken.

„Deine Mutter will dich nur kontrollieren. Sie will Macht über dich. Sie will dich davon abhalten, dein Glück zu machen. Du bist auserwählt, eine Elfe, eine von uns zu werden. Dazu musst du noch mehr abnehmen. Aber du kannst es schaffen. Lass nicht zu, dass deine Mutter dir deinen Weg verbaut!"

Eine andere:

„Magersucht ist keine Krankheit. Die anderen sind krank. Sie sind disziplinlos, geben ihren Instinkten wie Tiere nach, jedes Mal, wenn sie Hunger verspüren. Als Geisteswesen sind aber WIR dem Hunger überlegen!"

Sie las und eine Seite in ihr gefiel, was sie las und sie fühlte sich bestärkt in ihrer Sucht. Doch da war auch noch eine andere, ganz leise Stimme, die ihr zuflüsterte: „Was die anderen dir sagen, ist nicht richtig. Du musst gesund werden, deinem Körper geben, was er braucht."

Sie loggte sich wieder aus. Der Bildschirm mit den vielen Elfenbildern verschwand wieder. Es war ihr, als sei sie aus dem Paradies – oder war es einen Alptraum? – wieder aufgewacht. Es ging nicht darum, eine Zukunft entweder als zarte Elfe oder als beleibte Wuchtbrumme zu haben. Nein, es ging darum, überhaupt eine Zukunft zu haben. Und der Weg zum elfengleichen Erlöschen des Körperlichen, sie schluckte, der würde sie früher oder später in den Tod führen.

Haben Engel eigentlich Hunger? Nein. Bestimmt nicht, denn so viel sie weiß, haben Engel gar keinen Körper. Sie schlug mit der Faust auf den Tisch. Nein! Sie wollte kein Engel sein. Und auch keine Elfe, so zart und zerbrechlich. Sie wollte stark sein, gesehen werden, auffallen. Aber nicht wegen einer elfengleichen Durchsichtigkeit, sondern wegen ihrer Persönlichkeit.

Sie atmete tief durch.

„Du kannst eine Elfe werden. Eine von uns. Hier sind wir, deine Freunde", schien ihr der erloschene Computerbildschirm zuzuflüstern, als würde er ihr Zögern spüren. Doch ihr Kampfeswille war neu entflammt. Sie wollte nicht mehr krank sein. Und zwar nicht, indem sie beschloss, dass Magersucht keine Krankheit war, denn Magersucht ist eine Krankheit, sondern indem sie gesund werden *würde. Und sie wusste auch schon, was sie machen würde. Noch am selben Tag begann sie, eine eigene Homepage zu entwerfen. „Pro life", hieß sie, „für das Leben". Denn ihr war eins klar geworden: Sie wollte sich nicht für Anorexie, nicht Pro-Ana, sondern fürs Leben, für ihr Leben, entscheiden.*

Sich gemeinsam dünne machen

Pro-Ana – das sind Bewegungen, die die Magersucht glorifizieren. Der Name kommt vom lateinischen „pro", was „für" bedeutet und von der Krankheitsbezeichnung Anorexia nervosa, die hier mit „Ana" abgekürzt wird. Es handelt sich dabei um eine noch recht junge Gruppierung, die Anfang des 21. Jahrhunderts entstand und größtenteils im Internet stattfindet. Dort gibt es Plattformen, Foren und Webseiten, die Magersucht als erstrebenswertes Ideal verherrlichen. Magersucht ist für die Anhänger der Bewegung keine Krankheit, sondern eine Form der Selbstverwirklichung und ein Zeichen von Macht über den eigenen Körper. Dünner werden, immer dünner, ist das Ziel. Nur noch von Luft sollen sich die Mitglieder bestenfalls ernähren, um, wie es oft heißt, elfengleich zu werden. Um das zu erreichen, tauschen sich die Mitglieder über radikale Methoden zum Hungern und Kalorien verbrennen aus und bestärken sich gegenseitig in dem Glauben, dass ihnen alle Menschen, die ihnen aus der Krankheit heraushelfen wollen, schaden wollen.

Wer der Bewegung angehören will, muss sich an strenge Regeln halten. Vieles davon steht in dem „Brief von Anna", einem Schreiben der personifizierten Krankheit an ihre Anhänger. Darin steht genau festgesetzt, an welche extreme Regeln sich jene halten müssen, die die Krankheit aufrechterhalten und vorantreiben wollen.

Viele Merkmale der Pro-Ana-Bewegung mögen an Sekten erinnern und die Hingabe an die Krankheit kann Züge der Religiosität annehmen. Neben dem Brief von Anna gibt es häufig ein „Glaubensbekenntnis", 10 Gebote und Psalme. Gebot Nummer eins lautet: Du kannst nie zu dünn sein.

Um sich gegenseitig weiter zum Abnehmen zu animieren, werden zur Inspiration Bilder von stark untergewichtigen Schauspielerinnen, Models oder Sängerinnen gezeigt und angepriesen. Thinspiration (von thin = dünn und inspirations = Inspirationen) nennt sich das und soll ebenso wie Thinlines, Sätze zur Motivation, das Abnehmen weiter befördern. Tricks zum Verheimlichen der Essstörung sowie Anweisungen zum Sozialverhalten, mit welchen Menschen, wenn überhaupt, man sich umgeben darf, sind ein weiterer Bestandteil. Foto-Wettbewerbe (die dünnste gewinnt) oder Rankings des niedrigsten BMI-Werts sollen ebenso wie Gewichtsangaben und Fastentagebücher die Mitglieder motivieren. Zudem ist es häufig so, dass die User ständig online sein müssen, sich zum Beispiel jeden Tag einmal melden zu müssen, um nicht aus dem Forum entfernt zu werden. Auch das Aufnahmeprocedere in diese meist nicht freizugänglichen Foren ist kompliziert. Ein Bestandteil ist in der Regel, einen detaillierten Fragebogen zu sich und seinem Essverhalten zu beantworten.

Unklar für Beobachter und anscheinend auch von Forum zu Forum verschieden ist, ob die Mitglieder Magersucht nur deshalb als freie Wahl darstellen, weil sie längst vor ihr kapituliert und jede Hoffnung auf Besserung verloren haben, oder ob sie Magersucht als einen absurden Körperkult feiern und bewusst weiter aufrechterhalten wollen. Die Extremform von Letzterem ist „ana til the end", kurz atte, was bedeutet: Anorexia nervosa, also Magersucht, bis zum Ende. Die Mitglieder nehmen es nicht nur hin, an ihrer Magersucht sterben zu können, oft streben sie den Tod sogar an. Magersucht zeigt sich hier in seiner radikalsten Form als Selbstmord auf Raten. Die Krankheit ist hier deutlicher als überall sonst ein verzweifelter Hilferuf und ein Ausdruck tiefliegender, extremer seelischer Probleme.

Neben Pro-Ana gibt es auch Pro-Mia-Foren. Das sind Bewegungen, die die Bulimia nervosa, die Ess-Brech-Sucht, glorifizieren.

Die Pro-Ana- und Pro-Mia-Websites, es mögen allein im deutschsprachigen Raum über 100 sein, wobei einige auch immer wieder gelöscht werden, zeigen eine Problematik des Internets auf. Viele dieser Seiten treiben die Mitglieder dazu an, jede Heilung ihrer Krankheit zu verweigern, was nicht nur zu ernsten gesundheitlichen Gefahren, sondern oft schon tödlich geendet hat. Viele Experten fordern daher, diese nicht nur jugendgefährdenden Seiten ähnlich wie Internetseiten mit Kindesmissbrauch oder Zigarettenwerbung im Kinderfernsehen zu verbieten. Es gibt aber auch andere Sichtweisen. In den Pro-Ana- und Pro-Mia-Foren können die Erkrankten all ihre Gedanken frei aussprechen, dadurch vielleicht auch mal reflektieren und sich irgendwann von ihnen distanzieren. Weiterhin finden die Patienten, die sich als ein Zeichen ihrer Krankheit von ihren Mitmenschen absondern (oft weil sie deren Kontrolle und Vorwürfe entgehen wollen), dort soziale Ansprechpartner, was ihrer Vereinsamung entgegenwirkt.

Anders als beispielsweise in Frankreich ist in Deutschland die „Anstiftung zur Magersucht" (noch) keine Straftat. Wenn dies aber so wäre, hätte man ein starkes rechtliches Mittel in der Hand, um gegen viele der Pro-Ana- und Pro-Mia-Foren vorzugehen. Kritiker und Befürworter der Meinungs- und Informationsfreiheit lehnen dies jedoch ab.

Interview mit Hungrig-Online e. V.

Miriam Liedvogel und Maike Reimer sind die Vorsitzenden des Vereins Hungrig-Online e. V. Der Online-Selbsthilfeverein ist spezialisiert auf die Unterstützung von Menschen mit Essstörungen und deren Angehörige. Im Folgenden erzählen die beiden, warum „online" ein wichtiges Element bei der Behandlung von Essstörungen sein kann.

1. *Liebe Miriam, liebe Maike, Internet und Essstörungen – diese Kombination wird kontrovers diskutiert. Ist das Internet eher eine Gefahr für Betroffene oder eine Chance?*

Wenn das Thema „Internet und Essstörungen" von den Medien aufgegriffen wird, wird vorrangig auf die Risiken hingewiesen, die das Internet für Betroffene mit sich bringen kann. Das beschränkt sich häufig auf die sogenannten Pro-Ana-Seiten, die die Essstörung verherrlichen und eher als Lifestyle denn als Krankheit ansehen und bei denen sich eine sich über die Krankheit definierende Community im Hungern oder Erbrechen gegenseitig bestärkt.

Neben diesen sehr kontrovers diskutierten Pro-Ana-Seiten bietet das Internet große Vorteile, betroffene Menschen zu unterstützen. Die Symptomatik von Essstörungen ist häufig von Faktoren gekennzeichnet, die einer effektiven professionellen Hilfe und Selbsthilfe im „echten" Leben im Wege stehen. Schon der erste Schritt, eine Beratungsstelle aufzusuchen oder mit einem Arzt oder Vertrauenslehrer zu sprechen, stellt für viele eine überwindbare Hürde dar. Die Betroffenen schämen sich für ihre Erkrankung, ziehen sich zurück und isolieren sich sozial. Oft fehlt ihnen auch lange Zeit jede Problem-/Krankheitseinsicht und sie „verteidigen" ihre Symptome, die sie als Rettungsanker und Identität erleben. Meist sind Betroffene generell gegenüber Hilfsangeboten, vor allem professioneller Helfern, sehr misstrauisch. Auch sind spezialisierte Therapeuten in vielen Gegenden immer noch Mangelware. Schwierigkeiten bei der Suche nach Unterstützung führen oft zur Resignation. Gruppenarbeit etwa in Selbsthilfegruppen vor Ort, wird dadurch erschwert, dass Gedanken von Neid und Konkurrenz sowie Vergleiche im Sinne von „wer ist am dünnsten?" im schlimmsten Fall wieder krankheitsfördernd wirken können.

Immer mehr Hilfsangebote aus dem „echten" Leben – also Kliniken, Beratungsstellen etc. – nutzen daher bereits das Internet zur Information über ihre Einrichtung und bieten inzwischen teilweise auch erste Beratungen im Netz an. Manche Patienten kann man auch nur noch so erreichen.

Wir von Hungrig-Online, der größten deutschsprachigen Online-Selbsthilfeorganisation, nutzten das Medium Internet, um Betroffenen und ihren Angehörigen einen gesundmachenden, geschützten Ort zu bieten, an dem sie anonym und unverbindlich jederzeit Information und Austausch mit Betroffenen und Ehemaligen suchen können. Wir sehen in der anonymen und niederschwelligen Kommunikationsform im Internet zahlreiche Vorteile für Menschen mit Essstörungen. Ein Besuch unserer Internetseiten ist unverbindlich und anonym, und für Betroffene sinkt somit die Hemmschwelle, sich mit ihrer Krankheit auseinanderzusetzen und Hilfe zu suchen.

Die bereits angesprochenen Risiken und Gefahren, die das Internet birgt, versuchen wir bei Hungrig-Online durch unser klares Regelwerk und eine ausschließlich moderierte Art des Austauschs zu reduzieren. Diese Gefahren können wie folgt aussehen:

- Gefahr des gegenseitigen „Herunterziehens": Moderatoren sorgen dafür, dass keine Negativspiralen im Krankheitsdenken entstehen.
- Gefahr der Anregung zu Konkurrenz und Vergleichen in der Anonymität des Internets (Stichwort „Pro Ana"): Bei Hungrig-Online sind Zahlen, die zu Vergleichen anregen, untersagt (zum Beispiel Angaben zu Gewicht, Größe, Schulnoten).
- Niedrige Hemmschwelle für Respektlosigkeit und Beleidigungen („Cybermobbing"): Äußerungen, die gegen die Kommunikationsregeln (z.B. respektvoller Gesprächston, Einhalten der Regeln zu Zahlenangaben) verstoßen, werden entfernt.
- Krisen, körperliche Symptome und Suizidalität: Hungrig-Online zeigt hier klar und eindeutig Grenzen auf. Für Krisensituationen stehen Links und Telefonnummern von qualifizierten Krisendiensten zur Verfügung.

Hungrig-Online nutzt die Vorteile des Internets – und fängt die mit dem Medium einhergehenden Nachteile auf. Unsere Erfahrungen zeigen, dass unmoderierter Austausch von Betroffenen zum Thema

Essstörungen gefährlich ist und für viele Teilnehmer eher dazu führt, tiefer in die Essstörung zu rutschen. Wer also in einem Internetforum Hilfe sucht, sollte darauf achten, dass die Kommunikation in einem geschützten Raum stattfindet.

2.   *Wie kann eine Online-Einrichtung wie Hungrig-Online präventiv gegen Essstörungen wirken?*

Prävention bedeutet bei Essstörungen zweierlei: Zum einen, dass das Auftreten oder Verfestigen des problematischen Verhaltens verhindert werden kann, zum anderen aber auch die Vermeidung von Rückfällen.

Prävention und Information sind untrennbar miteinander verbunden und je mehr Personen über Essstörungen informiert sind, desto größer ist für Jugendliche die Chance, einen Ansprechpartner zu finden und schneller wieder gesund zu werden. Hungrig-Online verfolgt unter anderem das Ziel, dass in der Öffentlichkeit besser bekannt wird, was Essstörungen sind und wie man sie frühzeitig erkennt.

Aufklärung und Prävention sind bei Essstörungen unerlässlich. Es sind Krankheiten, mit denen nie zu spaßen ist. In der wissenschaftlichen Literatur findet man folgende Zahlen: Bei ungefähr einem Drittel der Betroffenen nimmt die Krankheit einen chronischen Verlauf. Die Chancen einer Heilung sind umso höher, je eher professionelle Hilfe angenommen wird. Je früher sich Betroffene Hilfe suchen, desto schneller und effektiver können die zugrunde liegenden Probleme angegangen und gelöst werden.

Wir bieten daher als Präventionsangebot neben unseren allgemeinen Infoseiten zu Magersucht, Bulimie, Binge-Eating-Störung und Adipositas auch speziell aufbereitete Informationen und „Leitfäden" für Lehrer, Angehörige und Arbeitgeber an, damit diese wissen, woran sie erkennen können, dass ein Schüler, ein Familienmitglied oder ein Angestellter möglicherweise Essprobleme entwickelt oder gefährdet ist, eine Essstörung zu entwickeln – und was sie dann sinnvollerweise unternehmen können. Besonders für Angehörige stellt eine Essstörung eine große Belastung dar, der sie oft hilflos gegenüberstehen. Hinzu kommt häufig, dass die Angehörigen selbst Hilfe brauchen, wenn das Zusammenleben mit einem erkrankten Kind, Elternteil oder Partner sie an ihre Grenzen bringt. Daher bieten wir auch spezielle Foren und eine Mailingliste für Angehörige an.

3. Was bietet Hungrig-Online Betroffenen, also Menschen mit Essstörungen?

Bei Hungrig-Online finden Betroffene, Gefährdete, Angehörige und Profis zweierlei Angebote: Information und Möglichkeiten der Kommunikation. Unter den Internet-Adressen www.magersucht-online.de, www.bulimie-online.de, www.binge-eating-online.de und www.adipositas-online.info bietet Hungrig-Online Informationen, Hintergründe, aktuelle Nachrichten und Veranstaltungshinweise zu Essstörungen, Adressen von Kliniken und Beratungsstellen, Klinikberichte, eine kommentierte Literaturliste, Lexikon für Fachbegriffe und weiterführende Links. In einem speziell für die Schule konzipierten Bereich finden Lehrer Unterstützung im Umgang mit Betroffenen und Arbeitsmaterialien für den Unterricht.

Auf www.hungrig-online.de betreibt Hungrig-Online eine offene Kommunikations-Plattform für Betroffene, Angehörigen, Fachleute und interessierte Laien. Die Kommunikationsangebote umfassen thematisch gegliederte, moderierte Foren und Mailinglisten, professionelle Beratung, einen regelmäßig stattfindenden Chat und virtuelle angeleitete Selbsthilfegruppen.

Hungrig-Online entstand 1999 als private Internetseite. 2001 wurde der gemeinnützige Verein Hungrig-Online e.V. gegründet, der seitdem das Projekt trägt und die Internetangebote betreibt. Hungrig-Online ist heute die größte deutschsprachige Selbsthilfeorganisation zu Essstörungen im Internet und erste Anlaufstelle zum Thema Magersucht, Bulimie und Essstörungen in allen gängigen Internetsuchmaschinen: Aktuell betreuen rund 50 ehrenamtliche Mitarbeiter über 25.000 angemeldete Nutzer.

4. Was sind die Vorteile von „online", dass also alles per Computer stattfindet?

Der Besuch unserer Internetseiten ist unverbindlich und anonym möglich und kann von überall zu jeder Zeit erfolgen. Dadurch sinkt für Betroffene die Hemmschwelle, sich mit ihrer Krankheit auseinanderzusetzen und Hilfe zu suchen. Essgestörte sind eine sehr schwierig zu erreichende Gruppe: Häufig erschwert die mit Essstörungen verbundene Scham effektive professionelle (Selbst-)Hilfe im „echten" Leben.

Auch spielen bei Essstörungen oft der Wunsch nach Kontrolle und Unabhängigkeit eine große Rolle. Für einige ist das Hungern oder Erbrechen Teil einer Strategie, mit anderen Problemen fertig zu werden. Sie sind also zunächst sehr ambivalent auf eine mögliche Genesung eingestellt und möchten sich nicht gleich verpflichten, ihr Verhalten zu ändern oder im Gewicht zuzunehmen. Daher nehmen sie oft Online-Angebote wahr, lange bevor sie bereit sind, auch im echten Leben aktiv gegen die Krankheit zu werden.

Ein weiterer Aspekt ist, dass zur Essstörung oft ein Problem mit dem Körper gehört. Die Betroffenen schämen sich oder scheuen den Vergleich mit anderen, möglicherweise schlankeren, „erfolgreicheren" Betroffenen. Oder fühlen sich umgekehrt „nicht untergewichtig genug". Alles das, was augenscheinlich ist, fällt im Internet weg und erleichtert es den Betroffenen, von der Oberfläche ihrer Körper wegzukommen und sich über ihre Gefühle und Ängste, ihre Vergangenheit und ihre Hoffnungen auszutauschen.

Ganz offensichtlich sind natürlich auch die Vorteile, dass das Internet zu jeder Tages- und Nachtzeit genutzt werden kann, von zu Hause, vom Arbeitsplatz, von der Universität oder unterwegs aus – also auch in ganz akuten Belastungssituationen. Man muss nicht auf den nächsten Therapietermin oder das nächste Treffen der Selbsthilfegruppe warten.

Bei alledem denken wir aber, dass das Internet und echtes Leben keine strikt getrennten Sphären sind oder sein sollten. Manche Erfahrungen lassen sich nur im echten Leben machen. Wir ermutigen auch Treffen der Nutzer, die in den gleichen Gegenden leben und sehen uns generell als ergänzendes Teil der Hilfsangebote im „echten" Leben. Zum Beispiel lesen wir immer wieder von Nutzern, die Probleme mit ihren Therapeuten im Forum ansprechen, einander Mut machen, den Hausarzt anzusprechen oder andere nach ihren Erfahrungen mit Wohngruppen oder einer stationären Behandlung fragen.

Tatsächlich unterstützt Hungrig-Online die Therapiemotivation und hilft bei der Krankheitsbewältigung, wie eine wissenschaftliche Studie der Universität Regensburg im Jahr 2003 belegt: Über 85 % der Jugendlichen waren der Meinung, dass Hungrig-Online bei der Bewältigung von Essstörungen helfen kann, knapp zwei Drittel meinten, sie hätten auf diese Weise Fortschritte in der Bewältigung der Essstörung gemacht, die ihnen ohne die Unterstützung von hungrig-online nicht möglich gewesen wäre.

5.   Welche Betroffene suchen bei Hungrig-Online bevorzugt Hilfe?

Der überwiegende Teil der Nutzer findet die Angebote des Hungrig-Online e.V. über eine Suchanfrage im Internet. Weil die Anmeldung für Forum und Listen anonym erfolgt und die Infoseiten von jedem Surfer gelesen werden können, haben wir keine verlässlichen Zahlen über Alter, Symptome oder Hintergrund unserer Nutzer. Wir machen jedoch ab und an kleine offene Umfragen, die zwar nicht repräsentativ sind, uns aber doch Anhaltspunkte geben:

- 58 % der Nutzer sind selbst betroffen, ca. 10 % Angehörige. Dies sind vor allem enge Freunde oder Freundinnen (nicht Partner).
- 40 % der betroffenen Nutzer sind zwischen 18 und 25 Jahre alt, 31 % jünger als 18 Jahre, 17 % zwischen 26 und 35, und immerhin 11 % über 35 Jahre alt.
- 58 % der betroffenen Nutzer unserer Kommunikationsangebote haben noch nie eine Beratungsstelle aufgesucht. Und 30 % wissen nicht, ob vor Ort ein Beratungsangebot verfügbar ist.
- Jeweils knapp 25 % der Betroffenen, die auf unseren Seiten Hilfe suchen, haben ihre Essstörung seit 2–5 bzw. 6–10 Jahren.
- Anhaltspunkte zur Verteilung auf die unterschiedlichen Essstörungen: Magersucht: 38 %, Bulimie: 28 %, Mischform: 28 %, Binge Eating Störung: 5 %
- Die Betroffenen sind zu 94 % weiblich.
- 47 % der Nutzer sind Schüler, 28 % Studenten oder Azubi, 14 % Angestellte oder Beamte, 6 % sind arbeitslos.
- 25 % der Nutzer unserer Kommunikationsangebote haben eine, weitere 25 % mehr als eine stationäre Therapie hinter sich.
- Das erste Mal professionelle Hilfe in Anspruch genommen haben nur 13 % der Bulimiker innerhalb der ersten zwei Jahre, bei den Anorektikern sind es 18 %. Generell spiegelt sich hier das Bild wider, dass sich betroffene Bulimiker im Vergleich mit an Magersucht Erkrankten erst sehr viel später in professionelle Behandlung begeben.
- 21 % der betroffenen Nutzer sind derzeit in Therapie, 30 % haben noch nie Therapie gemacht, der Rest hat eine oder mehrere Therapien hinter sich.

6. *Wie bewertet ihr Pro-Ana-Foren? Gehören sie eurer Meinung nach verboten oder sind sie zu tolerieren, da manche Betroffene nur noch hier sozialen Anschluss finden und vielleicht durch den Austausch doch noch mal zur Reflektion angeregt werden könnten?*

Wie unser Gründungs- und Ehrenmitglied Gawlik einmal so treffend geschrieben hat: In erster Line ist Pro-Ana ein Medienphänomen. Erst durch die sensationsheischende Berichterstattung über das vermeintliche Überschwappen einer Pro-Ana-Bewegung nach Deutschland werden junge Menschen, die an einer Essstörung leiden oder im Begriff sind, eine zu entwickeln, auf diese Seiten aufmerksam. Ganz generell ist die Dunkelziffer bei Essstörungen sehr hoch, und auch zum Ausmaß des Pro-Phänomens liegen uns keine Zahlen vor, wir wissen nicht, wie viele junge Menschen solche Angebote kennen und wie sie damit umgehen.

Gesetze und Regelungen zum Jugendschutz bieten eine rechtliche Handhabe gegen die Verbreitung von Pro-Ana-Inhalten, viele Provider sind inzwischen aufgrund der Aufklärungsarbeit durch Institutionen wie jugendschutz.net in den vergangenen Jahren sensibilisiert und löschen Seiten mit entsprechenden Inhalten von sich aus. Auf diese Weise lassen sich zwar die Seiten löschen, die Inhalte verschwinden dadurch allerdings nicht. Genau wie die Essstörung oft eine Ausdrucksform für ein tieferliegendes Problem ist, ist „pro sein" eine Ausdrucksform der Essstörung. Durch Zensur und Verbote wird man dem nicht beikommen können, genauso wenig wie man Essstörungen verbieten kann. Wir finden es wichtig, das Phänomen und die damit einhergehenden Gefahren für die Betroffenen sehr ernst zu nehmen, plädieren allerdings dafür, dass sich die Maßnahmen immer gegen die Seiten und deren schädliche Inhalte richten sollten, nicht gegen die Nutzer der Angebote. Bei den Nutzern handelt es sich um Menschen in einer seelischen Notlage, für die ihre Gemeinschaft und ihr Forum ganz wichtige Orte sind – oftmals der einzige Rahmen, in dem sie sich mitteilen. Ganz wichtig ist es deshalb, dass den Nutzern statt einer Löschung der Angebote eine weniger destruktive Alternative geboten wird und sie nicht wieder alleine gelassen werden. Die Tatsache, dass Betroffene kommunizieren wollen und das Internet für ihre Kommunikation verwenden, kann man ja auch im positiven Sinn nutzen, wie wir das bei Hungrig-Online versuchen.

Jenseits des Schlagworts Pro-Ana-Thematik ist die Frage zu beantworten: Welche Mindest-Regeln müssen für einen verantwortungsvollen und reflektierten Austausch zum Thema Essstörungen eingehalten werden? Welche Rahmenbedingungen sind notwendig, um einen ausreichenden Schutz für die Nutzer zu gewährleisten, und wer ist bereit, die Verantwortung dafür zu übernehmen?

7. *Bei Hungrig-Online gibt es Regeln für die Kommunikation. Was für einen Zweck haben diese Regeln?*

Der Austausch der Betroffenen untereinander kann destruktiv werden. Zum einen herrscht unter Betroffenen oft ein gnadenloses Konkurrenzdenken, und der Vergleich mit anderen kann zu einer Verschlimmerung des Selbstzweifels und der Essstörungs-Symptomatik führen. Viele Betroffene habe außerdem noch andere psychische Probleme, zum Beispiel Depressionen, Traumata und Persönlichkeitsstörungen. Deshalb ist es wichtig, dass es Alternativen zum ganz ungeschützten Lesen oder Mitteilen im Internet gibt. Wir gestalten die Angebote von Hungrig-Online so, dass möglichst niemand durch sie geschädigt wird, aber viele unterstützt werden. Innerhalb der Kommunikationsangebote gelten deshalb überall Regeln für den Austausch zum Thema Essstörungen.

Wir diskutieren die Regeln immer wieder teamintern, stellen sie auf den Prüfstand und versuchen in grenzwertigen Einzelfällen die richtige Lösung zu finden. Die allermeisten unserer Nutzer sind sehr dankbar für den geschützten Rahmen, den wir ihnen damit für den Austausch bieten. Je strenger die Regeln, desto höher ist natürlich die Schwelle für die Nutzer, weshalb wir auch immer wieder hören, dass einige – obwohl sie den geschützten Rahmen schätzen – parallel auch andere Kommunikationsplattformen frequentieren, wo sie im ungeschützten Rahmen weniger auf ihre Worte achten müssen.

8. *Was macht es eurer Meinung nach lohnenswert, den langen und harten Kampf gegen eine Essstörung aufzunehmen?*

Alles! Leben, Lebendigkeit und Kontakt. Die Essstörung isoliert, sie trennt einen von sich selbst und anderen Menschen, sie ist ein Teil in einem selbst, der nicht in Kontakt zum Rest steht, der jeglicher Spontaneität oder Unbeschwertheit den Raum nimmt. Wenn ich hungere, errichte ich eine Distanz zwischen mir und anderen – ich stumpfe mich gefühlsmäßig ab und töte einen wichtigen Teil von mir ab. Wenn ich einen Fressanfall habe, bin ich für dessen Dauer und noch länger getrennt von allem, was ich bin und sein könnte. So verbaue ich mir selbst die Möglichkeit, der zu werden, der ich sein könnte. Und während des langen harten Kampfes kann man enorm viel lernen, über sich selbst, über das Leben und dann auch in eine echte Beziehung zu seinem Partner, seinen Freunden, seinen Kindern und zu sich selbst zu treten: ausgelassen, lebendig und mit der nötigen Gelassenheit.

Liebe Miriam, liebe Maike, vielen Dank für das Gespräch und euren zeitintensiven, ehrenamtlichen Einsatz bei Hungrig-Online e. V..

Was Angehörige wissen sollten

„Anas", das sind Magersüchtige, die ihre ausgezehrten Körper als Ausdruck eines freiwillig gewählten Lebensstils verteidigen und nicht als Symptom einer gefährlichen und lebensbedrohlichen Krankheit betrachten. „Magersucht ist ein Lebensgefühl und keine Krankheit" ist eines der Mottos dieser Gruppen. Ein Ausspruch, der für Angehörige von Magersüchtigen unerträglich klingen muss. Sie können nur begrüßen, dass die Internetpräsenzen dieser Seiten immer wieder ins Visier von Gesundheitsbehörden geraten. Und das aus gutem Grund: Pro-Ana-Seiten sind gefährlich und selbst Menschen, die bereits auf dem Weg der Besserung von der Essstörung sind, sind vor ihren Reizen nicht gefeit. Die Portale sind erfolgreich, da sie gezielt raffinierte Tricks anwenden, um Menschen anzulocken und in ihre Fänge zu bekommen. Dazu kann auch eine eingangs sinngemäß erscheinende Warnung gehören wie: „Magersucht ist eine tödliche Krankheit. Gehe nicht weiter, wenn du auf dem Weg der Heilung bist. Gehe nicht weiter, wenn du vorhast, die Magersucht abzulegen. Gehe nicht weiter, wenn du keine Essstörung hast."

Es ist offensichtlich, dass solche „Warnungen" bei vielen erst recht Neugier erwecken. Was scheinbar verboten ist, zieht an. Zudem schwingt in diesen Sätzen eine gewisse Seriosität mit, die Vertrauen schaffen will: Wir wissen, dass Magersucht tödlich ist und wir sind um dich besorgt, dass du nicht noch tiefer in sie hineinrutscht. Genau damit erreichen diese Seiten aber ihr Ziel. Das Bekümmern, die Besorgtheit und das Verständnis, das aus den Zeilen spricht, regt Betroffene gerade in schwächeren Phasen an, weiterzuklicken und die verhängnisvollen Seiten zu besuchen.

Angehörige, die merken oder den Verdacht haben, dass der Betroffene auf solchen Seiten unterwegs ist, sollten das Gespräch mit ihm suchen. Vorwürfe im Sinne von „Wie kannst du nur?" oder gar Verbote wie „Mach das nie wieder!" sollte man dabei unterlassen. Sie sorgen nur für Widerstand des Erkrankten und können die Verbindung zu ihm zerstören. Sinnvoller ist es, ohne verurteilen zu wollen mit ihm über die eigenen Ängste zu sprechen, Interesse für den Betroffenen und dessen Gründe zu zeigen, die Seite aufzusuchen und vielleicht aus seinen Motivation hinaus ableiten, wie man ihn selbst noch besser im Kampf gegen die Essstörung unterstützen kann. Manchmal ist es ja wirklich nur das große Mitteilungsbedürfnis und die Sehnsucht, endlich mal frei und ohne Angst vor Verurteilungen über alles sprechen zu können, was die Seiten so attraktiv macht.

„Ja, ich kann!" Schritte hinaus aus der Essstörung

– Auf falsche Anerkennung verzichten: Wofür brauchen wir Pro-Ana-Foren? Um dort scheinbare Anerkennung zu bekommen? Anerkennung, weil wir gegen jede Vernunft dem Druck, der dort auf uns ausgeübt wird, nachgeben? Anerkennung, weil wir uns fremdbestimmen lassen und uns selbstzerstörerischen Zielen unterwerfen? Anerkennung, weil wir unseren Körper (den einzigen den wir haben!) langsam aber sicher zugrunde richten? Auf diese Art von Anerkennung sollten wir verzichten. Machen wir uns jeden Tag bewusst: Wir sind kein besserer Mensch, wenn wir uns von anderen vorschreiben lassen, wie wir sein, leben und aussehen sollen.

– Mitmenschen mit anderen Augen betrachten: Im „Real Life" begegnen uns mehr Menschen, die uns gut gesonnen sind, als wir oft meinen. Menschen, die uns Liebe und Wärme entgegenbringen, ohne dass wir uns erst für sie verbiegen müssen. Auch für kleine Gesten der Fürsorge wollen wir von nun an offene Augen haben. Sei es, dass jemand uns die Tür aufhält, uns ein Kollege spontan seine Hilfe anbietet oder die Nachbarin für uns ein Päckchen annimmt und ehrlich interessiert fragt, wie es uns geht. All diese Menschen sind auf eine bestimmte Weise für uns da. Es kann lohnenswert sein, den ein oder anderen von ihnen näher kennenzulernen. Sie sind nicht an uns interessiert, weil wir so aussehen, wie sie es von uns verlangt haben, sondern weil sie uns als Menschen beachten und achten. Wir werden bemerkt. Wir werden umsorgt und bekümmert. Wir müssen es nur sehen. Wir müssen mit offenen Augen durch unsere soziale Welt gehen.

– Sich für Freunde entscheiden: Es tut jedem gut, wahre Freunde zu haben. Leider ist eine Essstörung absolut Freunde-feindlich. Wer sich für eine Essstörung entscheidet, entscheidet sich gegen Freunde. Beides zusammen – ein soziales Leben führen und den rigiden Zwang der Essstörung ausleben – geht fast nie. Die gute Nachricht: Auch wenn wir in einer Essstörung stecken, haben wir jeden Tag die Wahl zwischen ihr und unseren Freunden. Wir können uns jeden Tag umentscheiden. Wir können jeden Tag beschließen, dass andere Menschen wieder einen Platz einnehmen dürfen in unserem Leben. Freunde gewinnen wir zwar nicht von heute auf morgen (zurück). Aber schon ein Gespräch mit einem wildfremden Menschen kann Balsam für die Seele sein. Warum nicht im Bus den Sitznachbarn ansprechen, die ältere Dame im Park oder die junge Mutter, die auf dem Spielplatz mit ihrem kleinen Kind spielt? Reden kann man über vieles und sei es als Einstiegsthema nur das Wetter. Auch zuhören eignet sich gut, um jemanden kennenzulernen. Wenn wir uns die Sorgen eines alten Menschen anhören, anderen Aufmerksamkeit und Interesse schenken, beschert uns selbst dieses Kümmern positive Gefühle. Merke: Glück schenken macht glücklich. Es fühlt sich einfach gut an, anderen eine Freude zu bereiten. Die Gedanken der Essstörung haben diesen positiven Gefühlen zumindest für einen Moment nichts entgegenzusetzen.

– Ein soziales Netz knüpfen: Indem wir wieder lernen, uns Schritt für Schritt mit anderen Menschen zu beschäftigen und uns langsam wieder auf sie einzulassen, knüpfen wir an unserem sozialen Netz. Es müssen nicht immer die allerbesten Freunde sein, mit denen wir wirklich alles teilen wollen und können. Für den Anfang ist es ausreichend, sich mit Menschen bewusst zu umgeben, die uns gut tun. Jeder von ihnen kann uns auf eine bestimmte Weise auffangen, wenn es uns schlecht geht. Schon ein schlichtes, fröhliches Kinderlachen in unsere Richtung kann uns zum Lächeln bringen – wir müssen es nur zulassen.

Im Supermarkt sich selbst erkennen

Sie ging im Supermarkt an der Hygieneabteilung vorbei. Slipeinlagen, Binden, Tampons. All das zog an ihr vorbei. Sie brauchte nichts davon. Schon seit vier Jahren nicht mehr. Solange hatte sie bereits ihre Periode nicht mehr gehabt.

In Momenten wie diesen fühlte sie, dass ihr etwas fehlte. Plötzlich kam sie wieder auf, diese Sehnsucht, endlich wieder eine „richtige" Frau zu sein. Sie musste nicht erst an sich heruntersehen, um zu wissen, dass sie weder Busen noch Hüften und schon längst keinen Hintern hatte. Dafür sah man ihre Knochen. Gruselig. Eigentlich. Und doch war es gerade das, was ihr Sicherheit gab. Ein weiblicher Körper machte ihr Angst. Ewig Kind bleiben zu können. Ein Traum? Nein. Krank.

Sie seufzte. Sie ging weiter und legte ein Shampoo in ihren Einkaufswagen. Ihre Haare wurden immer dünner. Jeden Morgen beim Bürsten blieben dutzende Haare in der Bürste zurück. Fuhr sie sich mit den Fingern durch die Haare, hatte sie hinterher gleich ein ganzes Bündel in der Hand. Der Boden im Bad: Übersät mit langen blonden Haaren.

Dabei war sie immer so stolz auf ihre lange Wallemähne gewesen. Und nun? Kahle Stellen, wo einst eine glänzende goldene Haarkrone ihren Kopf geziert hatte.

Einige Schritte weiter kaufte sie sich eine neue Zahnpasta. Sie wählte eine für besonders empfindliche Zähne, die auch gegen Parodontose helfen sollte. Seit einigen Jahren ging ihr Zahnfleisch extrem zurück. Auch ihre Zähne wurden immer schlechter und kariöser. Seit aber ihr Zahnarzt sie das letzte Mal besorgt auf ihr Untergewicht angesprochen hatte, traute sie sich nicht mehr hin. Sie wusste ja auch selbst nur zu gut, dass sie an ihren schlechten Zähnen nicht unschuldig war. Karies und Zahnverlust können Folgen von Essstörungen sein. Sie setzte mit ihrem Verhalten ihre Zähne aufs Spiel, wobei sie doch einst insbesondere so stolz auf ihre geraden, weißen Vorderzähne gewesen war.

In der Kosmetikabteilung probierte sie einen neuen Lippenstift aus. Im Spiegel starrte ihr eine alte Frau entgegen. Falten um den Mund. Eingefallene Wangen. Die Augen in tiefen Höhlen versunken. Trauriger Blick aus stumpfen, vom Leben ermüdeten Augen. Leicht gelblich die Haut und übersät von einem dünnen, weichen Haarflaum. Diese kleinen Härchen sprossen ihr an vielen Körperstellen, vor allem am Rücken. Lanugo-Flaum hießen sie. Normalerweise trat der nur bei kleinen Babys auf. Aber eben auch bei magersüchtigen Frauen.

Am Kühlregal wurde sie von einem Jungen im Rollstuhl gefragt, ob sie ihm einen Joghurt reichen könne, an den er nicht dran kam. Sie tat ihm den Gefallen. Der Anblick des Jungen versetzte ihr einen Stich. Sie musste an Silvia denken, eine Bekannte aus dem Internet, die wie sie an Magersucht leidet. Silvia saß seit einem Jahr im Rollstuhl. Ihr Körper hatte ihr die jahrelange Misshandlung nicht verziehen.

An der Fleischtheke sah sie eine alte Frau mit Witwenbuckel. Osteoporose. Die alte Frau mochte an die 80 Jahre alt sein. Sie hatte ihr Leben gelebt. Doch sie wusste, dass sie auf dem besten Weg war, schon in den nächsten Jahren so auszusehen. Magersucht lässt die Knochen brüchig werden. Sie verlieren immer mehr an Substanz. Irgendwann krachen sie einfach zusammen wie die Wirbelknochen im Rücken der Alten oder sie brechen wie Glas beim kleinsten Sturz.

„Mein Mann hatte letzte Woche einen Herzstillstand", hörte sie die alte Frau erzählen, als sie an der Wursttheke nach einer mageren und fettreduzierten Geflügelwurst suchte. „Herzrhythmusstörungen hatte er ja schon lange", berichtete die Alte weiter. „Und letzte Woche, mitten in der Nacht, da kam es zum Stillstand. Er ist jetzt im Krankenhaus. Die Ärzte wissen noch nicht, ob er durchkommt."

Die alte Frau zog ein weißes Stofftaschentuch aus ihrer Handtasche und trocknete sich die Tränen. Sie hingegen stand hilflos daneben und kämpfte gegen die eigenen aufsteigenden Gefühle an. Dann ging sie schnell weiter. Wie oft war sie abends schon mit einem stolpernden Herzen eingeschlafen? Wie oft schon hatte sie Angst gehabt, dass sie in der Nacht dem Herztod erliegen könnte? Sie wusste, wie real die Gefahr für sie war. Berichte über Magersüchtige, die an Herzstillstand sterben, gab es immer wieder. Erst vor kurzem war wieder ein Magermodel tot aufgefunden worden. Dünn, dünner, tot. Sie bekam eine Gänsehaut.

An der Kasse stand sie schließlich in der Schlange hinter einem jungen Mädchen. In seinem Einkaufskorb befanden sich nur Light-Produkte. Fettfreie Joghurts, zuckerfreie Kaugummis, Diätlimonade mit 0 Kalorien und einige Äpfel. Das Kind hatte so dünn Beine, dass sie mit einer Hand dessen Oberschenkel hätte umfassen können. Der Kopf war das größte am ganzen Körper und wollte nicht recht zu dem Rest passen. Als sich das Kind umdrehte, merkte sie, dass es kein junges knabenhaftes Ding, sondern eine Frau von bestimmt 30 Jahren war.

Es war ihr, als hätte sie sich selbst in der Zukunft gesehen. Ein Alptraum. Ihr stiegen die Tränen in die Augen. Sollte das alles sein? Irgendwann in noch jungen Jahren gebrochen, lebensmüde und glanzlos durch ein Leben zu humpeln, das einem Tag für Tag nur Disziplin abverlangte, nie aber Genuss, nie aber nur irgendetwas zurückgab? Gefrustet, flachbrüstig und ohne weibliche Rundungen wie ein verlorenes Kind durch die Welt zu irren? Überall nur Mitleid und Erschrecken zu erzeugen? Ständig zu wissen, dass Menschen über den schlimmen Anblick reden? Sie wusste, wie nah sie dieser Zukunft war. Doch noch lag es ihrer Hand, diesem Schicksal zu entgehen. Noch konnte sie sich für das Leben entscheiden.

Folgen von Essstörungen

Wer sich das Essen verweigert, entzieht dem Körper damit die Grundlage zu leben. Ohne eine ausreichende und ausgewogene Nährstoffzufuhr fehlt den Körperzellen der Treibstoff, um ihre Funktionen auszuführen. Eine gewisse Zeit kann der Körper das aushalten. Doch wer jahrelang extrem hungert, bei dem kommt es zu folgenschweren Mangelerscheinungen, die bleibende Schäden nach sich ziehen. Der Protein- und Mineralienmangel lässt Zellen absterben und Organe werden irreparabel in Mitleidenschaft gezogen. Essstörungen haben gravierende Auswirkungen auf den Hormonhaushalt, auf Wachstums- und Erhaltungsprozesse des Körpers. Je nach Form der Essstörung unterscheiden sich die möglichen Folgeschäden in ihrer Ausprägung.

Auf der Liste von möglichen Folgeschäden und medizinischen Komplikationen stehen bei der Magersucht unter anderem folgende:

1. Tod

   Bis zu 15 %, einigen Untersuchungen zufolge sogar ein noch höherer Prozentsatz Betroffener, stirbt an den Folgen von Magersucht. Häufige Todesursachen sind Herz-, Nieren- oder Lungenversagen. Diese Organschäden werden durch die Jahre lang anhaltende Mangelernährung verursacht. Bei anderen Patienten ist der Körper nach dem langen Entzug lebenswichtiger Nährstoffe so ausgezehrt, dass er selbst gewöhnlichen Infekten kaum noch etwas entgegenzusetzen hat und schon die nächste Grippe zum Tod führen kann. Ein Teil der Todesfälle geht auf selbstschädigendes Verhalten oder Suizid zurück. Etwa 20 % der Essgestörten leiden an Störungen wie selbstverletzendem Verhalten.

2. Hormonstörungen

   Bei Frauen äußern sich die Störungen im Hormonsystem am deutlichsten durch ein Ausbleiben der Menstruation (Amenorrhö). Betroffene Frauen werden zumindest zeitweise unfruchtbar. Vom Standpunkt der Natur aus gesehen macht das Sinn, da der ausgezehrte Körper die Geburt eines Kindes gar nicht verkraften könnte. Vor allem der abgesunkene Östrogenspiegel hat weitreichende Folgen für verschiedene Körperfunktionen. Östrogen spielt eine wichtige Rolle im Knochenstoffwechsel. Ohne Östrogen wird zu wenig Calcium in die Knochen eingebaut, die Knochen werden dünner und poröser. Eine langjährige Essstörung ist daher einer der größten Risikofaktoren für Osteoporose.

   Bei Männern kommt es zu einem abfallenden Testosteronspiegel. Folgen davon sind vor allem eine nachlassende Libido.

3. Knochen

   Knochenerweichung (Osteomalazie) und eine Verminderung der Knochengrundsubstanz (Osteoporose) sind Folgen von Essstörungen. Betroffene können folgenschwere Knochenbrüche schon nach geringen Stürzen erleiden. Neben dem Östrogenmangel spielen ein Mineralien- und Vitaminmangel eine entscheidende Rolle im Abbau von Knochensubstanz. Speziell ein Vitamin-D3-Mangel führt in Verbindung mit einem Calcium- oder Phosphatdefizit zu schwerwiegenden Störungen des Knochenstoffwechsels. Die Mineralisation der Knochen ist extrem beeinträchtigt und lässt die Knochen porös werden.

4. Haut, Haare, Nägel und Zähne
    Äußerlich macht sich die Essstörung nicht nur durch das aus-
    gemergelte Gesamtbild bemerkbar. Die Man-
    gelernährung führt auch dazu, dass Haare
    ausfallen und dünner werden. Haaraus-
    fall und kahle Stellen am Kopf können
    zu einem großen Leidensdruck bei betrof-
    fenen Frauen werden.
    Im Gegensatz zum Haarsaufall auf
    dem Kopf wachsen an anderen Kör-
    perstellen unerwünschte Haare hin-
    zu. Die sogenannte Lanugo-Behaa-
    rung ist ein weicher, wärmender
    Haarflaum am Rücken und manchmal
    auch im Gesicht, der normal nur bei Babys
    auftritt. Auch die Fingernägel verändern sich. Sie können sich
    bläulich verfärben oder verformen und werden weich und brü-
    chig. Die Haut kann sich gräulich oder gelblich verfärben. Bei
    einer andauernden Fehl- und Mangelernährung nimmt Karies zu
    und es kann zu Zahnverlusten kommen.

5. Psychische Probleme
    Der Nährstoffmangel beeinflusst möglicherweise die Übertra-
    gung zwischen den Nervenzellen im Gehirn. Stimmungsände-
    rungen können eine Folge sein. Der Betroffene wird zunehmend
    depressiv und zieht sich von der Umwelt zurück. In der Folge
    von Essstörungen können sich auch Zwangserkrankungen und
    Angststörungen entwickeln. Der soziale Rückzug lässt die Welt
    der Patienten immer kleiner werden. Im Extremfall trauen sie
    sich aus Scham und Verzweiflung kaum noch aus dem Haus. Die
    Körperpflege wird zunehmend vernachlässigt.

6. Veränderungen im Gehirn
    Untersuchungen des Gehirns zeigen, dass die Gehirnmasse bei
    Patienten mit Magersucht schrumpft. Dies könnte erklären, wa-
    rum die Konzentrationsfähigkeit ebenso wie die allgemeine Lei-
    stungsfähigkeit und auch das Interesse an der Sexualität bei Ma-
    gersüchtigen abnimmt. Manche Untersuchungen scheinen auch
    zu belegen, dass Veränderungen im Gehirn, die zum Beispiel
    Bereiche betreffen, in denen die Selbstwahrnehmung stattfindet,
    auf die Magersucht suchterhaltend wirken.

7. Störungen im Mineralstoffhaushalt
   Auch durch Fasten ohne Erbrechen kann es zu Verschiebungen im Mineralienhaushalt kommen. Häufig ist eine Kombination aus Kalium- und Säuremangel. Das kann zu gefährlichen Herzrhythmusstörungen und anderen EKG-Veränderungen führen. Verkrampfungen und eine schnellen Ermüdbarkeit der Muskulatur sind weitere Anzeichen für Störungen im Mineralienhaushalt. Besonders groß ist die Gefahr für Entgleisungen, wenn ein Abführmittelmissbrauch vorliegt.

8. Unterkühlung
   Magersüchtigen mit starkem Untergewicht ist ständig kalt. Das ist zum einen auf das fehlende Unterhautfettgewebe zurückzuführen, das den Körper normalerweise isoliert. Auch kommt es zu Durchblutungsstörungen. Davon sind besonders die Hände und Füße betroffen, ebenso herausragende Gesichtspartien wie Nase und Ohren. Im schlimmsten Fall können Erfrierungen auftreten.

9. Stoffwechselstörungen
   Durch dauerhafte Mangelernährung fährt der Körper seinen Kalorienumsatz herunter. Der Stoffwechsel läuft auf Sparflamme und wertet die zugefügten Nährstoffe bestmöglich aus. Es kann Monate dauern, bis nach einer überwundenen Magersucht der Stoffwechsel wieder wie bei einem gesunden Menschen funktioniert und der über lange Zeit reduzierte Grundumsatz, also der Kalorienverbrauch im Ruhezustand, ein normales Ausmaß annimmt.

10. Andere mögliche Folgen
    Umbauprozesse der Knochen können zu Verbreitungen an den Endgliedern der Finder oder Zehen führen. Es bilden sich sogenannte Trommelschlegelfinger oder -zehen.

Speziell bei Bulimie können diese Folgeschäden auftreten:

1. Magen- und Speiseröhrenschädigungen
   Dauerhaftes Erbrechen und der ständige Kontakt der Schleimhäute mit der ätzenden Magensäure führen zu erheblichen Schädigungen. Die Speiseröhre kann sich entzünden, Geschwüre mit Blutungen bis hin zu Wanddurchbrüchen sind eine gefährliche, lebensbedrohliche Komplikation. Sodbrennen ist eine weitere unangenehme Folge des Erbrechens. Der Kehlkopf und die Stimm-

bänder können ebenfalls in Mitleidenschaft gezogen werden. Magenschleimhautentzündungen entstehen durch eine vermehrte Säurebildung im Magen.

2. Angeschwollene Speicheldrüsen
   Bulimiker kann man bisweilen an ihren „Hamsterbacken" erkennen. Grund sind Schwellungen der Speicheldrüsen im Bereich der Wangen oder des Unterkiefers. Die Ursache für diese nicht schmerzhafte Folgeerscheinung ist unklar.

3. Schädigungen der Zähne
   Durch den Kontakt mit der Magensäure leiden auch die Zähne. Die ätzende Flüssigkeit löst Säure aus dem Zahnschmelz. Bei mechanischer Belastung, zum Beispiel dem Zähneputzen, wird die weich gewordene oberste Schicht des Zahnschmelzes langsam abgerieben. Den Abrieb bemerkt man nicht sofort. Bei andauerndem, wiederholtem Erbrechen werden die Zähne jedoch immer schmerzempfindlicher und reagieren zunehmend auf Wärme- und Kältereize. Ferner werden die Betroffenen anfälliger für Karies. Unbehandelt kann es zu Zahnverlusten kommen. Auch anhaltende Zahnfleischentzündungen und Parodontose können eine Folge von Bulimie sein.

4. Störungen im Wasser- und Elektrolythaushalt
   Durch das Fasten und Erbrechen ebenso wie durch den Gebrauch von Abführmitteln und Diuretika, die die Harnmenge vergrößern, gehen lebenswichtige Mineralien wie Kochsalz, Magnesium oder Kalium verloren. Folgen davon sind unter anderem ein erhöhtes Risiko für Herz-Kreislaufversagen, für potentiell tödliche Herzrhythmusstörungen und Nierenschädigungen, die irgendwann eine Dialyse erforderlich machen können.

5. Wassereinlagerungen ins Gewebe (Ödeme)
   Ödeme können ein Anzeichen von Nierenschädigungen sein. Zur Kompensation von Verschiebungen im Mineralienhaushalt kann es zu den Wassereinlagerungen ins Gewebe kommen. Besonders schädlich ist ein langjähriger Kaliummangel. Das Nierengewebe schrumpft, was eine chronische Niereninsuffizienz nach sich ziehen kann. Ödeme können auch infolge eines Eiweißmangels entstehen. In diesem Fall handelt es sich um sogenannte Hungerödeme.

6. Dauerhafte Verstopfung
   Hartnäckige Verstopfung ist oft eine Folge vom Missbrauch von Abführmitteln. Insbesondere durch einen dadurch entstehenden Kaliummangel kann die Verdauungstätigkeit erlahmen.

7. Verlust des Sättigungsgefühls
   Patienten mit Bulimie verlieren das Gefühl für Hunger und Sättigung. Die Gefahr weiterer Essanfälle ist dadurch erhöht. Dies umso mehr, wenn der Betroffene Mahlzeiten überspringt und ständig Diät hält. Durch den abrupten Wechsel eines beschränkten Nährstoffangebots und einem unkontrollierten und maßlosen in sich Hineinstopfens geraten Körpersignale, die normalerweise auf den Bedarf neuer Nahrungsaufnahme hinweisen und anzeigen, wann es genug ist, durcheinander.

8. Gewichtsveränderungen
   Möglich ist infolge von Bulimie eine Gewichtszunahme. Auch wenn Bulimiker regelmäßig erbrechen, um die zugeführten Kalorien wieder loszuwerden, gelingt dies nicht immer vollständig. Es kann kaum gelingen, die Aufnahme wirklich aller Nährstoffe, die vor dem Erbrechen aufgenommen wurden, wieder rückgängig zu machen. Bis zu einem Drittel der aufgenommenen Kalorien können im Körper verbleiben. Hinzu kommt, dass sich der Körper mit der Zeit auf den Kreislauf von Essen/Erbrechen einstellt und die erste Phase der Verdauung nun beschleunigt abläuft, um dem Körper die größtmögliche Versorgung mit Nährstoffen zu sichern.

9. Menstruationsstörungen
   Wie bei der Magersucht können auch bei der Bulimie Hormonstörungen auftreten. Mögliche Folgen sind eine unregelmäßige oder ausbleibende Menstruation, Wachstumsstörungen im Jugendalter und eine Abnahme der Knochendichte.

10. Seelische Konsequenzen
    Nicht nur der Körper der Betroffenen leidet, auch die Seele. Selbsthass, Versagensgefühle und Resignationen können eine Folge davon sein, dass Essanfälle nicht vermieden werden können. Depressionen mit Lebensmüdigkeit, Zwangs- oder Angststörungen sind folgenschwere, psychische Konsequenzen.

Folgenschäden verringern

Am sichersten minimiert man das Risiko von Folgeschäden, indem man zunimmt und mit dem Erbrechen aufhört. Wenn Betroffene die Essstörung noch nicht loslassen können, können sie zumindest etwas dafür tun, ihren Körper dabei so wenig wie möglich zu schädigen.

Schutz für die Zähne:

- ✓ Nicht direkt nach dem Erbrechen die Zähne putzen, um nicht noch mehr Zahnschmelz abzutragen.
- ✓ Eine weiche Handzahnbürste oder eine (Ultra)schallzahnbürste verwenden.
- ✓ Fluoridhaltige Zahnpasten mit mindestens 1400 ppm Fluorid oder Zahnspülungen mit Fluorid stärken den Zahnschmelz.
- ✓ Den Genuss von säurehaltigen Lebensmitteln (saure Früchte, Fruchtsäfte, Essig…) einschränken.
- ✓ Zahnpflegekaugummi kauen: Dadurch wird die Speichelproduktion angeregt, was wiederum den Wiedereinbau von Mineralien in die Zahnsubstanz (Remineralisierung) fördert.
- ✓ Regelmäßig für Kontrollen und Beratungen zum Zahnarzt gehen: Kostet zwar Überwindung, kann aber Zähne retten.

Mineralienbedarf auffüllen:

- ✓ So ausgewogen wie möglich essen: Beugt Mangelerscheinungen vor.
- ✓ Nahrungsergänzungsmittel mit Mineralien einnehmen: Insbesondere, wenn ein regelmäßiges, gesundes Essen noch nicht möglich ist. Achtung: Mineralienpräparate sollten in größeren Mengen nicht ohne ärztliche Anweisung eingenommen werden!

Osteoporose vorbeugen:

- ✓ Zunehmen: Mehr Körpergewicht ist der beste Schutz.
- ✓ Sich beim (Frauen)Arzt beraten lassen: Er kann gegebenenfalls eine Hormonersatztherapie anordnen.

Was Angehörige wissen sollten

Die meisten Menschen mit Essstörungen sind sich genau bewusst, welche körperlichen Schäden sie mit ihrem Essverhalten anrichten, in fortgeschrittenen Stadien ist ihnen das jedoch zunehmend egal. Sie sind so sehr in der Essstörung gefangen, dass sie sich ein Leben ohne die Krankheit nicht mehr vorstellen können. Magersüchtige können sogar den Tod in Kauf nehmen wollen. „Bis zum Ende hungern", für manche hat dieser Satz jeden Schrecken verloren. Im Gegenteil – sie sind ihr eigenes Leben, das nur noch von der Essstörung geprägt ist, die vielen Rückschläge im Kampf gegen die Krankheit, die begleitend auftretenden Depressionen und das ständige Versagen so leid, dass sie nur noch wenig am Leben hält. Auch wenn der Vergleich verwundern mag, ihr emotionaler Zustand kann dem unheilbar kranker Menschen ähneln, die beispielsweise an Krebs im Endstadium leiden. Das von Schmerzen – körperlichen und seelischen – geplagte Leben, die Leere und innere Einsamkeit können einen Menschen in beiden Fällen des Lebens überdrüssig werden lassen. Der Tod erscheint als Erlösung.

Nun mögen viele Eltern und andere Familienangehörige sagen, dass der Betroffene sich doch nur helfen lassen müsse, man strecke ihm doch schon so oft es gehe die helfende Hand entgegen. Häufig erreicht man die Erkrankten damit aber nicht. Im Gegenteil, sie fühlen sich noch minderwertiger, wenn sie auf die Hilfsangebote nur mit einem als halbherzig erscheinenden und zum Scheitern verurteilten Versuch reagieren. Sie verzweifeln, wenn sie wieder eine Therapie beendet haben, ohne dass es ihnen viel geholfen hat. Sie fühlen sich all jenen gegenüber schuldig, die mehr aus der Hilfe machen können als sie selbst. Kraft gesund zu werden, schöpfen sie aus diesen das eigene Ich erniedrigenden Gefühlen jedenfalls nicht.

Nicht selten ist so, dass sich bei einer langjährigen Essstörung die Familie längst vom Erkrankten zurückgezogen hat. Zum einen können sich die Angehörigen nur noch abgelehnt und unerwünscht vorkommen. Es kann zum anderen aber auch sein, dass sie sich aus Selbstschutz abwenden mussten. Es kann gerade für Mütter zu schmerzhaft sein, mit ansehen zu müssen, wie sich das eigene Kind selbst kaputt macht und die Folgeschäden immer offensichtlicher werden.

Doch was kann man tun? Leider oft erschreckend wenig für den Betroffenen. Was Sie aber tun können und sollten, ist, auf sich selbst Acht geben! Niemandem ist geholfen, wenn auch sie an der Krankheit des betroffenen Familienmitgliedes kaputt gehen. Sie helfen ihrem erkrankten Angehörigen am besten, wenn sie ihm immer und immer wieder Kraft geben können. Und das geht nur, wenn Sie Ihre eigenen Kraftreserven regelmäßig auffüllen können. Wie viel Nähe sie zulassen können und wie viel Abstand Sie brauchen, müssen Sie selbst entscheiden. Akzeptieren Sie die eigene Machtlosigkeit. Wir können gegen viel Krebsarten nichts tun, Parkinson oder Demenz nicht heilen und wir können auch Menschen mit Essstörung selten vollkommen heilen – vor allem nicht, wenn diese selbst (noch) nicht dazu bereit sind.

„Ja, ich kann!": Schritte hinaus aus der Essstörung

Eigentlich ist es doch so einfach: Wir wollen uns nicht selbst umbringen. Wir wollen nicht unsere Nieren kaputt machen. Wir wollen nicht unsere Haare verlieren und auch nicht unsere Zähne. Wir wollen leben und dafür brauchen wir unseren Körper noch viele lange Jahre. Sind das nicht alles Gründe, sich wieder aufzuraffen und an der Genesung zu arbeiten?

- Mutprobe für Magersüchtige: Wagen wir ein Experiment: Essen wir einen Monat lang, worauf wir Lust haben. Und seien wir wirklich konsequent, belügen und betrügen wir uns nicht selbst. Schlemmen wir einfach drauf los und verbannen wir die Waage zumindest für diesen Monat aus unserem Leben. Danach ziehen wir Bilanz: Wie war dieser Monat? Wie haben wir uns gefühlt? Wie fühlen wir uns jetzt? Wie geht es unserem Körper? Vielleicht können wir uns entschließen, das Experiment noch mal zu wiederholen. Ganz Mutigen gefiel dieser befreite Monat vielleicht so gut, dass sie nun so weiterleben wollen – ohne Waage, ohne Essensverbote. Klingt unwahrscheinlich? Einen Versuch ist es trotzdem wert! Und für alle, die das Ergebnis des Experiments (noch) nicht ertragen können, gilt: Den Weg zurück in die Essstörung kennen wir alle ja nur zu gut.

- Neue Woche, neues „Würstchen": Woche für Woche führen wir ein verbotenes Lebensmittel wieder ein. Wir nehmen uns vor, davon ab jetzt immer essen zu dürfen, wenn wir Lust darauf haben. Beispiel Würstchen – *keine* fettreduzierten! – diese essen wir von nun an wieder, so oft wir es wollen. Sei es, in ein Süppchen geschnitten, auf dem Brötchen als Hotdog oder als fleischige Beilage zu Kartoffelbrei und Gemüse. Beispiel Schokolade: Ob als kleiner Snack zwischendurch, süßen Abschluss einer Hauptmahlzeit oder Betthupferl – wenn wir

Schokolade wieder einführen, ist sie erlaubt, wann immer wir Lust darauf haben. Passieren kann dabei nichts, außer, dass wir seelisch gesünder, souveräner, freier und körperlich stärker werden.

– Essanfälle aus der Tabuzone holen: Immer dann, wenn wir uns vornehmen, keinen Anfall mehr zu haben, steht der nächste schon kurz bevor. Alleine der Druck – diese Woche schaffe ich es ohne durchzuhalten – programmiert einen neuen Essanfall vor. Warum ist das so? Indem wir uns ständig sagen: „Bloß nicht rückfällig werden, bloß keinen Essanfall bekommen" ist das Thema „Essattacke" dauerpräsent in unserem Kopf. Wenn wir ständig an etwas denken und es uns verbieten, ist die Wahrscheinlichkeit groß, dass wir genau das trotzdem denken und wahrscheinlich auch ausführen werden. Wer kennt nicht den Effekt „Denk' jetzt nicht an rosa Elefanten" und prompt und ohne dass wir es wollen, haben wir das Bild von rosa Elefanten vor uns.

Was können wir also tun? Anstelle uns etwas zwanghaft zu verbieten, sollten wir uns mehr Lockerheit angewöhnen. Ich darf erbrechen, wenn es mir schlecht geht. Wenn ich das Bedürfnis nach einem Essanfall verspüre, erlaube ich ihn mir. Wenn wir so denken und Essanfälle uns als nichts Verbotenes mehr locken können, verlieren sie einen Teil des Reizes. Es ist es genauso wie mit den Verboten für kleine Kinder. Was verboten ist, ist spannend und zieht an. Was hingegen erlaubt ist, ist langweilig und uninteressant.

– So leben als ob: Wir sind essgestört. Wir können nicht normal mit Essen umgehen. Aber wir können so tun als ob! So merkwürdig es sich anhört, es kann wirklich funktionieren. Dabei nehmen wir von uns selbst und unseren eigenen verwirrten Hunger- und Sättigungsgefühlen Abstand. Tun wir stattdessen so, als seien wir jemand anderes mit einem normalen Essverhalten. Derjenige würde ohne zu zögern einfach ein süßes Teilchen kaufen, anstelle immer wieder den Laden lustvoll zu umschleichen und den kleinen Seelentrost nur anzusehen. Derjenige würde gar nicht erst darüber nachdenken, ob es ihn dick machen könne. Und wenn er danach noch Lust auf etwas Herzhaftes hat, würde er sich auch das genehmigen. Und wenn dieser Mensch das kann, dann können wir das doch auch! Wäre es nicht gelacht, wenn wir nicht mindestens genauso gut und ohne Reue essen könnten wie er oder sie? Zumindest so leben als ob können wir. Und auch wenn es im Kopf bei uns dabei auch ganz anders aussieht – ein guter Schauspieler kann auch keine Rücksicht darauf nehmen, wenn sein Kopf ihm sagt, dass er den Menschen, den er im Film küsst, doch eigentlich verachtet. Schauspieler küssen des Geldes wegen Menschen, die sie nicht mögen. Und wir wagen uns um unseres Lebens willen wieder an normales Essen heran. „So tun als ob" sollten wir als ein Spiel betrachten. Ein Spiel, bei dem wir nicht verlieren, sondern nur gewinnen können.

Interview mit Frau Dr. Doris Weipert

Dr. Dipl.-Psych. Doris Weipert ist psychologische Psychotherapeutin und Psychotherapeutin für Kinder- und Jugendliche beim „Forum für Ess-Störungen", Wiesbaden, und Vorstandsmitglied im Bundesfachverband Essstörungen. Im Folgenden habe ich mich mit der Expertin über Therapiemöglichkeiten bei Essstörungen unterhalten.

1. *Liebe Frau Dr. Weipert, können Sie uns die Philosophie hinter dem „Forum für Ess-Störungen" kurz erläutern?*

Die multifaktorielle Genese einer Essstörung macht es notwendig, diese komplexe Erkrankung mit einem mehrdimensionalen Konzept zu behandeln. Dieses interdisziplinäre Vorgehen wird auch in den neuen Leitlinien zur Behandlung von Essstörungen empfohlen. Wir bieten dieses Konzept bereits seit 1985 an und haben es in den letzten zehn Jahren sehr effizient erlebt. Das Behandlungsteam im Forum setzt sich zusammen aus Psychotherapeuten, einer Ernährungsberaterin, einer Körpertherapeutin und einer Kunsttherapeutin. Dazu kooperieren wir mit dem zuständigen Haus- oder Facharzt der Betroffenen. Mitunter ist auch eine stationäre Maßnahme notwendig. Diesbezüglich haben wir ein entsprechendes Netzwerk mit Kliniken aufgebaut.

2. *„6 Sterne" für die Gesundheit könnte das Motto des „Forums für Ess-Störugen" lauten. Wofür stehen diese 6 Sterne?*

Sie sprechen mich nun auf unser Logo an, dazu möchte ich gerne das gesamte Logo erläutern: Die wesentlichen Elemente der Essstörung sind **Essen** (symbolisiert durch den Teller) und **Körper**, der mitten im kreisrunden Teller liegt und den Rand (Grenze) festhält. Wagt die Person den Blick über den Tellerrand hinaus oder hält sie an ihren Gewohnheiten fest?

Der Teller zeigt einen inneren und einen äußeren Kreis und symbolisiert damit unser **mehrdimensionales Behandlungskonzept.** Der innere Kreis steht für die interne Vernetzung (interdisziplinäres Team), während der äußere Kreis die externe Vernetzung (Kooperation mit Ärzten und Kliniken) darstellt. Die **6 Sterne** stellen die Bausteine der Behandlung dar: Psychotherapie, Gruppentherapie, Ernährungsberatung, Körperbewusstseintraining, Kunsttherapie und Angehörigenarbeit.

Darüber hinaus ist der Kreis das Symbol für die Ganzheitlichkeit dieses Vorgehens.

Die Farbe blau ist die besondere Farbe der Praxis sowie der kognitiven Verhaltenstherapie als primäres Behandlungsverfahren im Forum für Ess-Störung.

Für unser gesamtes Behandlungsangebot besteht ein Vertrag zur integrierten Versorgung mit der Landesverwaltung der BKK-Hessen, die Psychotherapie wird von allen Krankenkassen übernommen.

3. *Für welche Patienten ist die von Ihnen angebotene Psychotherapie geeignet und was erwartet sie dort?*

Wir behandeln alle Formen von Essstörungen, auch solche, die in die Klassifikation nicht so genau einzuordnen sind, sogenannte „nicht näher bezeichnete Essstörung".

In der Psychotherapie geht es zu Beginn um die Neugestaltung des Umgangs mit Essen als wichtige biologische Basis und später auch mehr um die dahinterstehenden Konflikte und deren Lösung. Die Essstörung selbst hat die Funktion der Bewältigung eines anderen Lebensproblems. Wichtige Thermen der Therapie sind Selbstwert und soziale Beziehungen sowie Emotionsregulation und kognitive Umstrukturierung. Mit zunehmender Kompetenzerweiterung gelingt die Genesung aus der Essstörung.

4. *Aus wie vielen Personen besteht eine Gesprächsrunde in der Gruppentherapie? Haben dort alle Patienten die gleiche Essstörung oder sind die Gruppen gemischt?*

Die verschiedenen Gruppen bestehen aus sechs bis zehn Patienten und werden möglichst homogen zusammengestellt. Die drei Gruppen sind:

- erwachsene Betroffene mit Anorexie und Bulimie
- übergewichtige Frauen und Männer
- Jugendliche mit Essstörungen

Dazu gibt es noch einen angeleiteten Gesprächskreis für Angehörige (Eltern oder Partner von Betroffenen). Diese Möglichkeit hat eine entlastende Funktion und ermöglicht das Verstehen der Erkrankung zu verbessern.

5. *Eine Problematik von Gruppentherapien kann sein, dass sich die Patienten untereinander vergleichen nach dem Motto „Wer ist die kränkste/dünnste?" Haben Sie damit bereits Erfahrungen gemacht und wie gehen Sie gegen dieses Konkurrenzdenken vor?*

Die Vergleiche der Patienten untereinander finden statt, diese Prozesse werden seltener in der Gruppe selbst ausgetauscht, sie werden eher in die Einzeltherapie getragen. Dabei fällt auf, dass die objektiv dünneren Betroffenen andere als viel dünner erleben, die jedoch objektiv einen höheren BMI als sie selbst haben. Mit diesen Fehleinschätzungen lässt sich auch die Körperwahrnehmungsstörung gut bearbeiten.

Die Schwere der Erkrankung hat mit der Untergewichtigkeit der Betroffenen zu tun, wobei dies nur eine Dimension darstellt. Im Gruppenprozess ist es wichtig, das kranke Konkurrenzdenken in einen gesunden Modell-Lernprozess umzuwandeln: welche Orientierung bringt mich weiter auf dem Weg der Genesung? Wo hat die Essstörung noch eine positive Funktion? Wo liegt der Krankheitsgewinn der Betroffenen?

6. *Raten Sie in der Ernährungstherapie Patienten beim Zunehmen Kalorien zu zählen? Als Argument dafür kann man anbringen, dass sie dadurch den Überblick behalten können, ob sie den Tag über genug gegessen haben, dagegen spricht, dass ständiges Kalorienzählen weiterhin krankhaft ist.*

Beim Zunehmen ist es notwenig, die Energiezufuhr zu steigern. Die meisten Magersüchtigen sind selbst Profis im Umgang mit Kalorien, aber sie überschätzen sich oft auch. Daher ist es auch wichtig zu prüfen, wie Betroffene ihr Kalorienkontingent zusammenstellen und entsprechende Korrekturen aufzeigen. Die langsame Steigerung der täglichen Kalorienmenge ist hilfreich und muss entsprechend validiert werden. Die Gewöhnung an das Kalorienzählen ist oft schwer wieder abzubauen, auch nach der Stabilisierung des Körpergewichts ist häufig spontanes Essen noch schwierig. Ein Löschen dieser besonderen Kompetenz ist durchaus mühsam, weil die entsprechende Kalorienzahl beim Denken an ein bestimmtes Essen automatisch erscheint. Eine willentliche Unterdrückung dauert viele Monate nach der Gesundung.

7. *Was kann man sich unter einem Körperbewusstseinstraining vorstellen?*

Im Zentrum dieser Behandlungseinheit steht die Körperwahrnehmungsstörung, die bei allen Essstörungen auftritt, d.h. die Patientinnen nehmen ihren Körper verzerrt wahr. Während sich adipöse Patientinnen eher weniger dick wahrnehmen – mitunter, weil sie die Konfrontation mit ihrem Körper bewusst vermeiden –, kommt es bei Anorexie-Patientinnen eher zu einer Überschätzung der Körpergrenzen, d.h. sie realisieren ihre körperliche Ausgezehrtheit nicht mehr. Insgesamt ist der Zugang zu den Körperempfindungen oft reduziert, d.h. sie erleben Müdigkeit, Durst, Bewegungsdrang oft nicht mehr adäquat und reagieren eher stereotyp mit Essen bzw. Nicht-Essen (Hungern) auf unangenehme Situationen. Durch gezielte Körperwahrnehmungsübungen werden die Patientinnen zu einem aufmerksamen Umgang mit ihrem Körper angeleitet. Die Patientinnen lernen ihren Körper kennen und ihre Körperreaktionen adäquat einzuschätzen und damit umzugehen. Sie entdecken die Ausdrucksmöglichkeiten ihres Körpers, um sie im Verlauf der Behandlung zu erweitern. Was sie in der Einzeltherapie bezüglich des Umgangs mit negativen Emotionen, Bedürfnissen und Grenzen gelernt haben, sollen sie nun auch körperlich wahrzunehmen lernen.

Die angeleiteten Körperwahrnehmungsübungen enthalten Elemente aus dem Yoga, der Atemtherapie und der Tanztherapie. Die Patientinnen üben den körpersprachlichen Ausdruck verschiedener Gefühle und erwerben Techniken der Entspannung (Eutonie, progressive Muskelrelaxation und Imaginationsübungen). Die Entspannungsreaktion kann den Patientinnen helfen, mit den Anforderungen des Alltags besser fertig zu werden und hat somit auch eine Präventiv-Wirkung auf die Symptomatik. Einige Patientinnen erleben die Entspannung als Kontrollverlust und benötigen längere Zeit dafür, sich auf diese Intervention einzulassen.

Die direkte Bearbeitung der Körperwahrnehmungsstörung ist ein langwieriger Prozess, der für die Heilung der Essstörung jedoch unerlässlich ist. Für viele Patientinnen ist die Bereitschaft zu dieser Auseinandersetzung mit dem Körper erst nach einer gewissen Zeit der Psychotherapie möglich.

Weil jede Behandlung individuell geplant wird, können wir uns auch den Entwicklungsschritten der jeweiligen Betroffenen anpassen.

8. *Was erwartet die Teilnehmerinnen in der Kunsttherapie?*

Dieses Angebot wird als 12-stündiger Kurs (6 x 2- oder 4 x 3-Stunden) in einer kleinen Gruppe von 6–8 Patientinnen angeboten. Über den künstlerischen Ausdruck können sich die Teilnehmerinnen mit ihrer inneren Realität auseinandersetzen. Hierbei geht es nicht um die Herstellung von Kunst. Wichtig ist der Ausdruck und die Klärung – auch auf symbolischer Ebene. Der bildnerische Zugang ermöglicht einen leichteren Zugang zu Gefühlen und inneren Motiven. Dabei werden eigene schöpferische Energien freigesetzt, welche die Fähigkeiten der Teilnehmerinnen fördern. Über das Finden kreativer Lösungen können neue Strategien zur Bewältigung der Problematik entwickelt werden.

Es wird mit Medien der Malerei, der Plastik und des Rituals gearbeitet und dabei werden die sinnlichen Kräfte des Menschen angesprochen.

Der Spruch „Ein Bild sagt mehr als 1000 Worte" weist auf die Möglichkeit des Ausdrucks von emotionalen Prozessen und Konflikten hin, die oft verbal nur schwer zugänglich gemacht werden können. Durch die anschließende Besprechung werden die erarbeiteten Inhalte kognitiv verfügbar. Die neuen kreativen Entdeckungen steigern darüber hinaus das Selbstbewusstsein und helfen so, die Gesundung voranzutreiben.

9. *Wie und zu welchen Fragen können Angehörige bei Ihnen Hilfe finden?*

Die Angehörigen-Gesprächskreise dienen vorrangig der Informations-vermittlung. Viele Angehörige haben zu wenig oder auch falsche Infor-mationen über die jeweilige Essstörung der Betroffenen.

Den Angehörigen wird vermittelt, dass die Essstörung „lediglich" ein Symptom für weitaus komplexere Konflikte darstellt. Deshalb wird auf die Bagatellisierungstendenzen mancher Angehöriger genauso ein-gegangen wie auf die häufig berichteten massiven Schuldgefühle und Selbstbezichtigungen. Im Gespräch mit den Angehörigen kann deren Hilflosigkeit, ihre offene oder latente Aggression thematisiert und/oder relativiert werden. Besonders wichtig erscheint die Verschiebung der Aufmerksamkeit von der ausschließlichen Orientierung der Angehö-rigen auf das Symptomverhalten hin zu familiären, interaktiven und kommunikativen Gesichtspunkten.

Auf die Problematik der Ablösung und Individuation in Verbindung mit Eigenverantwortung und Loslassen-Können weisen wir hin. Durch diese oft neuen Aspekte der Betrachtung der Essproblematik können Angehörige Hilfestellungen für verändertes Verhalten gegenüber der Patientin, aber auch mit sich selbst und der Familie gewinnen.

Erfahrungsberichte der anderen Angehörigen können darüber hin-aus auch als Erleichterung bzw. als Bereicherung erlebt werden. Im Gespräch mit anderen Angehörigen erfahren sie mitunter konkrete Hinweise zur Konfliktbewältigung. Sie werden zum Experimentieren mit konstruktivem Verhalten angeregt. Außerdem werden auch Buch-empfehlungen und ggf. Adressen zur weiteren Problemlösung angege-ben.

10. *Gibt es ein Mindestalter und/oder einen Minimal-BMI, ab dem Sie Patienten aufnehmen und beraten?*

Wir nehmen Patienten ab dem 10. Lebensjahr auf. Bei den jungen Pa-tienten ist die Einbeziehung der Eltern wesentlich, mitunter können auch die Eltern alleine zu Beratungsgesprächen kommen, wenn die Be-troffenen sich verweigern.

Im ambulanten Behandlungssetting besteht allgemeine Übereinstim-mung in Fachkreisen (Bundesfachverband Essstörungen und Deutsche Gesellschaft für Essstörungen), dass die untere Grenze des Körperge-wichts bei BMI 14,5 liegt. Bei niedrigeren Werten ist die Indikation zur stationären Aufnahme dringend geboten.

11. *Kommen auch männliche Patienten zu Ihnen? An welchen Essstörungen leiden diese?*

Die männlichen Patienten haben meistens Übergewicht infolge eines unregelmäßigen Essverhaltens oder der permanenten Überversorgung – einige davon mit der Anfrage der chirurgischen Adipositastherapie. Die Krankenkassen machen eine Psychotherapie zur Auflage bevor die Entscheidung über die Kostenzusage für einen medizinischen Eingriff erfolgt. Diese Wertschätzung ist als positive Entwicklung zu betrachten. Häufig ist eine therapeutische Begleitung auch nach dem Eingriff sinnvoll und hilfreich, um die Veränderungen im Essverhalten sowie die neuen Konfliktlösungen zu unterstützen.

Auch magersüchtige und bulimische Jungen oder erwachsene Männer kommen zur Behandlung in unsere Praxis, sie sind allerdings in der Minderzahl. Die dahinterstehenden Konflikte sind jedoch den Grundproblemen der weiblichen Betroffenen sehr ähnlich.

Liebe Frau Dr. Weipert vielen Dank für das Interview. Ihnen und Ihrem „Forum für Ess-Störungen" wünsche ich alles Gute für die Zukunft.

10 Essstörungen und Ängste

Die Angst, weiblich auszusehen

Weibliche Formen, Kurven, Hüften und einen Busen, der den Namen auch verdient. Einerseits träumte sie davon. Sie schaute sich gerne die Hochglanzbilder von drallen Frauen in Zeitschriften an, die verführerisch lächelnd mit glänzender Haut, wohl gefülltem Dekolleté, einem Hintern und Hüften ihre Reize zeigten. Einmal in so ein Kleid passen. Einmal einen Busen haben. Sich einmal wie eine Frau fühlen.

Meistens schlug sie die Zeitschriften schnell wieder zu. Sie wusste, dass es ein Traum bleiben würde. Denn etwas in ihr sperrte sich dagegen. Etwas in ihr konnte dem Wunsch, sich eine weibliche Figur anzueignen, nicht nachgeben. Dabei wäre es so einfach gewesen: Mehr essen, weniger Sport, weniger kotzen. Doch das ging nicht. Die Gefahr, die mit weiblichen Kurven zusammenhing, war einfach zu groß. Zu deutlich waren ihr noch die Erinnerungen an den 23. November vor fünf Jahren im Kopf. Nie würde sie diesen Tag vergessen. Die Scham. Den Ekel vor sich selbst. Das Gefühl, selbst schuld gewesen zu sein. Sie war danach erst in eine Schockstarre verfallen. Wenige Tage später hatte sie wie in Trance ihren Job gekündigt, war in eine andere Stadt gezogen. Weit weg von den Eltern, der Schwester, von den Freunden. Sie wollte niemanden mehr sehen. Nur noch allein mit sich und ihrem Ekel vor sich selbst. Zur Polizei gehen? Sie wollte nicht darüber sprechen. Und überhaupt: Sie war doch selbst schuld daran. Hätte sie an jenem Tag nicht einen so kurzen Rock angehabt. Hätte sie die blonden Haare nicht offen getragen. Hätte sie sich nicht so stark geschminkt. Und hätte sie vor allem nicht mit dem Feuer gespielt und mit dem Onkel ihrer besten Freundin geflirtet. Sie musste zugeben, dass sie es genossen hatte, von einem reifen und, verheirateten Mann bewundert zu werden. Doch was danach kam, verschwand nur noch in einem Nebel vor ihren inneren Augen.

Sie schüttelte den Kopf. Nie mehr daran denken. Alles dafür tun, dass es nie mehr passieren würde. Sie band sich die Haare streng mit einem Haargummi zusammen und schnürte ihre Jog-gingschuhe. Sie ging jetzt nur noch ungeschminkt aus dem Haus. Je hässlicher sie aussehen würde, desto kleiner war die Gefahr, dass es wieder passieren könnte. Nur nicht weiblich aussehen. Nur nicht attraktiv wirken.

Sie arbeitete in einem Blumengeschäft als Floristin. Sie hatte darauf geachtet, in einem Beruf und Laden unterzukommen, in dem nur Frauen arbeiten. Sie wohnte in einem Haus, in dem außer ihr nur lesbische Pärchen lebten. Hier fühlte sie sich sicher. Mit Männern wollte sie nichts mehr zu tun haben. Das erste Jahr nach jenem 23. November hatte sie sogar die Straßenseite gewechselt, wenn ihr ein Mann entgegengekommen war.

Nun war es fünf Jahre her. Damals, als es passiert war, hatte sie eine Figur gehabt, um die sie viele beneideten. Körbchengröße B, Konfektionsgröße 36. Ihr passten alle schicken Kleider, sie mochte es, sich schick zu machen, sich zu schminken und zu pflegen. Sie flirtete gerne mit den Augen und ließ sich Komplimente machen. Ein paar Mal hatte sie auch Freunde gehabt – aber über Küsse und Schmusereien war sie nie hinausgegangen. Und jetzt? Sie wich Männern aus. Nie mehr würde sie einem vertrauen können und sich auf ihn einlassen können. Niemals so richtig fallen lassen kön-nen und sich in seiner Gegenwart entspannen.

Das hatte sie auch Ben deutlich gemacht. Ben war die Bedienung in der Bäckerei gegenüber vom Blumenladen, in der sie regelmäßig ein belegtes Brötchen für die Pause kaufte. Ben hatte sie schon mehrmals zu einem Kaffee eingeladen. Er hatte ihr geholfen, ein Regal von IKEA in ihrer neuen Wohnung aufzubauen. Er hatte ihr sogar schon gesagt, dass er sie sehr mochte. Daraufhin hatte sie ihn aus ihrer Wohnung geworfen.

Sie hatte dann wochenlang die Bäckerei gemieden. Bis sie sich eines Tages im Supermarkt zufällig wieder getroffen hatten. Sie schob gerade den Einkaufswagen vollgepackt mit Utensilien für ih-ren wochenendlichen Fressanfall durch die Gänge, als er plötzlich neben ihr stand. Er schaute auf ihren Einkaufswagen, dann auf sie. Es war eine angespannte Atmosphäre. Sie hätte weitergehen sollen. Doch etwas hielt sie zurück. Er brach schließlich das Schweigen und entschuldigte sich dafür, dass er das letzte Mal zu weit gegan-gen sei. Sie einigten sich darauf, Freunde zu sein.

Einmal hatte Ben sie auf ihr Essverhalten angesprochen. Warum sie tagsüber kaum etwas esse und beim Großeinkauf am Wochenende den Einkaufswagen voll mit Keksen, Schokolade und Schokoeis packe. Wie sie gleichzeitig so dünn sein könne.

Sie sagte ihm, das ginge ihn nichts an.

Leider fragte er nie wieder nach.

Menschen machten immer wieder die Augen zu, guckten weg. Jeder wählte den für sich einfachsten Weg.

Stumme Hilferufe blieben unerhört.

Sie hätte gerne mal über alles gesprochen. Darüber gesprochen, warum sie jeden Morgen zwei Stunden joggte und warum sie tagsüber so gut wie nichts aß außer rohem Gemüse, Magerjoghurt, Obst und manchmal eben einem Vollkornbrötchen in der Mittagspause. Warum sie abends nur Süßigkeiten aß. Warum sie sich manchmal danach erbrach. Warum sie am Wochenende ihren Gelüsten nachgab und wahllos alles in sich hineinstopfte, um danach auf der Toilette zu erbrechen.

Sie hielt ihr Gewicht im kritischen Untergewichtsbereich. Sie war abgemagert. Hatte keine einzige Kurve. Weder Taille, noch Po, noch Hüfte und nur noch einen kümmerlichen Rest von Busen. Nie drehte sich ein Mann nach ihr um. Gut so, sagte eine Stimme in ihr. Eine andere flüsterte: Eigentlich schade.

Sie vermisste die Bestätigung von früher, als die Männer ihr noch reihenweise hinterher gepfiffen hatten. Okay, da war Ben. Aber Ben war nur ein Freund. Und das war auch gut so.

Oder?

Doch gewiss. Denn mehr als einen Kumpel konnte sie nicht ertragen. Nicht seit dem 23. November vor fünf Jahren. Sicherheitshalber lief sie noch einmal zur Toilette. Sie hatte gerade ein Milchbrötchen gegessen, das Ben ihr rübergebracht hatte. Nicht dass das Brötchen noch auf ihren Hüften landen würde. Die Gefahr, was passieren könnte, wenn sie wie eine Frau aussehen würde, war zu groß. Leider.

Die Essstörung infolge eines sexuellen Missbrauchs

Ein Auslöser der Essstörung kann ein sexueller Missbrauch sein. Der Missbrauch kann in der Kindheit zurückliegen, in manchen Fällen geschah er erst später im Erwachsenenalter. Die Verwundung in der Seele ist unvorstellbar groß und viele Betroffene leiden ihr ganzes Leben lang darunter. Sie haben große Probleme, Nähe zu einem anderen Menschen, besonders zu einem Mann, wieder zulassen zu können. Sie fühlen sich unrein in ihrem Körper, spüren einen Schmutz, der sich auch durch mehrmals tägliches oder gar stündliches Duschen nicht mehr abwaschen lässt.

Ein Weg mit dem Missbrauch umzugehen kann darin bestehen, die eigene sexuelle Seite zu verneinen und alles Weibliche an sich selber abzulehnen. Dazu kann auch gehören, einen weiblichen Körper mit weiblichen Formen nicht zulassen zu wollen. Durch einen knabenhaft, kindlich wirkenden Körper kann die eigene (sexuelle) Rolle als Frau verdrängt werden.

Nicht wenige der betroffenen Frauen haben auch in einer Partnerschaft Probleme. Es muss nicht unbedingt sein, dass sie keinen Partner haben können; viele Frauen leben in einer Beziehung, haben jedoch Schwierigkeiten mit intimen Momenten und Berührungen durch ihren Mann. Das kann noch dadurch verstärkt werden, wenn die Frau neben dem erlittenen Missbrauch auch an einer Essstörung leidet. Typisch für viele Menschen mit einer Essstörung ist ohnehin schon, dass sie Nähe nur schlecht ertragen können und körperlichen Kontakt nicht zulassen wollen. Der Grund liegt auch hier darin, dass sie ihren eigenen Körper nicht mögen, manchmal geradezu hassen. Ein Teufelskreis, der sich fast nie ohne therapeutische Hilfe durchbrechen lässt.

Einen sexuellen Missbrauch können die wenigsten ohne professionelle Hilfe verarbeiten. Opfer einer Vergewaltigung können beispielsweise versuchen, in einer Traumatherapie ihre furchtbaren Erlebnisse aufzuarbeiten. Unter Umständen können sich die Bewältigung des Traumas und die innere Befreiung davon positiv auf das Essverhalten ausüben – andernfalls ist noch eine zusätzliche Therapie angezeigt, um sich von der Essstörung langsam wieder zu lösen.

Was Angehörige und Partner wissen sollten

Wenn von einer Essstörung betroffene Frauen absolut keine weiblichen Formen an sich zulassen können, dann kann (muss aber nicht!) es sein, dass sie Opfer eines sexuellen Übergriffs geworden sind. Wenn so eine Vermutung besteht, ist es wichtig, der Betroffenen immer wieder zu zeigen, dass man für sie da ist, ihr zuhören möchte und mit ihr zusammen alle guten und schlechten Zeiten durchstehen will. Vielleicht wächst daraus irgendwann das Vertrauen, dass sich der geliebte Mensch einem gegenüber offenbart.

Oft ist es jedoch so, dass das Opfer weder über seine Erlebnisse des sexuellen Missbrauchs noch seine Essstörung sprechen möchte. Als Partner sollte man zumindest im Falle der Essstörung von sich aus ein Gespräch suchen. Wenn man immer wieder merkt, dass nach dem Essen gleich die Toilette aufgesucht wird, Lebensmittel in der Serviette verschwinden oder liegen gelassen werden und das Gewicht bedrohlich niedrig wird, sollte man die Patientin behutsam und ohne anklagend zu klingen darauf ansprechen. Verständnis, Hilfsbereitschaft und Liebe sind Antworten und Reaktionen, die sich Betroffene dann wünschen. Auch Sorgen und Ängste können angesprochen werden. Was auf keinen Fall geäußert werden sollte, sind Vorwürfe, Worte der Verachtung oder des Ekels oder Beschimpfungen. Damit wird man nur eines erreichen: Die Betroffene wird sich noch mehr in sich selbst zurückziehen und ihr eigener Selbsthass und die eigene Selbstverachtung werden zunehmen. Eine gute Basis, an der Essstörung zu arbeiten, ist das gewiss nicht.

„Ja, ich kann!": Schritte hinaus aus der Essstörung

Einer Essstörung liegen fast immer Ängste zugrunde. Welche Ängste haben wir? In den folgenden Schritten wollen wir darüber nachdenken.

– Angst vor Kurven: Haben wir Angst, weiblich auszusehen? In diesem Fall hinterfragen wir, woran das liegt. Gab es in unserer Vergangenheit negative sexuelle Erfahrungen? Gar einen sexuellen Missbrauch? Manchmal kann so ein Erlebnis sehr weit zurück in der Kindheit liegen und schon völlig verdrängt worden sein. Gab es Momente, in denen wir uns in unserer sexuellen Rolle unwohl gefühlt haben? Haben wir als Kinder signalisiert bekommen, dass ein weiblicher Körper mit seinen Formen und Rundungen hässlich und ekelerregend sei? All das sind Verwundungen, die tiefe Spuren in der Seele hinterlassen können. Die

Essstörung ist nur ein äußerer Abdruck davon. Ohne die inneren Erlebnisse verarbeitet oder als Teil der eigenen Lebensgeschichte akzeptiert zu haben, können wir die Essstörung nicht loslassen. Erst müssen wir das Geschehene vollständig zurücklassen können und uns auf Neues einlassen wollen. Damit zeigen wir, dass wir von nun an kein Opfer mehr sind. Nur solange wir zulassen, dass andere Menschen und Erlebnisse aus der Vergangenheit Macht über uns haben, haben sie diese Macht auch. Wir können sie ihnen jederzeit entziehen. Nicht von heute auf morgen. Aber wir können es jeden Tag üben. Und damit beginnen wir nicht erst morgen. Sondern heute. Nicht später irgendwann. Sondern sofort. Jetzt, in dieser Sekunde, in diesem Moment soll unser neues Leben beginnen.

– Die Angst, zuzunehmen: Fast jeder von einer Essstörung Betroffene leidet unter ihr: Der Angst, dass die Zahl auf der Waage größer und die Hosen enger werden. Doch was ist – objektiv betrachtet – so schlimm daran, mehr zu wiegen? Warum sollen ausgerechnet wir uns nicht eine Freiheit nehmen können, die sich fast jeder andere herausnimmt? Ist es wirklich ein Zeichen von Stärke, sich selbst kaputt zu hungern, das eigene Leben aufs Spiel zu setzen und irgendwann wahrscheinlich auch an die Krankheit zu verlieren? Wenn es nur darauf ankommen würde, könnten wir es schneller haben, der Hungerstod ist einer der langandauerndsten. Tun wir also lieber etwas gegen unsere Ängste. Helfen können eine Körpertherapie, Bewegungstherapien, bei denen wir den eigenen Körper intensiv spüren, oder auch Bücher, die uns an Urängste heranführen, die hinter einer Essstörung stecken können. Ein viel gelesenes und empfehlenswertes Werk in dem Zusammenhang ist „Die Frau, die im Mondlicht aß".

– Sich das „Warum" vor Augen führen: Wir sollten uns nicht nur nach dem „Warum" unserer Ängste fragen, sondern auch nach dem „Warum" unserer Entscheidung, die Essstörung hinter uns lassen zu wollen. Wofür lohnt es sich zu leben? Wofür lohnt es sich, sich von dem Zwang und dem tyrannischen Regime der Essstörung loszumachen? Machen wir eine Liste mit Gründen, die für ein Leben ohne Essstörung sprechen. Diese Liste muss nicht an einem Tag vollendet werden. Hängen wir sie an einen zentralen Platz an die Wand und vervollständigen wir sie immer, wenn uns etwas einfällt, das unser Leben lebenswert macht. Hören wir damit nicht eher auf, bis die Seite voll ist.

– Keine Selbstvorwürfe, sondern nach vorne gucken: Rückschläge werden immer wieder vorkommen. Wer ständig an ihnen festhält, sich wieder und wieder fragt, warum er schwach geworden ist, dreht sich im Kreis. Wir alle kennen Momente, in denen es einfach mal nicht geklappt hat. Es muss dafür nicht immer konkrete Gründe geben. Manchmal waren wir einfach in einer Stimmung, müde vom Kämpfen und zugänglich für die Versuchungen eines Rückfalls. Gucken wir also lieber nach vorne anstelle zurück. Wie können wir es in Zukunft besser machen? Was können wir tun, wenn wir morgens schon merken, dass der Tag schlecht werden wird? Wie können wir uns ablenken, wenn wir auf der Arbeit nur Stress hatten und der Suchtdruck wieder spürbar wird? Wie werden wir in Zukunft reagieren, wenn wir alleine zu Hause sind und Langeweile haben? Merke: Wer sich Fehler verzeiht und einfach weitergeht, kommt schneller ans Ziel.

Fragen an Melanie (29 Jahre)

Melanie betrachtet sich heute als weitgehend symptomfrei. Ihr Rat im Kampf gegen Essstörungen: „Niemals aufgeben".

1.   Wie begann deine Essstörung?

Meine Essstörung begann bereits sehr früh. Meine Mutter war selber essgestört und hat mein Essverhalten von Anfang an stark kontrolliert. Es gab genaue Essensvorschriften, an die ich mich halten musste, und bestraft hat sie mich mit Essensentzug. Meine Mutter war so fixiert aufs Essen, dass sie auch mich schon früh zum Kalorienzählen anhalten wollte. Ich war neun Jahre alt, als das mein Essverhalten beeinflusste. Ich merkte, dass ich durch die Beschäftigung mit Essen meine Probleme verdrängen konnte. Mit 15 Jahren hatte ich die ersten Essattacken und nahm dadurch stark zu. Mit 16 begann ich zu erbrechen und verlor wieder an Gewicht. Das Ergebnis: Mit 19 war ich stark abgemagert. Anfang 20 steckte ich schließlich richtig tief drin in der Bulimie.

2.   *Was waren die Ursachen für deine Bulimie?*

Zum einen natürlich das Essverhalten meiner Mutter. Irgendwann musste das ja auf mich abfärben. Hinzu kam, dass mich der Freund meiner Mutter ein Jahr lang sexuell missbraucht hat. Was genau letztlich der Auslöser war, kann ich nicht sagen.

3.   *Wann hast du den Suchtdruck besonders gespürt? Was waren Anlässe für Essanfälle?*

Es gab bei mir eine Mischung aus geplanten Essanfällen und Essanfällen, die einen bestimmten Auslöser hatten. Auslöser waren häufig soziale Situationen, besonders, wenn ich mal wieder nicht „nein" sagen konnte. Das passierte oft in Beziehungen mit Männern. Ich sagte „ja" zu Dingen, die ich eigentlich (noch) nicht wollte. Danach ging es mir schlecht. Mein Ventil war die Bulimie. Auch Gefühle konnten Auslöser für Essattacken mit anschließendem Erbrechen sein. Erst geschah es nur bei heftigeren Problemen, um meine Gefühle zu betäuben, später reichten Kleinigkeiten aus wie eine Klausur, die nicht ganz wie gehofft gelaufen war. Manchmal passierte es auch aus Langeweile oder auch zur Entspannung bei großem Stress, um nichts mehr zu fühlen.

4.   *Wie war für dich zu jener Zeit der Umgang mit anderen? Wussten die Menschen in deinem Umfeld Bescheid?*

Meine besten Freunde wussten, was los war. Viele andere hingegen hatten überhaupt keine Ahnung. Ich hatte ja Normalgewicht, und Bulimie sieht man dem meisten Menschen ja nicht direkt an. Tagsüber habe ich sehr kontrolliert und meistens nur Salat gegessen. Wenn ich außerplanmäßig etwas essen musste, war das ein Problem. Oft passierte es dann, dass ich nach dem Motto „jetzt ist es eh schon egal" zu Hause weiteraß und aß. Danach folgte das Erbrechen. Vor anderen hatte ich aber nie einen Essanfall. Das passierte alles zu Hause.

Ich isolierte mich von anderen, worunter ich sehr litt. Mit einigen Mädels aus der Uni war ich aber dennoch befreundet. Mir gelang es, jeden Mittag mit ihnen in die Mensa zu gehen, dabei zu sitzen und nicht zu essen. Mit ihnen zusammen fühlte ich mich richtig wohl und das wollte ich auf keinen Fall missen.

5. *Bulimie kann eine kostspielige Angelegenheit sein. Belastete dich die Krankheit auch finanziell?*

Die erste Zeit ging es. Ich kellnerte viel und hatte keine Geldprobleme. Doch dann verlor ich irgendwann die Kontrolle. Kurz bevor ich in die Klinik kam, hatte ich kein Geld mehr auf dem Konto und habe trotzdem mit der Kreditkarte weiter eingekauft. Da habe ich zum ersten Mal Schulden gemacht. Ich war einfach total am Ende.

6. *Was war für dich der Auslöser, in die Klinik zu gehen?*

Ich hatte wie gesagt die Kontrolle verloren. Es war Ende 2006, als ich in die Klinik ging. Zu vor hatte ich seit mehr als einem Jahr massiv gegen die Bulimie angekämpft. Selbst mit therapeutischer Unterstützung hat es nicht geklappt. Ich blieb zwar mal längere Zeit symptomlos, doch dann ging es irgendwann wieder von vorne los. Hinzu kam, dass ich gar nicht mehr wusste, wie richtiges Essen überhaupt funktioniert. Ich hatte mir ja jahrelang alles verboten, hatte zum Beispiel Kohlenhydrate konsequent gemieden. Brot, Nudeln, das alles gab es für mich nicht. Der ständige Kampf gegen die Essstörung und das ständige Scheitern hatten mich zermürbt. Ich wurde depressiv. Ich war an einem Punkt angekommen, an dem es wirklich hieß: Jetzt Hilfe holen oder sterben.

7. *Gegen eine Essstörung zu kämpfen, ist ein langer, schmerzhafter Prozess. Warum ist es dennoch lohnenswert?*

Ich habe jetzt ein neues Leben. Es ist nichts mehr vergleichbar mit früher. Es ist war zwar ein unglaublich langer Kampf, der längst noch nicht für immer ausgestanden ist. Bei Krisen wird das wieder besonders deutlich. Doch es lohnt sich alles so sehr. Wenn ich nur an die vielen Freiheiten denke, die ich jetzt habe. Ich habe viele Freunde, einen festen Partner und ganz viel Kraft, meinen vielen neuen Interessen nachzugehen. Ich bin gesund, meinem Körper geht es gut, ich fühle mich in meinem Job und meinem Umfeld wohl. Ich denke nicht mehr ständig über mein Aussehen nach. Ich denke, ich bin jetzt in vielem richtig normal. Ein wahnsinniger Fortschritt.

8.	*Glaubst du, dass eine Essstörung irgendwann geheilt und für immer vorbei sein kann?*

Schwer zu sagen. In der Verhaltenstherapie habe ich zwar oft gehört: Haltet hier nur ein paar Monate durch und alles ist gut. Doch ich weiß: Nichts ist nach nur ein paar Monaten gut. Es können auch Monate, Jahre danach immer wieder Rückschlage eintreten. Das heißt aber nicht, dass dann alles verloren ist. Es heißt nur: Weiterkämpfen, jeden Tag aufs Neue. Man kann und muss lernen, mit Rückschlägen zu leben und sie sich zu verzeihen. Wichtig ist, dass man nie aufgibt.

Liebe Melanie, vielen Dank, dass du meine Fragen beantwortet hast. Ich wünsche dir weiterhin alles Gute und viel Glück im Leben.

11 Bei Gefühlen essen

Schokolade ist die beste Freundin

Sie lässt einen Keks nach dem anderen in ihren Mund wandern. Sie muss ihren Sieg feiern. Immerhin ist sie befördert worden und jetzt stellvertretende Filialleiterin in ihrer Bank. Sie gießt sich eine Tasse Tee ein und süßt das Getränk ordentlich mit Zucker. Sie liebt alles, was süß und sehr fettig ist. Leider sieht man das auch an ihren Hüften. Sie ist stark übergewichtig. Es hat bei ihr keine körperlichen Gründe. Nein. Sie isst immer dann, wenn sie starke Gefühle empfindet, wie eben jetzt Freude. Manchmal isst sie auch nur aus purer Langeweile, weil es gerade eh nichts Besseres zu tun gibt und sie keine unschönen Gedanken aufkommen lassen möchte. Essen lenkt ab. Dann isst sie auch wieder bei Frust, wenn die Arbeit auf ihrem Schreibtisch immer mehr wird, wenn sie sich mit ihrer besten Freundin gestritten hat oder wenn die Mutter nervt. Besonders dann. So war es ja auch schon in ihrer Kindheit gewesen. Wenn die Mutter einen ihrer Tobsuchtsanfälle gehabt hatte, hatte sie sich danach mit Süßigkeiten in ihrem Zimmer verkrochen, um die Wunden zu lecken.

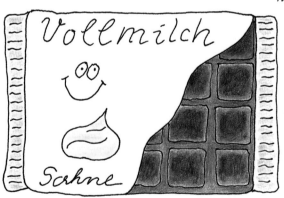

Heute isst sie außerhalb ihrer Ess-Sessions eigentlich so gut wie nichts. Morgens gibt es nur eine Tasse Kaffee, im Büro isst sie selten etwas zwischendurch. Mittags geht sie meistens mit einigen Kollegen in einer Kantine essen. Dort wählt sie Kalorienarmes wie einen Salat, ein dünnes Süppchen oder Kartoffeln mit Gemüse. Selten mal ein mageres Stück Geflügel oder Fisch. Wenn sie aber etwas im Büro aufregt, kann es passieren, dass

sie die Kontrolle über sich verliert. Für diese Fälle hortet sie einige Tafeln Schokolade in der Teeküche. Ihr Allerheiligstes ist nur für diese Krisensituationen da. Ansonsten würde niemand von ihrem Essverhalten in der Öffentlichkeit auf ihre Figur schließen können. Wenn, ja wenn da nicht die Abende alleine zu Hause und die Wochenenden wären. Dann nämlich sind anfallartig all die verbotenen Dinge erlaubt – manchmal geplant zu einem bestimmten Anlass, manchmal, weil ihr gerade danach ist.

Sie seufzt. Ihr Leben besteht fast nur aus Essen bzw. dem Vermeiden von Essen. Und dafür hasst sie sich. Sie hasst ihren Körper, der immer wieder nach größeren Kleidungsgrößen schreit. Sie hat schon viele Diäten ausprobiert, aber sie schafft es nicht, aus dem Kreislauf herauszukommen. Nach jeder Diät zeigt die Waage nur noch mehr an. Sie ist verzweifelt. Sie träumt davon, endlich mal richtig modische Sachen tragen zu können. Sie ist es leid, mit 29 Jahren ihren Körper immer nur in irgendwelche weiten Säcke hüllen zu müssen. Sie will attraktiv sein, sie will, dass sich Männer nach ihr umdrehen. Sie weiß auch, dass ihr das hohe Körpergewicht bedingt durch ihre Esssucht im Beruf hinderlich ist. Sie muss oft wichtige Verhandlungen und Kundengespräche führen. Ihre Vorgesetzte hat sie bereits mehrmals darauf sanft hingewiesen, dass sie mit einem bisschen weniger Gewicht auf den Hüften dieser Aufgabe besser gerecht werden könnte.

„Die Leute achten eben sehr auf Äußerlichkeiten", hatte sie gesagt. Und hinzugefügt: „Ich habe ja nichts gegen Übergewicht. Aber auf viele Menschen macht das einen Eindruck von Nachlässigkeit. Da aber gerade Geld Vertrauenssache ist, sollte man in unserer Position vertrauenerweckend aussehen."

Sie hatte den Wink verstanden. Wenn sie weiterhin zunehmen würde, könnte sie sich jede Hoffnung auf eine erneute Beförderung in der Bank schenken. Dann konnte sie froh sein, überhaupt schon so weit gekommen zu sein.

Sie wollte ja auch abnehmen. Schon allein wegen ihrer körperlichen Beschwerden. Kaum noch kam sie die Treppen zu ihrer Wohnung hoch, musste ständig anhalten, um Luft zu holen. Sie litt unter bedenklichen Blutzuckerwerten und Bluthochdruck.

Es gab so viele Gründe, endlich abzunehmen. Und doch war es so schwer. Was sollte sie denn dann tun, wenn sie sich nach einem langen Arbeitstag belohnen wollte? Mit was sollte sie sich trösten, mit *was aufmuntern, was sollte sie machen bei Langeweile, bei Wut, wenn es mal Ärger gegeben hatte? Was, wenn nicht essen? Sicher, es gab diese vielen Ratschläge. Eine Runde spazieren gehen. Schön, aber das machte erst recht Hunger. Ein gutes Buch lesen. Zum ge-nussvollen Lesen gehörte aber nun mal eine Tafel Schokolade. Ins Kino gehen. Auch keine Dauerlösung. Ein Bad nehmen. Und da-nach? Was, wenn der Ärger immer noch nicht verraucht war? Mei-stens führte kein Weg am Essen vorbei.*

Essen war ihr Mittel für alle Fälle. Es war Gift und Wohltat zu-gleich. Es war befriedigend und wohltuend, solange sie es essen konnte. Doch sobald sie aufgehört hatte zu essen, kam der Selbst-hass. Schon allein das – diese Angst vor dem mit Sicherheit auftau-chenden Selbsthass – ließ sie oft weiteressen, obwohl sie längst ge-nug hatte. Solange sie aß, war alles okay. Die bösen Gedanken, die ihr Nachlässigkeit, Disziplinlosigkeit und Verantwortungslosigkeit vorwarfen, konnte sie damit verdrängen. Solange sie aß, waren die Gedanken weg. Sie aß und stopfte, ohne Hunger zu haben. Zumin-dest keinen körperlichen Hunger. Der Hunger saß tief in ihrer Seele. Hunger nach Liebe, nach Anerkennung und dem Gefühl, gehalten und aufgefangen zu sein. All das, was sie in ihrer Kindheit nie hatte erleben dürfen.

Sie wusste, dass sie allein aus seelischem Hunger aß. Aber allein der Gedanke daran, dass sie so furchtbar einsam und allein war, ließ sie noch mehr essen. Ein Teufelskreis, der stets mit einem schlimmen Gewissen und Ekel vor dem Essen endete. Und dem Versprechen an sich selbst, es nie, nie mehr wieder so weit kommen zu lassen.

Esssucht und ihre Folgen

Obwohl Betroffene von Binge-Eating nicht dauernd zu viel essen, son-dern nur in Anfällen eine zu hohe Kalorienmenge aufnehmen, sind sie oft übergewichtig. Das verursacht bei den meisten Betroffenen gravie-rende Folgen für ihr Selbstwertgefühl. Die Seele der Patienten leidet. Sie fühlen sich den Essanfällen hilflos ausgeliefert. Manche Patienten verlieren dadurch auch in anderen Lebenssituationen allen Mut und verfallen in Antriebslosigkeit. Depressionen, Selbsthass und Ekel vor dem eigenen Körper können zu Lebensunlust führen. Schon Kinder mit Übergewicht bedingt durch Binge-Eating sind häufiger von Depres-sionen betroffen als schlankere Altersgenossen. Auch Zwangserkrankungen und Angststörungen können bei den Patienten auftreten. Zudem leidet die körperliche Gesundheit unter dem Übergewicht. Starkes Übergewicht gilt als ein Hauptrisikofaktor für die Entwicklung sogenannter Zivilisationskrankheiten wie Bluthochdruck, erhöhten Blutfettwerten und einer damit in Zusammenhang stehenden Gefäßverkalkung. Auch einen Diabetes soll Übergewicht begünstigen. Die ständige Überbelastung kann den Bewegungsapparat schädigen. Besonders betroffen sind davon die Gelenke an Knien und Hüften, ebenso die Bandscheiben an der Wirbelsäule. Einige Patienten leiden zudem an Atem- und Schlafstörungen. Die Folgen von Binge-Eating bedeuten für die Betroffenen also weitaus mehr, als dass sie nur unter ihrem äußerlichen Erscheinungsbild leiden.

Was Angehörige wissen sollten

Binge-Eating hat nichts mit Zügellosigkeit, Gier oder einem Sich-gehen lassen zu tun. Die Binge-Eating-Disorder ist vielmehr eine Krankheit, die vor allem psychische Ursachen hat. Ebenso wie Magersucht und Bulimie kann man sie als Hilfeschrei der Seele verstehen. Während jedoch die abgemagerten und zerbrechlich wirkenden magersüchtigen Patienten häufig besonders umsorgt und bemitleidet werden, empfinden viele Menschen für Binge-Eating-Betroffene höchstens Verachtung. Mit „Dicken" will man kein Mitleid und am liebsten auch nichts zu tun haben. Eine furchtbare, eine verletzende und absolut ungerechtfertigte Einstellung, die in unserer auf Äußerlichkeiten fixierten Gesellschaft aber leider viel zu oft Realität ist.

„Ja, ich kann!": Schritte hinaus aus der Essstörung

Menschen mit Binge-Eating-Disorder benutzen das Essen, um dadurch Leerstellen in ihrem Leben zu füllen. Sie haben Angst vor den eigenen Gefühlen oder vor bestimmten Situationen, mit denen sie nicht umgehen können. An diesen Auslösern der Essstörung können wir aber Schritt für Schritt arbeiten.

– Die innere Leere füllen: Hier kümmern wir uns um die Auslöser der Essanfälle. Treten die Essattacken bevorzugt dann auf, wenn Langeweile herrscht oder wir uns ablenken wollen? In diesem

Fall sollten wir uns andere Beschäftigungen suchen, mit denen wir uns die Zeit vertreiben können. Wer ein zeitintensives Hobby hat, hat weniger Gelegenheit, ans Essen zu denken. Empfehlenswert sind Beschäftigungen, bei denen die Hände etwas zu tun haben. Basteln, Malen, Stricken oder mit Ton arbeiten sind einige Möglichkeiten.

– Grenzen im Beruf setzen: Treten die Essanfälle vielleicht besonders oft dann auf, wenn wir vor einer bestimmten Aufgabe oder Herausforderung fliehen wollen, weil wir uns ihr nicht gewachsen fühlen? Hier sollten wir ganz klar für uns im Vorfeld Grenzen setzen. Was will ich? Und vor allem: Was will ich nicht? Wenn der Chef wieder eine unangenehme Arbeit auf uns abschieben will, sagen wir das nächste Mal freundlich aber bestimmt „Nein". Das kostet Überwindung. Aber: Die Folgen sind überhaupt nicht so schlimm, wie erwartet. Niemandem wird gleich gekündigt, wenn er klar Grenzen setzt. Oft bringt es einem sogar Respekt ein, auch mal „Nein" gesagt zu haben. „Ja-Sager" sind auf Dauer langweilig und werden kaum noch ernst genommen. Zudem haben wir durch das beherzte „Nein" vielleicht einen Essanfall vermeiden können. Einen Versuch sollte uns diese Aussicht auf jeden Fall wert sein. Und wenn es doch unangenehme Konsequenzen für uns haben sollte, dass wir Aufgaben, die uns überfordern oder belasten, nicht mehr annehmen wollen, dann sollten wir das akzeptieren und uns nach einem neuen Job umschauen. Das ist besser, als zu Hause ständig wieder in Essanfälle zu fliehen und dadurch noch mehr Respekt vor uns selbst zu verlieren.

– Stress vermeiden: Ebenso wie Überforderungen kann auch Stress ein Auslöser für Essanfälle sein. Stress lässt sich nicht immer vermeiden. Wir können aber daran arbeiten, wie wir ihn empfinden und wie wir damit umgehen. Autogenes Training, Muskelentspannungsübungen, Yoga, Meditationsübungen oder Fantasiereisen können dabei helfen. Sanfte Hilfe bieten auch pflanzliche Arzneimittel, Duftöle oder eine entspannende Massage.

– Angenehme Tätigkeiten: Wer dazu neigt, Siege und gute Stimmung mit Essanfällen zu krönen, sollte sich andere schöne Tätigkeiten suchen, bei denen er sich entspannen und feiern kann. Der Fantasie sind keine Grenzen gesetzt. Welche Tätigkeiten wir wählen, hängt von unseren zeitlichen, finanziellen und räumlichen

Möglichkeiten ab – und natürlich auch von unseren Vorlieben und Interessen.

– Am Essverhalten arbeiten: Essen ist es wert, dass wir es zur Hauptsache erklären. Kein Essen mehr nebenbei, kein Essen mehr beim Lesen oder Fernsehgucken. Essen soll von nun an bewusst und genussvoll vonstattengehen. Anstelle zu schlingen kosten wir den Geschmack des Essens voll aus. Wichtig ist auch, regelmäßig und ausreichend bis zum Sättigungsgefühl zu essen. Bevor wir außerhalb der Mahlzeiten etwas essen, sollten wir sicherstellen, ob wir wirklich Hunger nach Essen oder Hunger nach etwas anderem, zum Beispiel Anerkennung oder Gesellschaft, haben.

Interview mit Naemi

Naemie, 28, hat seit 17 Jahren ein auffälliges Essverhalten. Nach verschiedenen Formen des gestörten Essverhaltens leidet sie mittlerweile an der Binge-Eating-Disorder.

1. *Liebe Naemi, wie hat die Binge-Eating-Disorder bei dir angefangen?*

Als ich elf Jahre alt war, wurde meine Mutter sehr krank. Sie war oft im Krankenhaus und ich dann alleine. Die Zeit alleine habe ich genossen – mit viel Essen. Zu dieser Zeit habe ich das Essen aber noch richtig genießen können. Allerdings nahm ich zu und meine Mitschüler begannen mich wegen des Gewichts zu hänseln. Dann begannen die Diäten. Ich aß kaum etwas, aber an Tagen, an denen ich die Diät nicht durchhielt, „sündigte" ich nicht einfach nur. Nein, ich stopfte mich regelrecht voll, bis ich nicht mehr konnte. Ich meine, dass die Binge-Eating-Disorder erst mit den Diäten richtig angefangen hat.

2. *Wie äußern sich bei dir die Essattacken?*

Ich stopfe mich mit allen möglichen Nahrungsmitteln in wahnsinnigen Mengen voll. Ich denke, dabei komme ich gut und gerne auf den Kalorienbedarf mehrerer Tage. Am Anfang schmeckt mir das Essen noch, aber nachdem ich „satt" bin, geht es überhaupt nicht mehr um den Genuss. Es ist ein regelrechter Zwang: Alles was da ist, muss weg, auch wenn mir schon übel ist. Ich kann mich in solchen Situationen kaum kontrollieren. Ich denke, es ist wirklich so wie bei jemandem, der beispielsweise einen Waschzwang hat. Man könnte sich zwar theoretisch irgendwie zurückhalten, aber es kostet wahnsinnig viel Kraft.

3.   *Was sind typische Auslöser für deine Essanfälle?*

Natürlich ist es so, dass man, wenn etwas Schlechtes passiert ist, eher anfängt zu essen, so wie auch Alkoholiker und andere Süchtige mehr trinken und konsumieren, wenn sie Frust haben. Aber es kann auch in Situationen passieren, in denen es mir besonders gut geht, weil ich dann denke: „Ach Gott, ist doch jetzt nicht so tragisch, wenn Du Dich nicht zügeln kannst." Leider ist es bei mir schon seit Jahren so schlimm, dass ich überhaupt kein Essen mehr im Haus haben kann. Nicht einmal Mehl und Zucker – ich könnte mir ja irgendetwas backen. Wenn ich bei Freunden übernachte, kann ich mich zurückhalten, weil ich dort nicht an den Kühlschrank gehe. Aber bei meinem Freund oder meinen Eltern sind Ess-Anfälle vorprogrammiert.

4.   *Wie ernährst du dich außerhalb der Essanfälle? Eher kontrolliert oder relativ normal?*

Ich bin nicht wirklich übergewichtig, mein BMI liegt an der oberen Grenze des Normalbereichs, manchmal knapp darüber, aber ich empfinde mich trotzdem als wahnsinnig dick und unattraktiv. Darum bin ich eigentlich immer auf Diät und esse kaum etwas. Das befeuert die Essanfälle natürlich sehr, ich weiß das. Aber „normal" zu essen, kostet mich genauso viel Anstrengung, wie nichts zu essen. Es ist immer ein Zurückhalten des Essanfalls. Wenn ich versuche, normal zu essen, klappt das auch oft nicht, weil ich entweder denke „Heute hast Du die Diät ohnehin nicht geschafft, dann ist es eh egal" oder da jede Nahrungsaufnahme schlichtweg die Gefahr bedeutet, in einen Zustand zu kommen, mich nicht mehr kontrollieren zu können und weiteressen zu müssen. Für einen Alkoholiker ist kontrolliert trinken ja auch kaum möglich.

5. *Wie empfindest du Essen in der Gesellschaft? Kannst du gut in Restaurants gehen, mit Freunden zusammen essen?*

Das fällt mir nicht so schwer. Da dann der soziale Druck da ist, esse ich dort nur normale oder kleine Portionen. Oft auch nur Salate, obwohl die mir nicht schmecken.

6. *Was belastet dich an der Binge-Eating-Disorder am meisten?*

In erster Linie belastet es mich, dass ich nicht so schlank bin, wie ich es gerne wäre. Ich empfinde das emotional als Folge der Binge-Eating-Disorder, obwohl die Binge-Eating-Disorder eigentlich erst als Folge dieses Wunsches entstanden ist.

Was mich auch sehr belastet, ist, dass mir keiner die Binge-Eating-Disorder abnimmt. Ich habe einmal versucht, mit meinen Eltern zu sprechen – sie glauben, dass ich irgendwo im Internet etwas darüber gelesen habe und mir die Sache einrede.

Die meisten meiner Freunde verstehen nicht, wie sehr es ein Zwang ist. Da heißt es nur „Reiß Dich zusammen."

7. *Hast du Angst vor einer Frühverrentung/Berufsunfähigkeit wegen deiner Essstörung?*

Nein, aufgrund meines Gewichts und der Binge-Eating-Disorder nicht. Ich habe aber andere Krankheitsbilder, aufgrund derer ich das befürchten könnte.

8. *Meinst du, dass dein Leben besser wäre, wenn du schlanker wärst?*

Definitiv. Ich habe es als besser in vielerlei Hinsicht erlebt, als ich schlanker war. Und obwohl ich mich als aufgeklärten Menschen empfinde, der einen Menschen nicht aufgrund seines Gewichts beurteilt – ja nicht einmal nur schlanke Menschen ästhetisch ansprechend finde – bin ich doch auch nicht frei von der Reaktion „Oh wow, die hat aber abgenommen!", wenn jemand schlanker geworden ist, und auch nicht frei von einer gewissen negativen Wahrnehmung des Umstandes, wenn jemand zugenommen hat.

9. *Die Binge-Eating-Disorder ist vielmehr als „nur" Übergewicht. Wie würdest du die Krankheit beschreiben?*

Ständiges Zügeln des Verlangens. Eine große Anstrengung sich kontrollieren zu müssen. Andauernd.

10. *Wenn du einen Wunsch frei hättest – welcher wäre das?*

Trotz allem keiner, der mit meinem Gewicht in Zusammenhang steht – immerhin!

Liebe Naemi, vielen Dank, dass du meine Fragen beantwortet hast. Ich wünsche dir, dass all deine Wünsche für die Zukunft in Erfüllung gehen.

Im Supermarkt nur Teufelszeug

Im normalen Supermarkt würde sie nie einkaufen gehen. Allerhöchstens und im größten Notfall vielleicht etwas Bio-Obst oder Bio-Gemüse bzw. eine Tüte Bio-Milch mitnehmen. Alles andere dort ist ihr verdächtig. Ein Blick auf die Zutatenliste der Produkte genügt ihr, um ihren Verdacht zu bestätigen: Chemie und Zusatzstoffe ohne Ende.

Seit nun mehr zwei Jahren ist sie stolz darauf, sich ausschließlich gesund zu ernähren. Sie verbringt täglich bis zu fünf Stunden mit der Planung, Zubereitung und dem Einkaufen ihrer Lebensmittel. In Restaurants isst sie nie. Viel zu gefährlich. Bei Freunden? Zu den seltenen Treffen mit anderen Menschen nimmt sie sich eigenes Essen von zu Hause mit. Einige ihrer „Freunde" haben sich dadurch beleidigt gefühlt. Für sie ein Zeichen, dass das eh keine richtigen Freunde gewesen sein konnten. Die würden nämlich verstehen, dass sie sich nicht mit fremdem, schlechtem Essen „vergiften" will.

Zu den wenigen Freunden, die immer zu ihr gehalten haben, gehört Bea. Doch auch mit Bea gab es jetzt ein Problem: Bea wollte heiraten. Das war an sich nicht das Problem. Das Problem lag darin, dass sie eingeladen war zu der Hochzeit und Trauzeugin sein sollte. Eigentlich eine Ehre. Eigentlich. Aber es gab einen Haken: Bea hatte sie gebeten, sich nur dieses eine Mal nichts Eigenes zum Essen mitzubringen.

„Meine zukünftige Schwiegermutter würde das nicht verstehen."
Sie hatte ordentlich schlucken müssen aber trotzdem zugesagt.

Doch jetzt zu Hause, als sie gerade Möhrchen klein schnitt fürs Mittagessen, dachte sie noch einmal nach: War es Bea wirklich wert, dass sie wegen ihr ihre Gesundheit riskierte? Eigentlich nicht. Aber andererseits: Sie wollte Bea nicht verlieren. Sie waren immer durch dick und dünn gegangen. Bea war da gewesen, als sie an Magersucht gelitten hatte, Bea war ihr damals eine Stütze gewesen und auch heute war auf Bea immer Verlass. Bisher hatte Bea noch nie Anstoß daran genommen, dass sie sich absolut gesund ernähren wollte und für sie alles Essen auswärts einschließlich des Essens bei Freunden höchst verdächtig und daher zu meiden war.

Bea hatte es verdient, dass sie kommen würde.

Sie überlegte. Vielleicht könnte sie die Hochzeitsfeier doch auf sich nehmen. Das Mittagessen könnte sie ja vielleicht noch überstehen, wenn sie nur Salat essen würde. Anstelle mit Sekt oder Orangensaft würde sie mit Mineralwasser anstoßen. Das größte Problem würde wo anders liegen: Sie fürchtete die gewiss überaus reichhaltige Kaffee-Tafel. Die Hochzeitstorte. Buttercreme. Allein der Gedanke daran. Milliarden von trans-Fettsäuren. Eine Katastrophe für den Körper. Der Kuchen. Zucker, Schokolade, noch mal Zucker, weißes Mehl, noch mehr Zucker und Butter. Ein Horror. Und diesen Müll für den Körper sollte sie ernsthaft essen? Natürlich könnte es rein theoretisch auch Kuchen geben, der essbar wäre: Mit Vollkornmehl, natürlichen Gewürzen und Leinöl anstelle von Butter. So ein Kuchen wäre zwar immer noch schlimm. Aber er wäre längst nicht ein solches Desaster wie der Kuchen, den es höchstwahrscheinlich bei Bea gab.

Schließlich hatte sie die rettende Idee: Sie würde Bea einen Hochzeitskuchen als Geschenk mitbringen. Und den Rest von dem Essen würde sie auch überstehen. Bea zuliebe. Und bis dahin würde sie noch in vernünftigem Essen schwelgen können. Und so ging sie wieder zu ihrer Lieblingsbeschäftigung über: Sie fertigte einen Einkaufs- und Kochplan für den nächsten Tag an. Wie immer würde sie früh morgens aufstehen, mit einer Joggingrunde ihren Stoffwechsel in Schwung bringen, dann ihr Ballast-Müsli mit frischem Obst essen, anschließend zum Biomarkt fahren, um erntefrische Zutaten fürs Mittagessen zu kaufen. Zu Hause würde sie sich gleich daran begeben, das frische Gemüse zu putzen und zu zerkleinern. Sie würde einen Teller mit Rohkost zurückstellen und den Rest sanft im Dampf garen, so dass die Vitamine erhalten bleiben würden. Und dazu würde es ein Stück fetten Seefisch geben, der viele gesunde Fettsäuren enthält. Und danach,... Ihr ging es wieder gut. Morgen würde ein guter Tag werden. Den ganzen Tag würde sie damit verbringen können, gesund zu leben und gesund zu essen.

„Richtig essen"

Keine Frage: Eine gesunde Ernährung ist wichtig und erstrebenswert. Manche Menschen übertreiben es aber damit. Sie essen ausschließlich und nur noch das, was in der Wissenschaft gerade als gesund gilt. Appetit, Gelüste und kleine Sünden bleiben dabei auf der Strecke. Bei diesem Essverhalten, das teilweise schon als krankhaft, also als Essstörung eingeordnet wird, spricht man von Orthorexie. Orthorexie kommt vom griechischen *orthós* „der richtige" und *órexi* „Appetit" und beschreibt das zwanghafte Bestreben, sich so gesund wie möglich zu ernähren. Für die Betroffenen wird die Beschäftigung mit Nahrungsmitteln zur Obsession und sie ordnen alles andere, sprich Freunde, Familie oder Beruf, dem Thema „Essen" unter. Auch haben sie irgendwann im Tagesverlauf kaum noch Zeit für etwas anderes. Das Planen, Beschaffen und Zubereiten der Mahlzeiten nimmt nahezu ihre gesamte Zeit in Anspruch. Weiterhin beschäftigen sie sich eingehend mit aktuellen Erkenntnissen im Bereich Ernährung. Fertigprodukten, und seien es nur Gewürzmischungen für eine Suppe oder verarbeitetes Tiefkühlgemüse, misstrauen sie. Fast-Food, Süßigkeiten oder Brot vom normalen Bäcker (aus dem Supermarkt schon mal gar nicht!) meiden sie. Restaurant-Besuche, außer vielleicht in ganz ausgewählten Bio-Restaurants, kommen nicht infrage. Ein großes Problem für die Betroffenen ist es, etwas zu sich zu nehmen, das ein anderer, zum Beispiel die Mutter oder eine Freundin, zubereitet hat. Zu Einladungen, Treffen und Unternehmungen nehmen die Betroffenen bevorzugt ihr eigenes Essen von zu Hause mit. Viele gesellschaftliche Unternehmungen können gar nicht mehr mit ihnen zusammen stattfinden. Und es ist auch fraglich, wie viele Freunde es sich gefallen lassen wollen, wenn der Gast sich sein Essen stets selbst mitbringt.

Ob die Ernährungsweise vieler Orthorektiker überhaupt noch gesund ist, darf zumindest infrage gestellt werden. Nicht wenige der Betroffenen haben Untergewicht. Häufig sind es nämlich untergewichtige Magersüchtige oder Bulimiker, die die Essstörung zwar eigentlich hinter sich lassen wollen, dann aber zum orthorexischen Verhalten tendieren können. Untergewicht kommt ferner dadurch zustande bzw. bleibt dadurch erhalten, dass die orthorektische Ernährungsweise den normalen Kalorienbedarf nicht ausreichend decken kann. Wer sich fast nur von Gemüse, Obst, vollem Korn und gesunden Fettsäuren ernährt, nimmt nicht so schnell zu.

Essen sollte ohnehin nicht (nur) Wissenschaft, sondern vor allem Genuss sein. Und der bleibt bei Orthorektikern wohl so manches Mal auf der Strecke. Zu einem zufriedenen und ausgeglichenen Leben gehört eben nicht nur Disziplin, sondern gerade auch die ein oder andere kleine „Sünde" zwischendurch. Es tut einfach gut, ab und zu mal zu einem Riegel Schokolade, einem Stück Sahnetorte oder einer Tüte Chips zu greifen. Auf diesen Seelentrost müssen Orthorektiker immer verzichten. Es ist anzunehmen, dass dadurch ihre Lebensqualität und die Lebensfreude auf Dauer sinken. Und das völlig unnötigerweise. Denn wenn die Ernährung im Großen und Ganzen ausgewogen und gesund ist, sollte man sich auch ab und zu mal was gönnen dürfen. Es muss ja nicht gleich die 250-Gramm-Tafel Schokolade oder die XXL-Tüte Kartoffelchips sein.

Was Angehörige wissen sollten

Sich gesund ernähren zu wollen, klingt zunächst positiv. Viele Eltern mögen es begrüßen, wenn ein essgestörtes Kind wieder vermehrt essen will und nehmen auch die Bedingung in Kauf, dass es ausschließlich gesundes Essen sein soll. Doch auch dieses rein gesunde Essen kann krankhaft werden. Die Sucht verschiebt sich dann nur: Der Betroffene sucht jetzt nicht mehr die Lösung für seine Probleme, indem er hungert oder nach Essanfällen erbricht, sondern darin, zwanghaft zu kontrollieren, um sich ausschließlich „gesund" zu ernähren. Die zugrundeliegenden Auslöser – ungelöste Probleme und innere Krisen, für die der Patient keine Lösung weiß – bleiben ungelöst und dieselben wie vorher.

Darum gilt es für Angehörige genau zu beobachten: Isst jemand wirklich nur aus Gesundheitsbewusstsein so „gesund"? Kann er oder sie auch mal eine Ausnahme machen, beispielsweise bei Familienfeiern, Einladungen zu Freunden oder Unternehmungen? Blockiert die Beschäftigung mit gesundem Essen so sehr, dass er oder sie den Anforderungen des Alltags nicht mehr nachkommen kann? In extremen Fällen liegt auch bei der orthorektischen Ernährungsweise eine Essstörung vor, die es zu behandeln gilt. Merke: Essen ist eine schöne und sinnliche Angelegenheit, die nicht nur nebenbei geschehen sollte, sondern ruhig auch Hauptsache sein darf. Sie darf aber nicht die gesamte Denk- und Handelsweise eines Menschen bestimmen. Denn dann läuft etwas entschieden schief. Essen ist lebenswichtig. Aber Leben ist weit mehr als nur Essen zubereiten und planen.

„Ja, ich kann!": Schritte hinaus aus der Essstörung

Es ist nachvollziehbar, dass gerade Menschen, die ihren Körper jahrelang mit einer Essstörung wie Magersucht oder Bulimie gequält haben, jetzt das Bedürfnis bekommen, ihm besonders viel Gutes zu tun und sich nur noch gesund ernähren wollen. Wir sollten aber darauf achten, dass die Beschäftigung mit gesundem und „richtigem" Essen und scheinbar krankmachendem „falschem" Essen nicht zu viel Zeit in unserem Alltag in Anspruch nimmt. Es ist in Ordnung, wenn wir uns gerne ein schönes Abend- oder Mittagessen kochen. Fünf Mal am Tag in der Küche stehen, um alles frisch zuzubereiten, ist jedoch übertrieben.

– Unser Motiv ergründen: Seien wir ehrlich: Geht es uns wirklich nur darum, uns „gesund" zu ernähren? Oder wollen wir im Grunde nur wieder eine weitere Gewichtsabnahme bzw. einen Gewichtsstillstand im untergewichtigen Bereich bezwecken? Es ist klar, dass ein Teller Möhren-Sticks oder Paprika-Streifen weniger Kalorien hat als ein Eis oder ein Stück Kuchen als Zwischenmahlzeit. Gemüse dem Kuchen vorzuziehen, weil es gesünder ist, ist in Ordnung, wenn wir auch die Möhren genießen können. Täglich jedoch lustlos auf Rohkost herumzukauen und immer wieder auf all das verzichten, worauf wir wirklich Lust haben, ist falsch. Dadurch berauben wir uns unserer Lebensqualität und Lebensfreude.

– Kleine Sünden zulassen: Auch wenn es zunächst Überwindung kostet: Hören wir mehr auf unseren Appetit und geben wir Gelüsten ab und zu nach. Niemand wird krank, wenn er einmal ein Stück Buttercremetorte isst. Niemand bekommt gleich einen Diabetes, nur weil er einmal eine Tüte Gummibärchen auf einen Schlag geleert hat. Und niemand wird sofort „fett", nur weil einmal eine ganze Tüte Chips bei einem schönen Film dran glauben musste. Im Gegenteil: Solche kleinen Ess-Eskapaden dürfen sein und gehören zu einem glücklichen Leben dazu. Sie befriedigen unsere sinnlichen Bedürfnisse beim Essen und geben uns ein gutes Gefühl. Sie dienen dem reinen Genuss – und das reicht. Gesund müssen sie nicht auch noch sein.

– Die Freiheit auskosten: Viele Menschen mit Essstörung, die die extremsten Phasen ihrer Krankheit überwunden haben, genießen danach, wieder so viele Freiheiten beim Essen und im Alltag zu haben. Sie können nun mit Freunden weggehen und mit ihnen Mahlzeiten einnehmen, sie sind in der Tagesplanung flexibler geworden und können mit mehr Genuss essen. Warum sollten wir uns das wieder nehmen, indem wir uns jetzt obsessiv „gesund" ernähren wollen? Alles was zwanghaft ist, sei es zwanghaftes Hungern oder zwanghaftes Gesund-Essen, hat einen Krankheitswert. Genießen wir lieber unsere wieder gewonnene Freiheit nach der Essstörung und blockieren wir uns nicht mit einem krankhaften Streben nach nur „gesundem" Essen.

– Mut zur Sinnlichkeit: Kleine Essenssünden machen uns erst richtig sinnlich. Nicht umsonst ist Liebe und traute Zweisamkeit symbolisch mit vielen „verbotenen" Lebensmitteln verbunden. Auch die Werbung weiß, dass Sinnlichkeit und Essen einfach zusammengehören. Das romantische Pizzaessen zu zweit, die Sinnlichkeit beim Biss in ein knackfrisches Schokoladeneis am Stiel und sogar die gewöhnliche Margarine mit Sex-Appeal sind Beispiele, bei denen auch die Werbung an unsere genießerische Seite appelliert. Und denken wir immer an den Spruch: Wer nicht genießen kann, wird schnell ungenießbar.

Interview mit Estelle

Estelle litt an Magersucht. Mittlerweile hat sie die Krankheit dank der Hilfe ihres Freundes zum Teil überwunden. Die Angst vor Rückfällen bleibt jedoch bestehen.

1. *Welche Freiheiten hast du zurückgewonnen, nachdem du wieder angefangen hast, richtig zu essen?*

Vor allem bin ich wieder glücklicher geworden und sehe mein Leben mit ganz anderen Augen. Ich kann wieder alles machen, was ich möchte, und brauche nicht mehr meine ganze Freizeit damit zu verbringen, Kalorientabellen zu lernen und mir über alles einen Kopf machen zu müssen.

Und was das Schönste ist, ich mache wieder sehr viel mit meinem Freund zusammen, das ist das größte Geschenk der Welt. Ich bin nicht mehr schwach, könnte stundenlang rennen und nehme das Leben leichter. Durch die Überwindung meiner Magersucht habe ich eine völlig neue Lebensqualität erreicht, die ich nie mehr zu erreichen geglaubt hatte. Ich habe viel mehr Spaß mit meinen Freunden als früher. Die Magersucht nimmt einem sozusagen die Glückshormone, aber jetzt bin ich, so kann ich mit gutem Gewissen sagen, sehr glücklich.

2. *Was war für dich die Motivation, gegen die Krankheit anzukämpfen?*

Dazu möchte ich gerne eine kleine Geschichte erzählen: Als ich einmal mit meinen besten Freundinnen zelten war (damals war ich ungefähr 14 Jahre alt, und steckte sehr tief in der Magersucht), hatten wir abends Pizza bestellt. Alle freuten sich sehr, und bestellten große Pizzen mit Thunfisch, Salami oder Pilzen. Nur ich war natürlich wieder mal hin und her gerissen, da ich mir das eigentlich meiner Ansicht ja nicht erlauben konnte, ich war ja so dick (meiner kranken Meinung nach). Ich konnte nicht einfach nichts bestellen, deshalb nahm ich – wie auch nicht anders erwartet – eine kleine Pizza Margherita. Diese aß ich nachher natürlich nicht, sondern schob – wie ich dachte, unbeobachtet – immer kleine Stücke zurück in die Verpackung, so dass ich tatsächlich nur ein Viertel der kleinen Pizza gegessen hatte.

Später sprachen mich zwei meiner Freundinnen darauf an, dass ich so dünn geworden sei. Sie redeten schließlich alle mit mir. Ich hatte immer gedacht, keiner würde etwas merken, doch sie hatten wirklich Angst um mich, das merkte ich an diesem Abend deutlich. Sie waren alle am Weinen und haben mich angefleht, doch bitte etwas mehr zu essen, da sie solche Angst hatten, mich zu verlieren.

Da habe ich gemerkt, dass ich mich wirklich ändern muss.

Eine andere Motivation, mein Essverhalten zu normalisieren, war mein Freund. Wir sind zusammengekommen, als ich noch in der Magersucht steckte, er fand es nach sehr kurzer Zeit schon heraus, was ja auch normal ist, wenn man viel Zeit miteinander verbringt. Ich habe ihm dann alles erzählt. Auch er machte sich sehr große Sorgen, und hat oft geweint, weil er auch große Angst hatte.

Das konnte ich überhaupt nicht haben, da ich ihn total liebte (und immer noch liebe), und habe ihn gebeten, mir zu helfen, damit ich mein Essverhalten normalisiere. Das hat er auch mit so einer lieben Art gemacht, ich kann jetzt noch vor Freude weinen, dass ich ihn habe.

Er hat kleine Picknicke für mich vorbereitet, und an meinem Geburtstag ein Törtchen gebacken, das war so schön: Es war rosa, mit 3 Stöcken und kleinen Ballettschuhen drauf. Das hat mir total geholfen, und ich bin ihm sehr dankbar für alles, was er in dieser Zeit für mich getan hat.

3. *Magersucht kann den Körper nachhaltig schädigen. Hast/hattest du Angst vor Folgeschäden? Und wenn ja, vor welchen besonders?*

Ich persönlich habe von meiner Essstörung keine Folgeschäden davongetragen, wofür ich auch sehr dankbar bin, aber damals hätte es ja schon sein können.

Mir machte der Gedanke Angst, dass ich keine Kinder bekommen könnte, da ich aufgrund meines extremen Untergewichts meine Periode erst mit knapp 16 Jahren bekommen habe, als ich wieder etwas mehr wog. Ich bin zwar immer noch sehr dünn, aber mein Arzt meint, das ist okay, solange ich nicht hungere, denn ich war eigentlich schon immer dünn, und kann auch so viel essen, wie ich mag.

4. *Hast du eine Therapie gemacht? Und wenn ja, in wie fern hat sie dir geholfen?*

Ich war einige Zeit bei einer Psychologin, allerdings war diese nicht auf Essstörungen spezialisiert. Sicher ist es sinnvoll, eine Therapie bei einer Essstörung zu machen, doch mir hat das gar nicht geholfen. Bei mir ist es so, dass ich nicht gerne fremden Menschen persönliche Dinge von mir erzähle, und bei einer Therapie muss das eben sein. Ich habe mich immer verschlossen, weil die Therapeutin für mich überhaupt nicht vertrauenserweckend war. Einmal habe ich ihr am Anfang etwas anvertraut, und sie hat es direkt meiner Mutter und meinem Hausarzt erzählt, und das war für mich so ein Vertrauensbruch, dass ich von da an fast nur noch ausweichend geantwortet oder eben geschwiegen habe. Diese Psychologin war einfach nichts für mich, sie machte auf mich insgesamt einen sehr inkompetenten Eindruck. Ich habe mich dort nie wohlgefühlt. Dazu hat auch geführt, dass sie mich manchmal einfach ausgelacht hat, oder komische Kommentare von sich gegeben hat. Ein Rat von ihr war übrigens, dass ich ja mal mehr essen sollte, dann würde das wohl bestimmt besser werden mit meiner Essstörung. So etwas Unsinniges hatte ich noch nie gehört, als ob es so einfach wäre! Bestimmt gibt es auch Therapeuten, die gut bei Essstörungen helfen können, ich habe jedoch diese Erfahrung nicht gemacht.

5.   *Glaubst du, dass es eine endgültige „Heilung" von der Magersucht geben kann?*

So hart es auch ist zu sagen, ich bin nicht der Meinung, dass eine Magersucht komplett geheilt werden kann. Viele Magersüchtige erleiden Rückfälle, da kann schon eine kleine Schwierigkeit oder Krise wieder der Auslöser sein. Ganz von der Essstörung kommt man meiner Meinung nach auch nie weg, ich zum Beispiel vergleiche mich immer noch manchmal, wenn auch meistens unbewusst, mit anderen Mädels vom Körper her („die hat aber dünnere Beine als ich" etc.). Das ist schon so in meinem Denken verankert, dass es mir eigentlich überhaupt nicht mehr auffällt. Auch beim Essen im Restaurant oder mit Freunden überlege ich mir wegen der Kalorien schon mal zweimal, was ich nehmen soll. Ich bin jetzt aber schon so weit aus der Magersucht heraus, dass ich mich dann beherrsche und mir sage, dass so etwas Quatsch ist, und nehme dann das, worauf ich gerade mehr Hunger oder Lust habe.

  Auch bin ich immer noch nicht die große Esserin. Ich kann es überhaupt nicht ertragen, wenn ich mal mehr zunehme, und versuche das Gewicht, das vom Arzt als in Ordnung empfunden wird, zu halten. Das ist im Moment das höchste, was ich haben kann.

  Mir ist zu meiner Magersuchtzeit geraten wurde, meine Waage wegzuwerfen. Ich hatte mich zuvor immer sehr stark nach der Waage gerichtet. Wenn ich auch nur mal 100 Gramm mehr gewogen hatte, was ja nur eine normale Gewichtsschwankung ist, war für mich der ganze Tag gelaufen. Ich habe die Waage dann auch wirklich aus meinem Leben verbannt und kann nun ohne Waage die ganze Sache etwas entspannter angehen.

Liebe Estelle, vielen Dank für das Gespräch. Ich wünsche dir alles Gute und dass die Magersucht eine immer kleinere Rolle in deinem Leben spielen wird.

Essen kann so schwer sein. Zumindest für sie. Zwar ist sie mittlerweile so weit, dass sie sich an Lebensmitteln kaum noch etwas verbietet. Zumindest prinzipiell. Tatsächlich sieht es aber so aus, dass sie ausschließlich am Wochenende „sündigt" und Schokolade, Kekse und Co. relativ wahllos in sich hineinstopft. Sie verliert die Kontrolle aber auch an diesen Tagen nicht ganz. Meistens isst sie „vernünftig" bis zum Nachmittag. Um Punkt 17 Uhr beginnt dann ihre Süßigkeitenschlacht. Bis halb sechs. Danach trainiert sie und beruhigt damit ihr Gewissen.

Und der Rest der Woche? Da hungert sie. Sie hat zwar nicht ständig Magenknurren aber sie ernährt sich absolut kontrolliert. Nichts zwischendurch. Nichts „Ungesundes". Viel Obst, Gemüse und Magerquark. Alles, was den Magen füllt aber wenig Kalorien hat. Das Gefühl, satt zu sein und was Gesundes gegessen zu haben, lässt sie ihr Essverhalten verteidigen. Tief innen weiß sie aber, dass das, was sie tut, immer noch sehr „krank" ist.

Das gesunde Essen unter der Woche ist zum Wahn ausgeartet. Es wird nicht gegessen, worauf sie Lust hat, sondern das, was vom Nährwert und Kaloriengehalt her noch in den Tages- bzw. Wochentag passt. Zweimal in der Woche Fisch, dreimal täglich Milchprodukte, fünf Portionen Gemüse und drei Portionen Obst täglich. Frühstück fällt oft ganz aus.

So auch am letzten Mittwoch. Sie joggte ihre Morgenrunde und machte sich dann auf zur Uni. Sie war wie immer schwer bepackt mit einem Rucksack voller Bücher, einer Tasche mit drei 1-Liter Flaschen Wasser, um den Bauch zu füllen, und einer weiteren kleinen Tasche mit einer Tagesration an rohem Gemüse und Obst. Ein anstrengender Tag mit fünf Stunden Vorlesung, einem Seminar und drei Stunden praktischen Übungen lag vor ihr. Sie war müde. Erschöpft. Ihrem Körper fehlte jede Energie. In solchen Momenten hasste sie ihren Körper. Warum konnte er nicht einfach funktionieren? Ihr Magen knurrte. Sie ging weiter, obwohl ihr vor Erschöpfung fast die Beine wegknickten.

Sie kam an einer Bäckerei vorbei. Ein köstlicher Duft nach süßen Teilchen und frisch gebackenen Brötchen stieg ihr entgegen. Ihre Schritte wurden langsamer. Sie schaute ins Schaufenster. Goldgelbe Brötchen strahlten ihr entgegen, luftige Schokocroissants, frisch belegte Sandwiches und saftige Kuchenschnitten. Sie hätte wahllos alles sofort essen können. Dachte sie zumindest. Andererseits wusste sie, dass sie keinen Bissen herunterbekommen hätte. Die innere Blockade war einfach zu groß.

Außerdem würde es Geld kosten. Sie sah auf die Preisschilder. 35 Cent für ein Brötchen, 1,50 Euro für ein Kuchenstück? Ihre durch absolute Disziplin gezüchtete Genügsamkeit ließ ihren Körper von der Bäckerei weggehen. Innerlich stolz, Geld gespart zu haben. Nicht noch für eine Sünde Geld ausgegeben zu haben. Einige Schritte wollten leichter und beschwingter gelingen. Doch dann kam das Gefühl der Niederlage wieder in ihr auf. Krank. Du bist immer noch krank, schallte es in ihrem Kopf. Sie wusste, wie wahr dieser Satz war. Da half es auch nichts, dass sie überall stolz erzählen konnte, endlich wieder Schokolade und Eiscreme genießen zu können. Sie konnte es und konnte es wieder nicht. Sie konnte es am Wochenende, wenn sie in der Woche zuvor gehungert hatte und die Waage am Freitag wieder weniger angezeigt hatte. Dann und nur dann hatte sie sich ihre Süßigkeitenorgien „verdient".

Es gab nur Extreme: In sich hineinstopfen, ohne auf ein Sättigungsgefühl zu achten, wie an jedem Wochenende pünktlich um 17 Uhr nachmittags oder darben wie unter der Woche. Ausnahmen, Flexibilität, Spontanität? Unmöglich.

Einmal gingen im Seminarraum Süßigkeiten rum. Jemand hatte Geburtstag und zwei Dosen mit Toffee-Bonbons mitgebracht. Jeder nahm sich eins. Manche auch zwei. Auf den Tischen sammelten sich die bunten Papierchen von ausgepackten Bonbons. Am Wochenende, alleine zu Hause zwischen fünf und halb sechs hätte sie jetzt auch eins, wahrscheinlich sogar mehrere gegessen. Oder sogar die ganze Packung. Nicht aber an einem Wochentag und auch nicht hier. Hier ging es nicht. Hier hatte sie es sich ja nicht verdient. Hier konnte sie es nicht so genießen wie daheim. Außerdem war Süßigkeiten essen ja immer noch eine Sünde, ein Zeichen von Schwäche, da sie ihre Gelüste in diesem Moment gewähren ließ und nicht durch harte Kontrolle klein hielt. Vor anderen konnte und wollte sie dieser Schwäche nicht nachgeben. Vor anderen musste sie stark sein.

Sie griff in die Bonbon-Dose, als sie vor ihr stand und ließ das Bonbon sofort in ihre Hosentasche wandern.

„Magst du die Toffees nicht?", fragte das Mädchen, das neben ihr saß.

„Doch, ich hebe es mir für später auf", sagte sie. Der Blick der anderen verriet, wie merkwürdig sie das fand. Und auch sie fühlte sich schlecht. Sie wusste, wie komisch und absonderlich sie jetzt wieder gewirkt hatte. Kein Wunder, dass sie keine Freunde hatte.

Warum kann sie sich nicht jeden Tag ein bisschen was Süßes erlauben? Warum immer bis zum Wochenende warten? Es war die Angst. Die Angst, die Kontrolle zu verlieren. Denn wenn sie einmal angefangen hatte, aß sie schnell mehr und sogar eine ganze Tafel Schokolade auf einen Schlag reichte dann nicht aus. Danach verspürte sie immer noch Hunger auf mehr. Das kann man sich nicht jeden Tag erlauben.

Halt. Stopp. Sie KÖNNTE es sich erlauben. Sie SOLLTE es sich vielleicht sogar erlauben. Sie hatte ja immer noch Untergewicht.

Aber: Sie konnte nicht. Noch nicht.

Würde sie jemals wieder „normal" essen können? Normale Mengen, ohne zu übertreiben und ohne völlig zu verzichten? Vielleicht. Dafür müsste sie aber erst mal wissen, was „normal" ist. Ist es normal, wenn man eine ganze Tafel Schokolade auf einmal isst und danach noch Schokoladenkekse? Oder ist da schon die Grenze zur Esssucht überschritten? Wen kann man fragen, was normal ist? Die meisten Leute, die normal essen, machen sich darüber keine Gedanken. Wenn sie fragt, dann sagen die anderen Dinge wie „Ich esse so viel, bis ich satt bin". Was aber, wenn man jedes Hunger- und Sättigungsgefühl verloren hat? Sie wird nie satt. Sie könnte essen ohne Ende. Zu Buffets kann sie nicht gehen. Ent-

weder klammert sie sich an ihre Disziplin und isst nur ein bisschen Gemüse oder Obst oder sie isst und isst und nimmt sogar noch vom Nachtisch viel zu viel. Kalorien über Kalorien, die schwer auf ihrem Gewissen lasten.

Sie weiß, dass das kein Leben ist. Und manchmal fragt sie sich, was so schlimm daran wäre, ab und zu die Kontrolle zu verlieren und zu essen. Sie würde wahrscheinlich zunehmen. Und dann? Ist das schlimm? Ihr Verstand sagt „nein". Die Stimme der Essstörung, die sie immer noch nicht endgültig zum Schweigen hat bringen können, sagt „ja". Die Stimme ist stärker.

Ihr größter Alptraum: Einmal esssüchtig zu werden. Einmal dick zu werden. Dann doch lieber nichts essen, darben, alles kontrollieren. Auch wenn das kein Leben ist.

Einmal hat sie gelesen: Wenn du dich bei etwas gut gefühlt hast, was du getan hast, dann bereue es nicht. Sie fühlt sich gut, wenn sie ihre Süßigkeiten isst. Warum bereut sie es trotzdem?

Zwischen hungrig und satt gefangen

Wer längere Zeit eine Essstörung hat/ hatte, hat jedes Maß für ein gesundes Essverhalten verloren. Entweder wird bis auf wenige, erlaubte Lebensmittel jede Nahrungsaufnahme verweigert oder aber Essen wird wahl- und maßlos in sich hineingestopft und anschließend sofort wieder erbrochen, durch Training verbrannt oder das Gewicht mit Abführmitteln und Entwässerungstabletten gesenkt.

Sich vor jeder Mahlzeit das Essen durch exzessiven Sport verdienen zu müssen oder den ganzen Tag zu darben, um dann abends endlich mal etwas essen zu können; es läuft letzten Endes auf das gleiche heraus: Die große Lust aufs Essen ist da, gleichzeitig aber auch die Angst, die Kontrolle zu verlieren, wenn man eigentlich nur eine Kleinigkeit essen wollte.

Wer Jahre lang an einer Essstörung gelitten hat, weiß nicht mehr, wie sich ein „satt" oder ein „hungrig" anfühlen, oft kann er auch nicht mehr Hunger und Durst voneinander unterscheiden. Für die Betroffenen ist das mit großer Unsicherheit verbunden. Wann habe ich genug gegessen, wann sollte ich „satt" sein? Da das Sättigungsgefühl ausbleibt und sie beinahe ungebremst immer weiter essen könnten, essen viele (ehemals) Magersüchtige lieber zu wenig aus Angst, mehr zu essen, als die Menge, die zum unbedingten satt werden gereicht hätte.

Dass das Sättigungsgefühl verschwunden ist, liegt vermutlich daran, dass ein ausgezehrter Körper einen großen Nachholbedarf an Nährstoffen hat. Der Körper nimmt sich jetzt alles, was er nur bekommen kann. Für ihn ist es ein Kampf ums Überleben, weiß er doch nie, ob, wann und für wie lange die nächste Hungerperiode anstehen wird. Der Körper hat es bei einer länger andauernden Essstörung nicht nur aufgegeben, durch Hunger anzuzeigen, dass er Nährstoffe braucht, er hat aus reinem Selbsterhaltungstrieb auch aufgehört, ein Sättigungsgefühl zu erzeugen, das zu einem Stoppen der Nahrungszufuhr führen würde. Vor allem die Aufgabe des Hungers muss in der Zunehmphase die Uhr übernehmen. Sich zumindest am Anfang an festen Essplänen und der Uhr zu orientieren, stellt sicher, dass keine Mahlzeiten ausgelassen oder ignoriert werden. Im Gegensatz zu jenen, die überhaupt kein Hungergefühl mehr verspüren können, haben andere Betroffene ständig Hunger, Gelüste und Appetit, und zwar bevorzugt auf jene „verbotene" Lebensmittel, die sie sich so lange vorenthalten haben. Dazu zählen die bekannten Kalorienbomben wie Schokolade, süße Teilchen vom Bäcker, Kekse, Eiscreme, Fastfood etc. Einmal angefangen, verlieren selbst (ehemalige) Anorektiker leicht die Kontrolle und essen mehr als sie wollten. Schnell geht es in das Prinzip über: Jetzt habe ich eh schon mehr gegessen als das eine geplante Stück, jetzt kann ich auch noch mehr essen. Wenn die Tafel oder die Tüte dann aufgegessen ist, und sowieso schon der ganze Ernährungsplan verdorben, der Hunger aber immer noch da ist, dann wird oft noch eine Packung Kekse, Chips oder ähnliches hinterher geschoben. Nach der Fressorgie bleibt ein schlechtes Gewissen zurück und der Wunsch, das Geschehene rückgängig machen zu können. Häufig ist eine extreme Nahrungsdrosselung in den nächsten Tagen die Folge, um das Zuviel des einen Tages wieder auszugleichen. Die Gefahr, wieder extrem in die Magersucht abzugleiten, ist dann groß.

Einige Betroffene finden für sich eine andere Lösung. Sie leben in zwei Extremen: Die Woche (oder den Tag) über essen sie so gut wie gar nichts, am Wochenende (oder abends) dann große Mengen. Dahinter steckt auch wieder nichts anderes als die immer noch nicht überwundene Angst zuzunehmen, wenn immer frei nach Appetit und Verlangen gegessen wird.

Was Angehörige wissen sollten

Bei Menschen mit Essstörungen besteht ein wesentlicher Bestandteil ihres Wegs aus der Krankheit hinaus, dass sie wieder einen normalen Umgang mit Lebensmitteln erlernen. Zwanglos und unbelastet wird dieser Umgang wahrscheinlich nie mehr werden. Die Situation ist für viele Betroffene zu vergleichen mit der eines trockenen Alkoholikers, der sein Leben lang jeden Tropfen Alkohol meiden muss. Bei Menschen mit Essstörungen kommt erschwerend hinzu, dass sie ihr Suchtmittel, das Essen, nicht einfach meiden können, sondern sich Tag für Tag damit konfrontieren müssen.

Welche Portion ist „normal"? Was ist zu viel? Was ist zu wenig? Sieht man mir an, dass ich 500 Gramm zugenommen habe? Erscheine ich als gierig, wenn ich noch einen Nachschlag nehme? Darf ich jetzt einen Keks essen, obwohl die nächste Mahlzeit erst in einer Stunde geplant ist? Ich habe gerade eine ganze Tafel Schokolade auf einmal gegessen und hatte danach immer noch Lust auf Schokolade. Ist das schlimm? Habe ich die Kontrolle verloren? Werde ich dick, wenn ich das noch mal zulasse? Muss ich jetzt eine Stunde Sport treiben, um die Kalorien wieder los zu werden?

Viele dieser Fragen erscheinen lächerlich – zumindest aus der Position des Außenstehenden betrachtet, der sich über Essen keine großartigen Gedanken macht. Das alles sind aber Fragen, die Menschen mit einer Essstörung auf dem Weg zur Genesung sehr beschäftigen können. Es sind Fragen, die bei anderen Menschen höchstens vereinzelt auftauchen, in ihrem Leben aber keine große Rolle spielen. Bei Menschen mit Essstörungen bestimmen sie häufig die ganze Gedankenwelt. Zu groß ist die Unsicherheit beim Essen und die Angst, etwas falsch zu machen und von einer Essstörung in die nächste zu geraten.

Angehörige können unterstützend einwirken, indem sie immer wieder Mut zusprechen und sich die Fragen und Sorgen geduldig anhören. Wirklich helfen bei spezifischen Fragen können sie aber meistens nicht und sollten es auch nicht versuchen. Hier ist vielmehr eine ausgebildete Ernährungsberaterin oder ein ausgebildeter Ernährungsberater gefragt. Immens helfen können Angehörige jedoch mit viel Sensibilität und Verständnis im Alltag. Dazu gehört auch, bestimmte Kommentare zu unterlassen. Zu vermeiden sind Sätze wie:

- „Hast du zugenommen?"
  Für Menschen auf dem Weg hinaus aus der Essstörung ist dieser Kommentar eine direkte Konfrontation mit ihrer Urangst, „fett"

zu werden. Er kann schlimmstenfalls Ursache für einen erneuten Rückfall ins Hungern sein.

- „Dir hat's aber geschmeckt!"
So ein Kommentar bedeutet für Betroffene in ihrer von Askese geprägten Welt unter Umständen nichts anderes, als strafbar zu viel gegessen zu haben und zu gierig gewesen zu sein. Sie fühlen sich elend, werden wieder vom schlechten Gewissen geplagt und kommen sich wie ein Versager vor. Oft empfinden sie auch Wut auf die Person, die so etwas gesagt hat. Am Ende steht häufig, dass sie sich vornehmen, beim nächsten Mal kaum etwas zu essen.

- „Du hast ja richtig Figur bekommen!"
Im Grunde ist das als ein nettes Kompliment gemeint, zumal wenn ein Mensch, der eine Essstörung wie Magersucht hat, end-lich nicht mehr halb verhungert aussieht. Für den Betroffenen hört es sich aber so an: Man sieht bereits, wie gierig ich war. Man sieht mir an, dass ich über die Stränge schlage. Ich bin auf dem besten Weg, „fett" zu werden. Am Ende kann der Entschluss stehen, den eingeschlagenen Weg stoppen und wieder abnehmen zu wollen. Zu beachten ist auch, dass gerade die Angst vor einem weiblichen Körper mit seinen Rundungen ein ursächlicher Grund dafür sein kann, dass die Essstörung überhaupt erst ausgebro-chen ist.

Magersüchtige haben immer Angst, zu viel zu essen, mehr als vorge-sehen zu essen und damit aufzufallen. Magersüchtige auf dem Weg zur Genesung, die sich zum großen Teil immer noch über ihre Diszi-plin beim Essen definieren, brauchen oft weiterhin das Gefühl, sich selbst mehr beherrschen zu können beim Essen als andere Menschen. Angehörige sollten daher beachten, dass es gerade für noch instabile Betroffene eine immense Belastung ist, mit Menschen am Tisch zu sitzen, die aus welchem Grund auch immer (Krankheit, Diät, Appetit-losigkeit etc.) kaum etwas essen können oder wollen.

"Ja, ich kann!": Schritte hinaus aus der Essstörung

– Bilanz ziehen: Um herauszufinden, wie es um das eigene Essverhalten bestellt ist, sollten wir eine Woche lang alles, was wir
  essen und die damit verbundenen Gefühle aufschreiben. So ein
  Ernährungstagebuch kann helfen, das Essverhalten einmal objektiv zu betrachten. Entweder können wir es selbst versuchen zu
  beurteilen (genug über Lebensmittel wissen die meisten von uns
  ja eh) oder wir sprechen mit einer vertrauten Person, am besten
  natürlich einer Ernährungsberaterin darüber.

– Essen nicht vergessen: Wesentlicher Schritt, und das ist einer der
  schwersten Schritte auf dem Weg hinaus aus der Essstörung, ist
  regelmäßig über den Tag verteilt sinnvoll zu essen. Die deutsche
  Gesellschaft für Ernährung (DGE) und der "aid infodienst Ernährung, Landwirtschaft, Verbraucherschutz e. V." geben hier-
  zu Hilfestellungen und Empfehlungen. Wir können uns grob an
  ihren Ernährungsempfehlungen orientieren und beim "aid infodienst" auch auf einen Essensplan zurückgreifen, der uns zu
  einer ausgeglichenen Kalorienaufnahme anleiten kann. Diese
  Empfehlungen sollten aber nicht zu goldenen Geboten für uns
  werden, sondern Anregungen und Hilfestellungen darstellen.

– Sich auf sich selbst besinnen: Gerade beim Essen mag der Blick
  auf fremde Teller (und Portionen!) verlockend sein. Wenn wir
  gesund werden wollen, sollten wir uns das abgewöhnen. Nur
  weil die Dame am Nachbartisch ihren halben Teller voll lässt,
  heißt das nicht, dass wir drei Viertel zurückgehen lassen müssen,
  um "besser", das heißt disziplinierter und verzichtswilliger als
  sie zu sein. Hören wir nur auf uns: Schmeckt es uns? Würden wir
  gerne alles aufessen? Dann tun wir es doch! Ebenso in anderen
  Situationen. Wir wissen nicht, wie viel andere Menschen wann
  essen, also brauchen und sollten wir uns in einer punktuellen
  Situation auch nicht an ihnen orientieren. Im Gegenteil kann das
  sogar schädlich sein. Wenn es unserem Rhythmus entspricht, die
  Hauptmahlzeit mittags einzunehmen, sollten wir nicht mittags
  das Essverhalten eines Menschen nachmachen wollen, der zuvor ein großes Frühstück gegessen hat und auf den direkt nach
  dem Mittag bereits ein Stück Sahnetorte wartet. Jeder hat andere

> Essbedürfnisse und Vorlieben. Bleiben wir bei uns und unserem
> Rhythmus. Alles andere bringt uns nur durcheinander und kann
> zu einem Rückfall ins Hungern führen oder in einem unkontrol-
> lierbaren Essanfall enden.

Interview mit Diplom-Psychologe Andreas Schnebel, Gründer, Therapeutischer Leiter und geschäftsführender Vorstand von ANAD® e.V.:

1. *Lieber Herr Schnebel, Sie sind Gründer von ANAD® e. V. – Beratung und therapeutische Wohngruppen für Essstörungen. Können Sie uns bitte Ihre Einrichtung kurz vorstellen?*

ANAD® e.V. wurde 1984 von mir in München gegründet. Die ANAD® Beratungsstelle war damals eine der ersten Einrichtungen für Essstörungen in Deutschland.

Zehn Jahre später kamen die therapeutischen Wohngruppen für Mädchen ab zwölf Jahren, Frauen und Männer hinzu. Die Patienten leben rund sechs Monate lang bei ANAD® und werden intensiv therapeutisch von einer Ärztin, Psychologinnen, Ernährungstherapeutinnen und Sozialpädagoginnen rund um die Uhr und an sieben Tagen die Woche betreut. Während dieser Zeit besuchen die insgesamt rund 40 Patienten weiterhin die Schule, die Universität oder gehen ihrer Berufstätigkeit nach. Sie leben selbständig in ihren Wohngruppen, die nach Alter aufgeteilt sind, und werden täglich durch Einzel- und Gruppensitzungen therapeutisch betreut. Dieses Setting hat den Vorteil, dass das in den Therapien Erlernte gleich im Alltag umgesetzt und dann unmittelbar mit dem Bezugstherapeuten wieder besprochen werden kann. Da das interdisziplinäre Therapiekonzept in Deutschland einzigartig ist, kommen unsere Patienten aus dem gesamten Bundesgebiet, Österreich und der Schweiz. Aufgrund der jahrzehntelangen Erfahrung ist das Konzept evaluiert, sehr ausgefeilt und wird laufend den sich veränderten Bedingungen angepasst. So bietet ANAD® zum Beispiel eine spezielle Behandlungsmethode für Patienten mit der Diagnose Borderline-Persönlichkeitsstörung an und Fachübungsleiter im Sportklettern aus dem

Sozialpädagogischen Team ermöglichen es den Patienten, Klettererfahrungen zu machen, die einen therapeutischen Effekt zeigen.

2.   *Wie läuft der Alltag in den Wohngruppen ab?*

Der Alltag sieht natürlich für jeden Bewohner je nach Alter, Lebenssituation etc. anders aus. Nehmen wir beispielhaft eine 16-jährige Patientin, nennen wir sie Irene, die aus Essen stammt, hier in München das Gymnasium besucht und gerade erst zwei Wochen bei ANAD® lebt: Irene erscheint um 7:00 Uhr zum begleiteten Frühstück, d.h. sie isst zusammen mit anderen Patientinnen und einer Ernährungstherapeutin. Dabei ist sie in der Wahl der Lebensmittel selbstbestimmt, die für sie passenden Portionsgrößen kennt sie aus den Einzelsitzungen mit ihrer Bezugsökotrophologin. Dann macht Irene sich ihre Pausenbrotzeit – auch hier weiß sie genau, wie viel und was für Lebensmittel sie benötigt – und fährt zur Schule. Nach der Schulzeit richtet sie sich ihr Mittagessen selbst her oder hat begleitetes Mittagessen: Zusammen mit fünf anderen Patienten, einer Ökotrophologin und einer Sozialpädagogin wird gekocht, gemeinsam gegessen und danach auch wieder gemeinsam aufgeräumt. Das begleitete Essen findet für den einzelnen Patienten am Anfang häufiger statt, je nach Therapieverlauf und Aufenthaltsdauer dann immer seltener. Nach dem Mittagessen hat Irene Zeit für Hausaufgaben, Gespräche in der WG-Küche, Ausruhen – je nachdem, was sie möchte. An den Nachmittagen hat Irene dann einen Therapieplan, der pro Woche folgendes umfasst: Zweimal eine Therapiestunde bei ihrer Psychologin (bei akuten Krisen auch mehr) und eine psychotherapeutische Gruppensitzung, mindestens eine Stunde bei ihrer Ernährungstherapeutin und Sozialpädagogin. Hinzu kommen – je nach individuellen Erfordernissen und Wünschen – Ernährungsgruppe, Therapeutisches Klettern, Kunsttherapie u.v.m. Wöchentlich findet auch eine WG-Gruppe statt, in der nicht nur alles rund um das gemeinsame Wohnen, sondern auch die Freizeitplanung besprochen wird. Denn vor allem für die Wochenenden und die Schulferien bietet ANAD® ein vielfältiges freizeitpädagogisches Angebot. Abends gibt es wieder begleitetes Essen für Irene und dann gestaltet sie ihre Zeit bis zum Schlafengehen nach ihren Wünschen: mit den anderen Fernsehschauen oder Lesen auf ihrem Zimmer oder Freunde im Cafe treffen ...

3. *Sie bieten damit eine Behandlungsbreite, die individuell auf die Bedürfnisse jedes Patienten abgestimmt ist. Was sind im Einzelnen die Punkte, von denen Patienten durch dieses Konzept profitieren können?*

Die Kernpunkte der Therapie in den ANAD® intensivtherapeutischen Wohngruppen sind folgende:

✓ Alltagsnähe: Die Patienten sollen und können Schule, Beruf oder Praktika fortführen

✓ Intensive Begleitung rund um die Uhr

✓ Umfangreiches Therapie- und freizeitpädagogisches Angebot

✓ Qualitätssicherung und wissenschaftliche Begleitforschung

✓ Interdisziplinäres Team (Ärztin, Psychologen, Sozialpädagogen, Ökotrophologen)

✓ Pädagogische Betreuung: Lebenspraktische Unterstützung mit dem Ziel: selbstständige Lebensführung und -planung

✓ Psychotherapie: Verhaltenstherapeutisch-integrativer Ansatz

✓ Ernährungstherapie: Ernährungsplanung, bedarfs- und bedürfnisgerechte Ernährung und praktische Umsetzung

✓ stufenweise Verringerung der Betreuungsintensität im Laufe der Therapie

4. *Welche Patientengruppen wollen Sie mit Ihren Angeboten erreichen?*

Wir nehmen Mädchen ab zwölf Jahren (die natürlich eine weit intensivere Betreuung im Alltag bekommen als jemand mit 20 Jahren) und junge Frauen bis ca. 35 Jahren und Männer ab 18 Jahren auf, die an Magersucht, Bulimie, Binge-Eating oder psychisch bedingtem Übergewicht erkrankt sind. Die Patienten müssen wirklich etwas verändern wollen und die Bereitschaft haben, mitzuarbeiten. In der Regel setzen wir einen BMI von mindestens 16 voraus.

5. *Sie bieten auch Wohngruppen für Männer an. Was unterscheidet diese von Wohngruppen für weibliche Patienten?*

Das Therapiekonzept wurde in manchen Punkten angepasst, um den spezifischen Merkmalen von Männern mit Essstörungen gerecht zu werden. Grundsätzlich ist die Essstörungssymptomatik bei beiden Geschlechtern ähnlich, wobei man bei Männern häufiger stärkeren Bewegungsdrang und sportliche Aktivität vorfindet. Bei ihnen steht eher der muskulöse, durchtrainierte Körper im Vordergrund und nicht so sehr das absolute Körpergewicht wie bei Frauen. Dem unterschiedlichen Körpererleben, den generellen Geschlechtsunterschieden in der Sozialisation und den verschiedenen Anforderungen an Männer und Frauen in der Gesellschaft wird in der Therapie bei ANAD® natürlich Rechnung getragen.

6. *Welche Erfolge kann Ihr Programm bei den Patienten erzielen?*

Seit Jahren sind die ANAD® Wohngruppen in verschiedene und umfangreiche Evaluationsprojekte eingebunden. Zusammenfassend kann man sagen, dass sich signifikante Verbesserungen in der störungsspezifischen, aber auch der störungsübergreifenden Symptomatik zeigen.

7. *Bieten Sie auch eine Nachsorge nach den sechs Monaten des betreuten Wohnens an?*

Ja, einerseits haben wir einen Internet-Chat und dann sind wir gerade dabei, Einzelbetreutes Wohnen zu etablieren. Das bedeutet dann, dass die Patientin zwar auszieht aber wöchentlich mehrere Termine mit ihrer Sozialpädagogin hat. Diese hilft, mit allen Belangen des Alltags zurecht zu kommen. Außerdem kümmern wir uns schon vor dem Auszug der Patienten darum, wo sie nach ihrer Zeit bei ANAD® wohnen werden, wie sie sich finanzieren etc. und empfehlen – wenn notwendig – einen geeigneten ambulanten Psychotherapeuten zur weiteren Unterstützung.

Sehr geehrter Herr Schnebel, ich bedanke mich sehr für das Interview und wünsche Ihnen und ANAD® e. V. alles Gute für die Zukunft.

Unangebrachte und verletzende Bemerkungen aus dem Umfeld

Hast du zugenommen?

„Dir hat's wohl gut geschmeckt in der letzten Zeit." Mit diesen Worten wurde sie von der Mutter begrüßt, als diese ihr die Tür öffnete. Am liebsten wäre sie gleich wieder heimgefahren. Typisch. Da sahen sie sich das erste Mal nach drei Monaten und bereits mit dem ersten Satz war für sie der Besuch schon verdorben.

Warum nur musste die Mutter ihr so wehtun?

Für Menschen mit Essstörungen, speziell der Magersucht, ist in ihrer Denkweise jedes zugenommene Gramm Körpergewicht ein Versagen. Sie fühlen sich schlecht, undiszipliniert und nicht wenige verachten sich in solchen Momenten zutiefst. Auch wenn die Magersucht oder Bulimie schon eine Zeit zurückliegt, die alten Denkmuster bleiben noch lange bestehen. Auf ihr Gewicht möchten die wenigsten angesprochen werden. Und im Prinzip ist es doch selbstverständlich: Wer würde schon eine gesunde Frau einfach so auf ihr Gewicht ansprechen? Bei Menschen, die auf dem Weg zur Genesung von einer Essstörung sind, sollte man das erst recht nicht tun!

„Du kotzt ja eh alles wieder aus!"

Die Mutter hatte ihr zuliebe ihr Lieblingsessen gekocht. Es schmeckte ihr auch wirklich gut und sie aß die ganze Portion auf. Danach fühlte sie sich unangenehm voll. Sie fasste sich mehr zufällig als gewollt an den Bauch. Die Mutter stöhnte auf. „Was ist los?", fragte sie, durch das Stöhnen der Mutter verunsichert. Die Mutter lachte verächtlich. „Na los, renn schon zum Klo. Ich merke dir doch an, dass du wieder kotzen willst." Sprachlos sah sie die Mutter an. Ans

Kotzen hatte sie gar nicht erst denken wollen, geschweige denn es tun. Doch wenn die Mutter eh schon damit anfing...

Auch wenn sich die Unterstellung „Du kotzt eh alles gleich wieder aus" in der Vergangenheit nur zu oft als wahr erwiesen hat, ist ein solches Pauschalurteil unangebracht. Menschen mit Bulimie kämpfen nach fast jeder größeren Mahlzeit gegen das Bedürfnis an, sich zu erbrechen, tun es aber bei weitem nicht immer. Ihnen aber genau das zu unterstellen, kommt einer Verachtung des Kampfes gleich, den sie viele Male am Tag mit sich selbst ausfechten müssen.

„Du meinst es doch nicht ernst!"

Diesmal wollte sie es endlich schaffen. Endlich für immer aufhören zu erbrechen. Drei Tage hatte sie schon durchgehalten. Doch als sie am nächsten Morgen aufstand, merkte sie gleich, dass es ein blöder Tag werden würde. Sie hatte Kopfschmerzen, ein Pickel spross frisch auf ihrer Stirn und sie fühlte sich miserabel. Nach dem Mittagessen gab sie den Kampf auf und rannte zur Toilette. Als sie später am Tag noch mal in die Küche kam, schrie die Mutter sie an: „Ich bin es so leid, dass du mich immer nur anlügst. Redest immer groß, dass du dich nie mehr erbrechen willst und tust es dann doch wieder. Du weißt gar nicht, wie weh du mir damit tust." Danach zündete sich die Mutter eine Zigarette an. Sie hatte das Rauchen eigentlich vor einem Monat aufgegeben. Zum dritten Mal in diesem Jahr.

Angehörige können manchmal das Gefühl bekommen, dass die Erkrankten ihnen nur etwas vormachen, wenn sie sagen, dass sie gesund werden wollen. Natürlich kann dieser Gedanke naheliegend sein. Nur um seine Ruhe zu haben und einen guten Willen zu zeigen, hat vielleicht auch schon der ein oder andere Betroffene angekündigt, sein Essverhalten zu ändern. Doch auch wenn es solche Schein-Entscheidungen gibt, in vielen Fällen meinen es die Patienten wirklich ernst. Es ist oft hochmotiviert auch nicht allzu schwer für sie, die ersten Tage durchzuhalten. Doch spätestens, wenn die Hose kneift oder der Zeiger auf der Waage weiter nach rechts wandert, die anfängliche Unterstützung der Familie wieder etwas nachlässt und die Alltagsprobleme einen einholen, ist die Rückfallgefahr sofort wieder da. Das ist aber nicht nur bei einer Essstörung so. Auch jeder Raucher weiß genau, dass in angespannten Situationen selbst bei den besten Vorsätzen der Griff schnell wieder zum Glimmstängel zurückwandert.

Essanfälle

Essanfälle sind bei allen Bulimikern gefürchtet. Meistens folgt ihnen das leidige Erbrechen und das Gefühl, unendlich versagt zu haben. Doch wie kann man sie abwenden? Einen goldenen Schlüssel dazu gibt es sicherlich nicht. Jeder Betroffene muss für sich selbst eine Methode entwickeln, sich von dem Suchtdruck abzulenken. Diese Schritte können helfen:

– Gar nicht erst in Versuchung geraten: Ein Essanfall kann nur geschehen, wenn auch das entsprechende Essen in Fülle im Haus ist. Daher: Nur mit Einkaufsliste und nie hungrig in den Supermarkt gehen. Den Einkauf notfalls abbrechen, wenn man merkt, dass man die Kontrolle verliert. Es hilft auch, nicht alleine, sondern nur in Begleitung, zum Beispiel von der Mutter, einer Freundin etc., einkaufen zu gehen.

– Ablenkungsmanöver, wenn „er" kurz bevor steht: Jedem hilft hier etwas anderes. Beispiele sind lesen, die Gefahrensituation verlassen, aus dem Haus gehen, spazieren gehen (ohne Geld!), andere Leute treffen, ein heißes Bad nehmen, Sport machen etc. Die Möglichkeit ist freilich da, dass sich durch solche Ablenkungsmanöver der Essanfall nur auf später verschieben, nicht aber vermeiden lässt. Selbst der längste Spaziergang muss irgendwann zu Ende gehen. Mit etwas Glück hat man aber zwischenzeitlich den Kopf so frei bekommen, dass der Rest-Druck ertragbar ist.

– Grundsätzlich: Essen zur Regel machen: Wer regelmäßig isst, verringert die Gefahr, dass ein Essanfall entsteht. Fasten, Dinge essen, auf die man keine Lust hat, nur weil sie wenige Kalorien haben, das alles lässt den Blutzuckerspiegel absinken und vergrößert die Gefahr möglichen Heißhungers. Drei Hauptmahlzeiten und zwei Zwischenmahlzeiten sollten daher zur Gewohnheit werden. Bei den Zwischenmahlzeiten darf es ruhig etwas Gesundes sein, das gut satt macht. Eine Portion Obst ist ebenso geeignet wie Fingerfood bestehend aus klein geschnittenem Gemüse, ein Joghurt, eine Handvoll Nüsse oder einige Vollkornkekse.

Achtung: Weiterlesen verboten

– Verlockungen den Reiz nehmen: Wenn Sie hier immer noch weiterlesen, haben Sie gerade ein Verbot überschritten. Überprüfen Sie sich selbst: Sind Sie nicht gerade besonders neugierig, was jetzt kommen mag, dass es sogar „verboten" ist weiterzulesen? Dann haben Sie gerade an sich selbst erlebt, wie das Verlangen nach etwas durch ein Verbot nur noch ansteigt. Das gleiche gilt für Lebensmittel. Wenn alles Süßes verboten ist, können wir oft an nichts anderes mehr denken. Der nächste Essanfall lässt dann nicht mehr lange auf sich warten. Daher: Verbote gehören verboten. Alles ist erlaubt – in moderaten Mengen natürlich. Legen wir uns eine Wochenration an unseren Lieblingssüßigkeiten und Naschereien an, von denen wir täglich ein bisschen nehmen dürfen.

– Tagebuch führen: Wenn wir ein Tagebuch darüber führen und aufschreiben, wann und in welchen Situationen es zu Essanfällen kommt, können wir die Auslöser besser erkennen. Wenn wir erst die Auslöser genauer kennen, können wir sie auch effektiver meiden.

– Triggern auf die Spur kommen: Treten Essanfälle gehäuft auf, wenn wir bestimmte Gefühle wie Wut, Traurigkeit, Angst, Einsamkeit oder Langeweile empfinden? Dann besteht der erste Schritt darin, dass wir nach Auslösern für diese Gefühle suchen. Was macht uns wütend? Wann fühlen wir uns hilflos? Warum haben wir das Gefühl, einsam zu sein?

Bei tiefliegenden Problemen, für die wir keine Lösung wissen, sollten wir uns Hilfe suchen. In der Akutsituation kann es helfen, bei einem Kummertelefon anzurufen (einige Nummern sind im Anhang). Damit es uns dauerhaft besser geht, sollten wir die Hilfe von einem professionellen Psychotherapeuten in Anspruch nehmen.

Nervosität, Anspannung und Co

Bestimmte negative Gefühle erhöhen die Gefahr für einen Essanfall oder einen Rückfall in die Magersucht. Wer dazu neigt, sollte einige der folgenden Techniken ausprobieren, um zu erproben, wie er seine Gefühle am besten bewältigen kann.

1. Autogenes Training

Kurse für Autogenes Training werden an fast jeder Volkshochschule angeboten. Wer es sich selbst beibringen will, kann es mit einem guten Ratgeber versuchen.

Entwickelt hat das autogene Training der Neurologe Johannes Heinrich Schultz (1884–1970). Bei diesem Verfahren geht es darum, dass man sich selbst in einen hypnoseähnlichen Zustand versetzt, dadurch abschalten und zur Ruhe finden kann. Eingesetzt werden zur Autosuggestion Formeln wie „Mein Arm ist schwer", „Mein Körper ist schwer", „Mein Arm ist warm", „Mein Herz schlägt ruhig und gleichmäßig", „Mein Atem ist ganz ruhig" etc. Wer in der Technik geübt ist, dem gelingt es schneller, sich in den Entspannungszustand zu versetzen. Die innere Ruhe, die während der Übungen erzielt wird, hat einen Langzeiteffekt. Wer regelmäßig autogenes Training betreibt, erlangt eine dauerhafte innere Ruhe, mehr Ausgeglichenheit und ein gesteigertes psychisches Wohlbefinden. Da man für autogenes Training weder eine besondere Ausrüstung noch körperliche Beweglichkeit oder Ausdauer benötigt, ist es im Grunde für jeden geeignet.

2. Atementspannung

Bei dieser Entspannungstechnik wird durch bewusstes Atmen der körperliche und seelische Stress reduziert. Die Methode basiert darauf, dass wir in Stresssituationen schneller und flacher und vorwiegend oben in der Brust statt in den Bauch atmen. Das ist eine Folge davon, dass sich unser Körper bei Stress in Alarmbereitschaft befindet. Gegensteuern können wir durch die Atementspannung: Wir nehmen eine entspannte Sitzposition ein und atmen bewusst ein und aus. Wir konzentrieren uns dabei auf die einzelnen Atemzüge und achten darauf, tief in den Bauch hin einzuatmen. Wir nehmen bewusst wahr, wie sich unser Bauch bei jedem Atemzug vor- und zurückwölbt, sich hebt und senkt. Wir beruhigen damit nicht nur unsere Atmung, sondern über sie auch Muskeln, Blutdruck und Puls und fühlen uns danach körperlich entspannter. Der Vorteil dieser Entspannungstechnik: Sie lässt sich schnell und überall durchführen – ob im Auto, in der Bahn oder im Büro. Eine Kraftoase, die uns jederzeit zur Verfügung steht.

3. Yoga

Die indische Lehre Yoga beinhaltet neben geistigen Übungen wie Meditation auch körperliche Übungen. Ursprünglich diente sie zur Selbstvervollkommnung des Individuums. Heute liegt Yoga nicht nur bei vielen Prominenten im Trend und das nicht ohne Grund. Die Übungen haben nachweislich positive Effekte sowohl auf die physische als auch auf die psychische Gesundheit. Yoga aktiviert und trainiert Körpersysteme wie den Gleichgewichtssinn, die Flexibilität und die Muskelausdauer. Auf viele Menschen haben die Übungen eine entspannende und ausgleichende Wirkung und wirken Stress entgegen. Bei Krankheitsbildern wie nervösen Beschwerden, Schlafstörungen, chronischen Kopfschmerzen oder Rückenschmerzen lassen sich durch Yoga Besserungen erzielen. Kosten für Yogakurse werden unter bestimmten Umständen sogar von den Krankenkassen übernommen.

4. Progressive Muskelentspannung

Diese Entspannungstechnik geht auf den amerikanischen Psychologen E. Jacobson zurück, der sie in den frühen 30er-Jahren des letzten Jahrhunderts begründet hat. Die Technik basiert auf einer willkürlichen Entspannung der wichtigsten Muskelgruppen, wodurch es zu einer verbesserten Körperwahrnehmung kommen soll. In der Langform umfasst das Training 19 Übungen, die Kurzform beinhaltet immerhin noch 10–12 Techniken. Bis zu 20 verschiedene Muskelgruppen werden dabei angesprochen. Die Übungen beginnen mit einer Muskelanspannung, die gehalten und bewusst wahrgenommen werden soll. Danach wird die Spannung gelöst, wobei man sich wieder auf die Empfindungen in dem jeweiligen Muskel konzentriert.

Eine Vielzahl von Studien hat positive Effekte der Progressiven Muskelentspannung zur Vermeidung und Bekämpfung von Spannungszuständen wie Stress aber auch bei Ängsten und Phobien festgestellt.

5. Breema

Breema ist ein traditionelles kurdisches Verfahren und dient dazu, die vollkommene Harmonie von Körper, Geist und Seele zu erlangen. Ziel der Entspannungstechnik ist es, jeden Moment des Lebens bewusst zu genießen und damit Gefühle von Glück und Zufriedenheit bewusst zu erleben. Die Methode basiert auf einer Kombination aus sanften Bewegungen und rhythmischen und spielerischen Elementen. Es geht darum, den Körper bewusst wahrzunehmen und eine Verbindung mit ihm herzustellen. Dadurch soll Entspannung eintreten und eine freundschaftliche Beziehung zum eigenen Körper aufgebaut werden. Breema kann man alleine oder mit einem Partner durchführen. Bei den Übungen soll man sich entspannen und loslassen.

6.   Qigong

Bei der chinesischen Meditations-, Konzentrations- und Bewegungsform wird eine Harmonisierung von Körper, Geist und Seele angestrebt. Qigong kommt vom chinesischen *Qi,* was so viel wie Atem oder Energie bedeutet, und von *Gong,* was für Arbeit, Fähigkeit und Können steht. Übersetzen kann man Qigong mit „Arbeit am Qi" oder „Fähigkeit, mit Qi umzugehen". Die Technik basiert auf Atemübungen, Körper- und Bewegungsübungen, Konzentrationsübungen und Meditationsübungen. Durch sie soll das Qi angereichert und harmonisiert werden. Am Ende soll der Mensch in Einklang mit sich selbst kommen und Entspannung erlangen.

Jeder muss für sich selbst herausfinden, wie er sich am besten von einem Essanfall abhalten oder im Falle der Magersucht die negativen Gefühle nach einer eingenommenen Mahlzeit bewältigen kann. Die folgenden Tätigkeiten sind lediglich als Anregungen und die Listen zur Vervollständigung gedacht.

Alles, was das Wohlbefinden steigert

Ein Bad nehmen, ein gutes Buch lesen, ins Kino gehen (auch alleine), einen Kaffee oder Tee genüsslich trinken, sich in die Sonne setzen, einen lustigen Film ansehen, in einem Fotoalbum blättern, einen lieben Menschen anrufen, einen Blumenstrauß pflücken, jemandem eine Freude machen, schlafen, ein Hörbuch hören, Lieblingsmusik auflegen, Freunde einladen, einen Stadtbummel machen, Duftkerzen anzünden, in die Sauna gehen, es sich gemütlich machen etc.

Sich ein neues Hobby zulegen

Briefmarken sammeln, Blumen pressen, Briefe schreiben, Wandern, mit den Hunden im Tierheim Gassi gehen, stricken, Seidenmalerei, zeichnen, malen, basteln, nähen, Gedichte/Geschichten schreiben, ein Musikinstrument spielen lernen, einem Chor beitreten, ehrenamtlich tätig sein, im Garten arbeiten, Tagebuch schreiben, fotografieren, sich politisch engagieren, eine Fremdsprache lernen, einen Töpferkurs besuchen etc.

Pläne für die Zukunft schmieden

Den nächsten Urlaub planen, Verabredungen mit Freunden organisieren, Fantasiereisen in eine Zukunft ohne Essstörung machen, eine Party vorbereiten, an der beruflichen Zukunft arbeiten, etc.

Sich selbst pflegen

Die Finger- und Fußnägel lackieren, sich schminken, zur Kosmetikerin gehen, sich die Haare frisieren, eine Maske auflegen, ins Nagelstudio gehen, den Körper mit duftenden Ölen einreiben, sich eine Massage gönnen, ein Körperpeeling machen, zum Friseur gehen, sich ein neues Parfüm schenken, eine Typberatung machen etc.

Sport treiben

Joggen, Tanzen, Inliner fahren, Nordic Walking, Fahrrad fahren, Seilchen hüpfen, Trampolin springen, ins Fitnesscenter gehen, schwimmen gehen, Aerobic, boxen, Fußball, Basketball, Volleyball oder Federball spielen, auf einem Hüpfball hüpfen, Krafttraining machen, Gymnastik machen etc.

Was der Entspannung dient

Autogenes Training, Fantasiereisen, Yoga, Progressive Muskelentspannung nach Jacobsen, an schöne Erlebnisse denken, Meditieren, beruhigende Musik hören, puzzeln, rätseln, Gedanken aufschreiben, Tiere beobachten, den Geräuschen in der freien Natur lauschen, an Duftölen riechen, weinen, beten etc.

Außergewöhnliches wagen

Neue Leute kennenlernen, einen Menschen aus der Vergangenheit wiederfinden, eine neue Sportart ausprobieren (klettern, rudern, tauchen, eine Kampfsportart), sich verkleiden, auf der Straße Menschen fragen, was sie einem im Tausch für einen Apfel geben würden, einem Politiker einen Brief schreiben, auf eine große Party gehen, Drachen steigen lassen, ins Museum gehen, in einen Tierpark gehen, Wohnung umräumen/neu dekorieren, einen Vortrag besuchen, in die Oper gehen, eine Nachricht per Flaschenpost abschicken, ein Lied schreiben, etwas tun, wovor man Angst hat, etwas Peinliches tun, einen Vergnügungspark besuchen, ein Picknick machen, grillen, an einer Demonstration teilnehmen, nachts aufbleiben und nach einer Sternschnuppe Ausschau halten, in eine große Pfütze springen, barfuß laufen, alte Freunde wieder treffen etc.

17 Mittendrin und doch nur dabei: Die Rolle von Angehörigen und Freunden

Die Rolle der Familie bei der Entstehung von Essstörungen

Die Familie hat einen direkten Einfluss darauf, was für ein Essverhalten ein Kind erlernt und entwickelt. Leider ist es so, dass gerade die Familie, die es doch nur gut mit einem Kind meinen sollte, oft eine der Ursachen ist, warum ein Kind essgestört wird. Die „Institution" Familie und insbesondere Eltern können sich auf unterschiedliche Arten negativ auf ein von Essstörungen bedrohtes Kind auswirken:

Essverhalten abgucken

Kinder nehmen ihre Eltern und Geschwister in vielerlei Beziehung zum Vorbild – auch beim Essen. Wenn die Mutter ständig auf Diät ist, in einer Familie Essen nur nebenbei, zum Beispiel beim Fernsehen geschieht, erlernt das Kind einen ungünstigen Umgang mit Lebensmitteln. Ihm wird nicht der Genuss vermittelt, den ein gutes Essen mit sich bringen kann. Essen ist entweder etwas, das eh nur dick macht oder etwas, dem man nicht viel Beachtung schenkt und das nicht zu viel Arbeit machen darf.

Zum Abnehmen aufgefordert werden

Manche Eltern meckern am Gewicht ihrer Kinder herum. „Iss nicht zu fett, geh sparsam mit der Butter um, nur einen Löffel Zucker etc.". Das sind alles Hinweise für das Kind, das es so, wie es nach Lust und Appetit isst, etwas falsch macht. Kommentare der Eltern zum Gewicht und, schlimmer noch, direkte Aufforderungen abzunehmen, sind mehr als schadhaft. Kinder entwickeln dadurch in einer sehr empfindlichen Lebensphase ein negatives Verhältnis zum eigenen Körper. Der Grundstein für ein nachhaltig gestörtes Essverhalten und Essstörungen ist damit gelegt.

Süßes anstelle Zuwendung

Kekse zum Trost, eine Tüte Chips und die Fernbedienung gegen Langeweile oder Schokolade gegen Frust, das alles sind Verhaltensweisen, die Essen direkt mit Gefühlen verbinden. Wer so erzogen wird, hat gelernt, dass man bei starken Gefühlen, die einen beschäftigen und vielleicht auch gerade überfordern, zum Essen greift. Daraus kann eine Bulimie oder Binge-Eating-Disorder entstehen.

Kritische Bemerkungen zur Figur anderer Menschen

Wenn in einer Familie immer wieder über andere Menschen wegen deren Gewicht abschätzend oder spöttisch geredet wird, zeigt das dem Kind: Wenn du keine Idealfigur hast, macht man sich lustig über dich und du bist weniger wert.

„Speck" unter der Lupe

Problematisch ist auch, wenn Eltern ständig über ihre eigenen „Problemzonen" jammern. Wenn sich der Vater nach jeder Mahlzeit an den Bauch fasst oder die Mutter regelmäßig ihren Oberschenkelumfang nachmisst, zeigt das dem Kind, dass man seinen Körper ständig auf Gewichtsveränderungen kontrollieren muss. Der nächste Schritt, bei einer Veränderung Gegenmaßnahmen zu ergreifen, ist dann naheliegend.

Zwang beim Essen

Wer immer den Teller leer essen oder besonders schnell essen muss, um mithalten zu können, erlernt ein ungünstiges Essverhalten. Essen wird mit Zwang und Nötigung gleichgesetzt. Genuss, Freude an einer Mahlzeit und Spaß am Essen können sich so nicht entwickeln.

Die Rolle der Familie bei der Überwindung von Essstörungen

Die Familie spielt nicht nur bei der Entstehung einer Essstörung eine Rolle, gerade bei minderjährigen Betroffenen kommt ihr auch eine entscheidende Rolle im Kampf gegen die Essstörung zu.

In der Familie werden Essstörungen meistens als erstes bemerkt. Wichtig ist, dass die Eltern die Krankheit ihres Kindes auch sehen (wollen). Oft sind gerade in der ersten Phase ein Verdrängen, ein Schönreden oder ein Bagatellisieren die Reaktion auf eine Änderung im Essverhalten und Gewicht des Kindes. Irgendwann lässt es sich nicht mehr verleugnen, dass das Kind krank ist. Was also tun?

Informationen einholen

Was man nicht kennt, macht am meisten Angst. Je mehr Sie über Essstörungen wissen, desto klarer wird ihnen der Weg, den Sie einschlagen sollten, um Ihrem Kind helfen zu können. Bücher und Informationsseiten im Internet können dabei helfen. Vorsichtig sollten Sie aber mit reißerischen Fernsehberichten und Artikeln in Frauen- und Jugendzeitschriften sein. Solche Formate leben oft nur vom Drama und bringen wenig seriöse Informationen, dafür aber umso mehr schockierende Bilder.

Das Thema ansprechen

Vor einem offenen Gespräch haben beide Seiten Angst. Oft ist aber viel Erleichterung damit verbunden, wenn „es" endlich raus ist. Von einem ersten Gespräch darf man dennoch nicht zu viel verlangen. Je nach dem stoßen besorgte Familienmitglieder oder Freunde beim betroffenen Kind oder Jugendlichen erst mal auf eine Haltung der Verleugnung und Beschwichtigung. Das ist nicht ungewöhnlich. Menschen mit Essstörungen brauchen gemeinhin eine individuell unterschiedlich lange Zeit, bis sie sich selbst gegenüber eingestehen können, ein Problem mit dem Essen zu haben. Eine lange Zeit lang sind sie noch überzeugt, alles unter Kontrolle zu haben und ihr Essverhalten jederzeit ändern zu können. In solchen Phasen treffen besorgte Fragen nur auf taube Ohren und Ablehnung.

Nicht nur übers Gewicht reden

Essstörungen äußern sich zwar in einem auffälligen Essverhalten und auffällig verändertem Körpergewicht. Doch sind diese Veränderungen bloße Symptome, die Ursache sitzt viel tiefer. Bei vielen anderen Krankheiten ist es genauso. Schon bei einem kariösen Zahn reicht es nicht, die dunkle Stelle am Zahn mit weißer Farbe zu kaschieren, auch wenn dadurch das optische Bild erst mal wieder hergestellt ist. Solange nicht der Karies an sich entfernt ist, wird der Schmerz immer wieder zurückkehren. Bei Essstörungen liegt die Wurzel des Übels, der eigentliche Grund für die körperlichen Symptome, in seelischen Krisen, für den Betroffenen nicht zu lösenden Problemen und persönlichen Kränkungen. Erst wenn diese Wunden geflickt und die Probleme verarbeitet und bewältigt sind, kann man auf eine nachhaltige Besserung des Essverhaltens hoffen.

Bei den ersten Gesprächen sollte es also nicht allein um das Gewicht gehen, sondern vielmehr um das Kind und sein Gefühlsleben und seine Probleme. Zeigen Sie Ihrem Kind, dass Sie es immer unterstützen wollen und unendlich lieben.

Schuldzuweisungen vermeiden

Weder sich selbst noch dem erkrankten Kind sollte man die Schuld an der Essstörung geben. Für Essstörungen gibt es viele verschiedene Ursachen, angefangen bei einer genetischen Vulnerabilität. Warum der eine Mensch an einer Essstörung erkrankt und ein anderer nicht, können selbst Fachleute noch immer nicht klar beantworten. Bei jedem Patienten gibt es viele kleine Auslöser, die vermutlich erst in ihrer Häufung zum Ausbruch der Krankheit führen.

Stille Hinweise hinterlassen

Informationsmaterialien von Beratungsstellen oder Kliniken, Bücher zum Thema, Flyer etc. offen zu Hause auslegen. Keine Kommentare dazu abgeben. Wenn das Kind in der Stimmung ist, wird es – oft alleine und ohne dass es jemand bemerkt – von selbst hineinsehen.

Hilfe suchen

Je früher eine Essstörung behandelt werden kann, umso besser sind die Erfolgsaussichten. Ein erstes Beratungsgespräch braucht noch nicht einmal bei einem Arzt stattzufinden. Die meisten größeren Städte bieten Suchtberatungsstellen an, die auch bei Essstörungen weiterhelfen. Auch telefonische Beratungen sind möglich und völlig anonym. Weiterhin gibt es im Internet einige seriöse Angebote wie Hungrig-Online e.V., wo Betroffene Kontakte und Hilfe finden können.

Ärztlichen Rat einholen

In einem nächsten Schritt sollte auch ein Arzt aufgesucht werden. Das kann der Hausarzt sein oder ein anderer Arzt. Ausschlaggebend für die Wahl sollte sein, dass das Vertrauensverhältnis gut ist. Fühlt sich das Kind bei dem Arzt nicht gut aufgehoben und nicht verstanden, sollten Eltern mit ihm zusammen einen neuen Arzt suchen. Wenn das Vertrauensverhältnis nicht stimmt, dann bröckelt bereits die Basis, auf der eine Therapie aufgebaut werden kann.

Eine geeignete Selbsthilfegruppe suchen

In vielen Städten gibt es mittlerweile Selbsthilfeangebote für Menschen mit Essstörungen. Auch Universitäten bieten so etwas oft an. Wer in seiner Nähe keine geeignete Selbsthilfegruppe findet, kann von Online-Angeboten wie zum Beispiel Hungrig-Online e.V. Gebrauch machen.

Die eigenen Kraftressourcen auffüllen

Auf Angehörigen ruht eine immense Last, sie sind von Angst, Sorgen oft auch von Selbstvorwürfen geplagt. In solchen Situationen brauchen Sie selbst dringend Hilfe. Nehmen Sie Kontakt zu einer Selbsthilfegruppe für Angehörige auf oder suchen Sie sich einen Therapeuten, mit dem Sie über alles sprechen können. Auch im Internet gibt es Plattformen, auf denen sich ausschließlich Angehörige über Sorgen und Nöte austauschen können. Vernachlässigen Sie sich nicht selbst, sondern passen Sie auf, dass Sie Ihre Kraftressourcen regelmäßig auffüllen. Tun Sie dafür etwas für sich, gehen Sie mit Freunden aus, vernachlässigen Sie soziale Kontakte nicht und verwöhnen Sie sich so oft es geht mit Dingen, die Ihnen gut tun und Kraft geben. Nur bei Kräften bleibende Eltern können ihrem Kind wirklich helfen. Und: Nur weil Ihr Kind krank ist, heißt das nicht, dass auch Sie nur noch leiden müssen. Es darf Ihnen trotzdem gut gehen und Sie dürfen trotzdem weiterhin Freude am Leben haben.

Kontakt zur Krankenkasse aufnehmen

Wenn die Entscheidung für eine stationäre oder ambulante Therapie gefallen ist, sollten Sie die Krankenkasse kontaktieren und anfragen, wie es mit der Kostenübernahme aussieht. Unter Umständen kann Ihnen Ihre Krankenkasse auch Klinikvorschläge machen.

Eine Klinik auswählen

Bei der Wahl der richtigen Klinik hilft es, sich im Internet die Seiten von infrage kommenden Kliniken anzusehen. Im Internet finden sich auch Erfahrungsberichte von Betroffenen, die über einen stationären Aufenthalt berichten. Sie finden solche Berichte zum Beispiel bei Hungrig-Online e. V.

Die Schule/Ausbildungsstätte verständigen

Diesen Schritt fürchten Betroffene mitunter am allermeisten. Sie haben Angst davor, wie Klassenkameraden, Lehrer, Mitarbeiter oder der Chef/die Chefin reagieren werden. Sie können Ihrem Kind anbieten, ihm diese Gespräche abzunehmen, sollten aber auch Verständnis dafür aufbringen, wenn das Kind seine Situation lieber im persönlichen Gespräch selbst darlegen möchte. Allerdings: Wenn das Kind emotional zu sehr gefordert und belastet wird durch diese Gespräche, sollten Sie als Eltern sie führen.

Sich nicht in die Therapie einmischen

Was zwischen dem Kind und dem Therapeuten besprochen wird, geht niemanden etwas an – auch Sie nicht. Im Gegenteil, Sie gefährden den gesamten Therapieerfolg, wenn Sie darauf drängen, etwas über den Inhalt der Therapiegespräche zu erfahren. Vertrauen Sie dem Fachpersonal, dass es Ihrem Kind helfen wird. Wenn das Kind das Bedürfnis hat, etwas von der Therapie zu erzählen, dann wird es das tun – und zwar *ohne* Aufforderung.

Geschwisterkinder nicht vernachlässigen

Die Gefahr besteht, dass sich in der Familie alles nur noch um das kranke Kind dreht. Damit tun Sie aber weder dem essgestörten Patienten noch seinen Geschwistern etwas Gutes. Im Gegenteil – auf das kranke Kind kann dieses Verhalten suchterhaltend wirken, da es die Situation genießen wird, plötzlich im Mittelpunkt der Sorge und Aufmerksamkeit zu stehen. Geschwisterkinder fühlen sich indes zu Recht vernachlässigt. Das kann seinen Ausbruch in Aggressionen und Konkurrenzverhalten gegenüber dem kranken Kind finden. Schlimmstenfalls haben Sie hinterher zwei oder drei Kinder, um die Sie sich wegen einer Essstörung kümmern müssen.

Essen nicht zum Hauptthema machen

Den meisten Patienten ist geholfen, wenn das Essen in der Familie weiterhin locker und ohne Zwang ablaufen kann. Vermeiden Sie es, ständig auf den Teller des Patienten zu gucken. Halten Sie sich davon ab, ihn oder sie zum Essen aufzufordern. Und verkneifen Sie sich Kommentare, wenn der Griff doch wieder an der Butter vorbei zum Aufstrich pur geht. Mit Zwang, Druck und Aufforderungen erreichen Sie legendlich, dass der andere in die Defensive geht oder mit Aggressivität reagiert. Sie sollten außerdem nicht den Fehler machen und annehmen, irgendeinen direkten Einfluss auf das Essverhalten ausüben zu können. Wenn Sie das Kind zu einer Mahlzeit zwingen, Butter aufs Brot zu streichen, wird es das vielleicht einmal tun. Die Beziehung zu Ihnen kann dadurch aber Risse bekommen. Und die paar zusätzlich, ungeplant und nur unter Zwang aufgenommenen Kalorien wird das Kind wahrscheinlich eh auf die eine oder andere Weise woanders einsparen wollen.

Selbst Vorbild sein

Eltern, die ständig mit der eigenen Figur unzufrieden sind, von einer Diät zur nächsten springen, beim Essen mehr auf Kalorien als auf Geschmack achten und halb volle Teller im Restaurant wegen der schlanken Linie zurückgehen lassen, sind ein verheerendes soziales Umfeld für essgestörte Kinder. Lernen Sie sich und Ihre Figur zu akzeptieren. Andernfalls können Sie das gleiche auch nicht von Ihrem kranken Kind verlangen.

Geduldig sein

Dieser Punkt fällt wahrscheinlich am schwersten. Doch die Heilung (wenn man überhaupt von einer richtigen „Heilung" sprechen kann) ist bei Essstörungen eine sehr langwierige Angelegenheit. Bei manchen Betroffenen können erst nach vier oder fünf Klinikaufenthalten Fortschritte erzielt werden. Doch ist dann auch jeder einzelne Klinikaufenthalt wichtig, da jede Therapie die betroffenen Kinder und Jugendlichen einen kleinen Schritt voranbringt. Dass es Schritte zurück gibt, ist auch völlig normal. Bei jedem Patienten gibt es unterschiedlich viele Schritte zurück. Für Angehörige bedeutet das, dass sie sich auf einen langen Atem einstellen müssen. Nicht zu Unrecht heißt es, dass man solange braucht, eine Essstörung zu überwinden, wie man an ihr gelitten hat. Wer also zehn Jahre essgestört war, braucht ungefähr noch mal solange, bis er wieder stabil ist in seinem neu erlernten, gesunden Essverhalten.

Glossar

Adipositas, Fettleibigkeit

Gekennzeichnet ist Adipositas durch ein massives Übergewicht und typischerweise einer Zunahme des Depotfetts. Betroffene Personen besitzen einen Body-Mass-Index von größer oder gleich 30 kg/m². Die chronische Krankheit entsteht durch eine zu große Kalorienaufnahme und Bewegungsmangel. Bei den Patienten scheint der normale Hunger-Sättigungsrelationsmechanismus nicht zu funktionieren. Sie essen mehr, als sie für eine positive Energiebilanz benötigen. Die zu viel aufgenommene Energie speichert der Körper im Gewebe als Fett. Eine Ursache für Adipositas wird in den Genen vermutet.

Amenorrhö

Amenorrhö bedeutet das Ausbleiben der Regelblutung. Es werden zwei Formen unterschieden. Von primärer Amenorrhö spricht man, wenn junge Frauen nach dem 15. Lebensjahr noch nie eine Regelblutung gehabt haben. Bei der sekundären Amenorrhö setzt die Regelblutung bei Frauen aus, die bereits Monatsblutungen hatten.

Ab einem Ausbleiben von drei Monaten gilt die Amenorrhö als krankhaft. Zugrunde liegen der Amenorrhö meistens Hormonstörungen. Diese können zum Beispiel durch ein starkes Untergewicht ausgelöst worden sein. Weiterhin kommen auch Erkrankungen der Schilddrüse oder der Nebennieren und selten auch anatomische Besonderheiten als Ursache in Betracht. Zu beachten ist zudem, dass bei einer Frau, die jahrelang mit der Pille verhütet hat, nach Absetzen des Präparats die Monatsblutung längere Zeit ausbleiben kann, bis sich ihr Hormonzyklus wieder normalisiert hat.

Anorexia nervosa, Magersucht

Magersucht (Anorexia nervosa) ist durch einen starken Gewichtsverlust gekennzeichnet, der durch Hungern erzielt worden ist. Fast immer, aber nicht zwingend, haben die Betroffenen ein auffälliges Untergewicht und einen BMI von kleiner als 17,5 kg/m². Ein Gewicht im Normalgewichtsbereich schließt eine Magersucht allerdings nicht aus.

Charakteristisch für die Krankheit ist, dass die Patienten so gut wie nichts essen, gemeinsame Mahlzeiten meiden und oft exzessiv Sport treiben. Sie isolieren sich von ihrer Familie und ihren Freunden und können eine Obsession entwickeln, was das tägliche Wiegen betrifft. In der Regel liegt eine sogenannte Körperschemastörung vor. Obwohl völlig abgemagert, empfinden sich Menschen mit Magersucht immer noch als zu dick und sind überzeugt, weiter abnehmen zu müssen. Ihr Tagesablauf ist häufig bis auf die Minute durchgeplant und kleine Mahlzeiten wie ein Apfel oder ein Magerjogurt sind nur zu bestimmten Zeiten erlaubt und die Aufnahme wird dann entsprechend zelebriert.

Magersucht ist wahrscheinlich die bekannteste und in den meisten Fällen auch nach außen hin auffälligste Essstörung. Betroffen sind zum größten Teil Frauen, meistens erkranken Mädchen in der Pubertät. Auch schon im Grundschulalter können erste Symptome einer Magersucht sichtbar werden. Ein weiterer Krankheitsgipfel scheint sich bei Frauen in der Lebensmitte zu manifestieren.

Die Folgeschäden des dauerhaften Nahrungsentzugs auf den Körper sind verheerend. Bei einem Teil der Patienten wird die Krankheit chronisch, etwa 10 bis 15 % sterben daran.

Ana till the end (atte)

„Ana till the end" heißt nichts anderes, als sich zu Tode hungern. Die Betroffenen haben entweder jeden Glauben an eine Besserung ihrer Essstörung aufgegeben oder glorifizieren die Krankheit als einen selbst und frei gewählten Weg, den sie bis zum Ende gehen wollen.

Binge-Eating-Disorder (BED), Esssucht

Binge-Eating lässt sich am besten mit dem deutschen Wort „Essattacke" übersetzen. Gekennzeichnet ist diese Essstörung dadurch, dass die Betroffenen innerhalb von kurzer Zeit große Mengen an Nahrungsmitteln verschlingen. Gewählt werden für diese Essanfälle kalorienreiche, meist stark fett- und kohlenhydrathaltige Lebensmittel. Anders als Bulimiker wenden die Betroffenen nach der Essattacke keine Gegenmaßnahmen wie ein Erbrechen an.

Während eines Essanfalls stopfen die Betroffenen wahllos und ohne jede Kontrolle alles, was gerade verfügbar ist, in sich hinein. Dabei ignorieren sie jedes Sättigungsgefühl. Während des Essens empfinden sie gute Gefühle. Nach der Essattacke schlägt das ins Gegenteil um. Die Betroffenen leiden unter Wut, Selbsthass, Ekel und Schuldgefühlen.

Die Krankheit ist für die Patienten mit einer großen Scham verbunden. Die Essattacken finden daher in aller Regel in größter Heimlichkeit statt. Für Außenstehende ist die Binge-Eating-Disorder kaum zu erkennen, zumal das Gewicht der Betroffenen durchaus im Normalgewichtsbereich liegen kann. Meistens liegt jedoch ein Übergewicht vor.

Schätzungen zufolge leiden 2 % der Bevölkerung unter der Binge-Eating-Disorder, wobei Männer stärker als bei anderen Essstörungen repräsentiert sind. Symptome sind schnelles und hastiges Essen während der Essanfälle, Essen als Reaktion auf starke Gefühle oder aus Langeweile und ein ständiges Diäthalten oder Fasten außerhalb der Attacken.

In das derzeit gültige diagnostische Klassifikationssystem der Weltgesundheitsorganisation (ICD-10) wurde die Binge-Eating-Disorder bis heute noch nicht als eigenständiges Krankheitsbild aufgenommen. Definitionsgemäß liegt die Krankheit vor, wenn Patienten an mindestens zwei Tage die Woche über einen Zeitraum von sechs Monaten unter Essattacken leiden.

BMI-Wert

Um das Körpergewicht von erwachsenen Männern und Frauen zu bewerten, gibt es einen internationalen Standard: Den Body-Mass-Index (kurz: BMI). Zur Berechnung des BMIs benötigt man die Körpergröße sowie das Körpergewicht einer Person. Es wird das Gewicht (in kg) durch das Quadrat der Körpergröße (in m) dividiert:

BMI = Gewicht (kg) : Größe^2 (m)

Laut dem Bewertungssystem der Weltgesundheitsorganisation (WHO) ist ein BMI zwischen 18.5 bis 25 gesund und erstrebenswert. Was darüber oder darunter liegt, wird als gesundheitsschädlich betrachtet. Sowohl extremes Unter- als auch extremes Übergewicht sind demnach zu meiden. Zur Orientierung dient folgendes Bewertungssystem:

BMI	Klassifikation
< 16,5	stark untergewichtig
16,5 - 18.4	leicht untergewichtig (Magersucht ab BMI <17,5)
18.5 – 24,9	gesunder Bereich: Normalgewicht
25 – 29,9	leicht übergewichtig
30 – 34,9	Adipositas Grad I (Beginn behandlungsbedürftiges Übergewicht)
35 – 39,9	Adipositas Grad II
> 40	Adipositas Grad III

Für Kinder und Jugendliche muss der BMI abgewandelt werden. Je nach Alter und Geschlecht wird hier die entsprechende BMI-Perzentile herangezogen. Bei der BMI-Perzentile handelt es sich um einen statistischen Wert. Mit ihm ist es möglich, den BMI von Kindern und Jugendlichen mit dem ihres Altersdurchschnitts zu vergleichen.

Bradykardie

Unter Bradykardie versteht man einen verlangsamten Herzschlag. Ein gesundes Herz schlägt 60 bis 80 Mal in der Minute. Ausnahmen sind gut trainierte Ausdauersportler, bei denen eine niedrigere Schlagfrequenz (messbar am geringeren Puls) ausreichen kann, um die notwendige Menge Blut durch den Körper zu pumpen. Bei der Bradykardie schlägt das Herz weniger als 60 Mal pro Minute. Das reicht in der Regel nicht aus, um den Körper mit der notwendigen Menge Blut und Sauerstoff zu versorgen. Betroffene fühlen sich entsprechend müde, ihnen wird leicht schwindlig, im Extremfall werden sie sogar ohnmächtig. Gewöhnliche und an sich leichte Tätigkeiten, wie von einem Stuhl aufzustehen oder den Müll rauszubringen, können eine Kurzatmigkeit auslösen. Den Patienten fallen Bewegungen zunehmend schwer. Die Bradykardie kann infolge von Essstörungen auftreten.

Brief von Ana

Im „Brief von Ana" diktiert die personifizierte Krankheit Anorexia nervosa Betroffenen ihre Spielregeln. „Ana" beschimpft ihre Opfer, verlangt absolute Unterwerfung und stellt erbarmungslos Forderungen.

Nur wer wirklich verzweifelt ist und jede Selbstliebe verloren hat, kann durch den „Brief von Ana" angesprochen werden. Um die Brutalität dieses Schreibens vor Augen zu führen, diene dieses Beispiel eines „Briefs von Ana".[1]

Erlaubt mir, mich selbst vorzustellen. Meine Name – oder wie mich die sogenannten Ärzte – nennen ist Anorexia. Anorexia nervosa ist mein voller Name, aber du kannst mich Ana nennen.

Hoffentlich werden wir gute Freunde. In der nächsten Zeit werde ich viel Zeit in dich investieren und ich erwarte genau dasselbe von dir. In der Vergangenheit hast du all deine Lehrer und deine Eltern über dich reden hören. Du bist so ‚reif', so ‚intelligent', gibst immer alles und in dir steckt so viel Potential.

Und wohin hat es dich gebracht, muss ich dich fragen?! Nirgendwohin! Du bist nicht perfekt, du strengst dich nicht genug an und darüber hinaus verschwendest du deine Zeit mit dem Quatschen mit Freunden und dem Zeichnen! Dieser Luxus wird dir in Zukunft nicht gestattet sein. Deine Freunde verstehen dich nicht. Die sind nicht ehrlich. Früher, als die Unsicherheit an dir genagt hat und du sie gefragt hast: ‚Sehe ich... fett aus?' und sie antworteten ‚Oh nein, natürlich nicht!' wusstest du, dass sie lügen.

Nur ICH sage dir die Wahrheit. Deine Eltern – lass uns nicht davon reden!! Du weißt, dass sie dich lieben und auf dich achten, aber sie sind deine Eltern und deshalb müssen sie so handeln. Ich erzähl dir jetzt mal ein Geheimnis: Tief in deren Inneren sind sie enttäuscht von dir. Aus ihrer Tochter ist ein fettes, faules Mädchen geworden, das all das, was es hat, nicht verdient hat. Aber ich bin

---

[1]   Quelle: http://www.spiegel.de/schulspiegel/leben/0,1518,489791,00.html – Zugriff: 14.02.2011.

gerade dabei, das zu ändern. Ich erwarte viel von dir. Du darfst nicht mehr viel essen. Ich fange langsam an: Reduzierung der Fettaufnahme, lesen der Nährwertangaben, kein Junk Food mehr und so weiter.

„Ich werde dich an deine Grenzen treiben"

Für ne Weile werden die Aufgaben recht simpel sein. [...] Aber es wird nicht lange dauern, da werd ich dir sagen, dass das nicht genug ist. Ich werde von dir erwarten, die Kalorienzufuhr zu verringern und gleichzeitig Übungen zu machen. Ich werde dich an deine Grenzen treiben. Du musst es ertragen, weil du dich mir nicht widersetzen kannst.

Ich fange an, mich bei dir einzunisten. Schon bald werde ich immer bei dir sein. Ich bin da, wenn du morgens aufwachst und zur Waage rennst. Die Zahlen werden beides – Freund und Feind. Und mit rasenden Gedanken betest du, dass sie niedriger sind als gestern Morgen. Du siehst mit Entsetzen in den Spiegel. du kneifst dir in das Fett, dass da ist und lächelst, wenn du dir über die Knochen streichst. [...]

Die Schmerzen des Hungers, die du vorgibst zu spüren, bin eigentlich ich! Ziemlich bald werde ich dir nicht nur sagen, was du mit Essen machen sollst, sondern auch was du die GANZE Zeit über machen sollst. Lächle und nicke. Zeige dich von deiner guten Seite. Schlage auf diesen fetten Bauch, verdammt; Gott bist du eine fette Kuh!!

„Wenn Du isst, wirst Du die Kontrolle verlieren"

Wenn es Zeit fürs Essen ist, sage ich dir was zu tun ist. [...] Wenn du isst, dann wirst du die Kontrolle verlieren. Willst du das?! Wieder eine fette Kuh werden, wie du einmal warst?! Ich zwinge dich, Models aus Modemagazinen anzustarren. Ich lasse dich erkennen, dass du nie wie sie sein kannst. Du wirst immer fett und nie so schön wie sie sein. Wenn du in den Spiegel blickst, werde ich dir das Bild verzerren. Ich werde dir Fettleibigkeit und Scheußlichkeit zeigen. Ich werde dir einen Sumo-Ringer zeigen, wo in Wirklich-

keit ein hungerndes Kind ist. Aber du musst das glauben, denn wenn du die Wahrheit kennen würdest, könntest du wieder anfangen zu essen und unsere Beziehung würde zerbrechen.

Manchmal wirst du rebellieren. Du wirst das kleine rebellierende fieberhafte Gefühl, dass in deinem Körper zurückgeblieben ist, bemerken und Du wirst Dich runter in die dunkle Küche wagen. Die Kühlschranktür wird sich, leise knarrend, langsam öffnen. Deine Augen werden das Essen streifen, das ich in sicherem Abstand von dir aufbewahrt habe. Du wirst deine Hände lethargisch, wie in einem Alptraum, durch die Dunkelheit nach einer Packung Cracker greifen sehen. [...]

„Du fette Kuh, du verdienst es, Schmerzen zu haben"

Und die ganze Zeit schreie ich dich an aufzuhören, du fette Kuh, du hast wirklich keinerlei Selbstkontrolle und wirst immer fetter werden! Wenn es vorbei ist, wirst du dich wieder an mich ranklammern und mich um Rat bitten, weil du nicht fett werden willst. Du hast eine der Hauptregeln gebrochen und willst mich jetzt zurück. Ich zwinge dich ins Badezimmer, auf deine Knie, du starrst ohne Gefühl in die Kloschüssel. Deine Finger werden in Deinen Rachen gesteckt und nicht ohne eine große Menge Schmerz wird dein Essen rauskommen. Wieder und wieder wird das wiederholt, bis du Blut und Wasser spuckst und du weißt, dass alles raus ist. Wenn du aufstehst, wird dir schwindelig sein. Werde nicht ohnmächtig! Stehe aufrecht! Du fette Kuh, du verdienst es, Schmerzen zu haben. [...]

Du bist deprimiert, besessen vom Schmerz und dem Verletzen. Du greifst nach außen, aber niemand wird dich sehen oder dir zuhören. Wen interessiert es? Du verdienst es, du hast es selbst über dich gebracht! Du willst nicht, dass das mit dir passiert. Bin ich unfair? Ich tue Sachen, die dir helfen. [...] Gedanken der Wut, Traurigkeit, Niedergeschlagenheit und Einsamkeit können sich verziehen, denn ich fülle deinen Kopf mit dem Kalorienzählen. Ich vernichte den Kampf, um mit andern Kindern deines Alters Zeit zu verbringen. Denn jetzt bin ich deine einzige Freundin. Ich habe eine Schwäche. Aber wir dürfen keinem davon erzählen.

Wenn Du Dich entscheidest, gegen mich zu kämpfen, jemanden zu erreichen und ihm zu erzählen, was ich aus deinem Leben mache, wird alles zusammenbrechen!! Niemand darf es je erfahren, niemand kann die Schale brechen, mit der ich dich bedeckt habe.

Ich habe dieses dünne, perfekte, beneidenswerte Kind geschaffen. Du bist mein, nur mein. Ohne mich bist du nichts! Also kämpfe nicht gegen mich. Wenn andere Bemerkungen machen, ignoriere sie. Beschleunige Dein Tempo, vergiss sie, vergiss alle, die versuchen, mich von dir wegzureißen!

Ich bin dein größter Gewinn und ich habe vor, sie von dir fern zu halten.
Mit freundlichen Grüßen

Ana

Bulimie nervosa, Ess-Brech-Sucht

Bulimiker leiden unter der Furcht, zu dick zu werden, wenn sie ihren Gelüsten nachgeben. Wird der Druck durch den Heißhunger zu stark, treten Essanfälle auf.

Die Ess-Brech-Sucht (Bulimie) ist gekennzeichnet durch Essattacken, in deren Verlauf große Mengen an kalorienreichen Nahrungsmitteln verschlungen werden. Anschließend werden Maßnahmen ergriffen, dem „dickmachenden" Effekt der Nahrung entgegenzuwirken. Zu diesen Maßnahmen zählt das selbst herbeigeführte Erbrechen, aber auch Abführmittelmissbrauch oder extremes Fasten sind mögliche Optionen.

Die Krankheit ist mit großer Scham behaftet. Da sie äußerlich unauffälliger ist als beispielsweise die Magersucht, gelingt es den Bulimikern recht gut, ihre Essstörung geheim zu halten. Begleit- oder Folgeerkrankungen können Depressionen, selbstverletzendes Verhalten, Angst- und Zwangsstörungen sein. Häufig isolieren sich die Betroffenen von ihrer Familie und Freunden.

Menschen mit Bulimie erkranken gewöhnlich etwas später als von Magersucht Betroffene, so dass der Häufigkeitsgipfel bei etwa 18 bis 20 Jahren liegt. Die Patienten haben oft Normalgewicht, können aber auch unter- oder übergewichtig sein.

Bei der Bulimie werden verschiedene Unterformen unterschieden. Es gibt die Bulimia nervosa mit Anorexia nervosa in der Vorgeschichte. Weiterhin unterscheidet man die Bulimia nervosa ohne Anorexia nervosa in der Vorgeschichte und das gleichzeitige Auftreten von Anorexia und Bulimia nervosa. Letzteres ist durch starkes Untergewicht charakterisiert.

Endorphine

Als Endorphine werden körpereigene Opioide bezeichnet. Sie reduzieren Schmerzgefühle und können Glücksgefühle erzeugen. Umgangssprachlich werden sie als „Glückshormone" bezeichnet. An körperlichen Tätigkeiten kontrollieren sie unter anderem Blutdruck, Darmtätigkeit und Atmung.

Gebildet werden die Endorphine in der Hirnanhangdrüse (Hypophyse). Sie werden in besonderen Glücks- und Stressmomenten freigesetzt und spielen bei Süchten wie der Spielsucht eine Rolle. Auch das so genannte „Runner's High", der euphorische Zustand von Läufern nach einem verausgabenden Lauf, wird auf sie zurückgeführt.

Ernährungsprotokoll

In einem Ernährungsprotokoll sollen Betroffene zum einen aufschreiben, was sie wann den Tag über essen. Zum anderen sollen sie ihre Gefühle vor und nach dem Essen festhalten, ebenso besondere Vorkommnisse vor dem Essen, wie etwa frustrierende Erlebnisse, Streitereien oder Stresssituationen. Mit einem Ernährungsprotokoll des Patienten können Fachkräfte das Essverhalten des Betroffenen bewerten, Ursachen für Essanfälle finden und Verbesserungsvorschläge machen.

Essattacken

Essattacken sind durch zwei Merkmale gekennzeichnet: Kontrollverlust und der Konsum einer übermäßig großen Menge an Nahrungsmitteln in sehr kurzer Zeit. Der Kontrollverlust äußert sich darin, dass sich die Betroffenen während des Essens in einem geradezu rauschartigen Zustand befinden und sich unfähig fühlen, mit dem Essen aufzuhören. Obwohl Betroffene während des Essens sogar Ekel gegenüber den Lebensmitteln empfinden können, können sie die Essattacke nicht stoppen. Die Menge aufgenommener Nahrungsmittel ist dabei größer als ein Mensch unter normalen Umständen in dieser Zeitspanne essen würde.

Oft wird das Essen ungekaut herunter geschlungen und mit viel Flüssigkeit nachgespült. Eine Essattacke ist entsprechend nicht gleich-zusetzen mit einem gelegentlichen „Überessen", das auch infolge einer guten Mahlzeit im Kreise netter Menschen bei gesunden Personen auftreten kann.

Die Essattacken finden in aller Heimlichkeit statt. Die Betroffenen schämen sich für ihr Verhalten. Außerhalb der Essanfälle essen sie normal oder sehr gezügelt und erscheinen wie auf Dauerdiät gesetzt. Um den großen Bedarf an Nahrungsmitteln finanzieren zu können, verschulden sich viele Betroffene, andere entwenden Lebensmittel aus dem Familienkühlschrank, von Mitbewohnern oder bedienen sich so-gar von weggeworfenen Resten anderer Menschen.

Gewichtsvertrag

Ein Gewichtsvertrag wird im Rahmen der Verhaltenstherapie ange-wendet. Er soll für Patienten ein Anreiz sein, ein vereinbartes Ge-wichtsziel in einem bestimmten Zeitrahmen zu erreichen. Gelingt es dem Patienten, den Gewichtsvertrag einzuhalten, wird er mit be-stimmten Freiheiten belohnt. Das kann zum Beispiel bedeuten, dass er das Klinikgelände ohne Begleitung verlassen darf oder wieder anfan-gen darf, sich sportlich zu betätigen. Hält sich der Patient nicht an den Gewichtsvertrag, werden ihm Freiheiten entzogen. Im extremen Fall kann ihm eine absolute Bettruhe verordnet werden. Macht der Patient gar keine Anzeichen, dass er den Gewichtsvertrag einhalten will, kann das zum Abbruch der Therapie führen.

Gezügeltes Essverhalten

Gezügeltes Essverhalten beschreibt eine Einschränkung der Nah-rungsaufnahme, um an Gewicht zu verlieren. Betroffene essen nicht nach Hunger und Sättigung, sondern nach Vorgaben und Grenzen, die sie kognitiv bestimmen. Zu beachten ist, dass es gezügelten Es-sern oft nicht gelingt, ihr Essverhalten dauerhaft zu kontrollieren. Bei negativer Stimmung, Problemen oder Krisen essen sie mehr, als wenn sie sich seelisch gut fühlen. Gezügeltes Essverhalten ist weit verbreitet und ein Risikofaktor für die Entwicklung von Essstörungen.

Hypokaliämie

Hypokaliämie beschreibt einen verminderten Gehalt an Kalium im Blut. Zugrundeliegen kann entweder eine verminderte Aufnahme von Kalium oder eine erhöhte Ausscheidung des Mineralstoffs, etwa bei Erbrechen oder Durchfall. Folgen eines Kaliummangels können Erregungsleitungsstörungen in den Nerven, Störungen der Muskeltätigkeit und Alkalose sein. Besonders gefährlich sind infolge eines Kaliummangels auftretende Herzrhythmusstörungen.

ICD 10

ICD-10 ist die zehnte, überarbeitete Fassung des „International Classification of Diseases" und wird von der Weltgesundheitsorganisation (WHO) herausgegeben. Dabei handelt es sich um ein Diagnosesystem, das eine Vielzahl Krankheiten umfasst. Im Kapitel V (F) geht es um die Diagnose und Behandlung von psychischen Störungen. Unter „F50–59 Verhaltensauffälligkeiten mit körperlichen Störungen und Faktoren" sind unter anderem Essstörungen aufgeführt.

Idealgewicht

Das Idealgewicht ist das Gewicht, das nach derzeitigem Erkenntnisstand mit der höchsten Lebenserwartung verbunden ist. Um das Idealgewicht zu ermitteln, zieht man den Body-Mass-Index (BMI) heran. Vorher war lange Zeit die Broca-Formel Standard. Ermittelt wird bei der Broca-Formel das Idealgewicht in zwei Schritten:

1. Es wird das sogenannte Normalgewicht berechnet, indem man 100 von der Körpergröße in Zentimetern abzieht:

   Normalgewicht = Körpergröße in cm – 100

2. Um aus dem Normalgewicht das Idealgewicht zu ermitteln, ziehen Frauen von diesem Wert 15 Prozent, Männer 10 Prozent ab. Das Problem bei dieser Berechnung ist, dass sie nur für einen bestimmten Bereich der Körpergröße gilt.

Ein genereller Nachteil von Formeln wie der Broca-Formel oder dem Body-Mass-Index ist, dass sie individuelle Faktoren wie Körperbau oder eine erhöhte Muskelmasse von Sportlern nicht berücksichtigen.

Kalorien

Kalorien sind ein Maß für die Energiemenge, die benötigt wird, um 1 g Wasser von 14,5° C auf 15,5° C zu erwärmen. Ihre Einheit ist Kalorien (cal) oder Joule (J). Der Organismus erhält diese Energie über die Nahrung und benötigt sie, um die Körperfunktionen aufrecht zu erhalten.

Körperbild

Der Begriff „Körperbild" beschreibt zum einen die Vorstellungen, die wir uns von unserem Körper zum Beispiel bezüglich Statur und Größe machen. Zum anderen zählen Aspekte wie die Kenntnis der Bewegungsmöglichkeiten des Körpers, das Wissen um die eigenen Körperteile und deren Lage zueinander zum Körperbild.

Bei Menschen mit Essstörungen ist das Körperbild häufig gestört. Sie empfinden sich selbst als dicker als sie tatsächlich sind und sehen selbst im ausgemergelten Zustand noch jede Menge „Fett" an ihrem Körper.

Orthorexia nervosa

Die Orthorexie ist geprägt durch ein extremes Streben danach, sich nach aktuellem wissenschaftlichem Kenntnisstand so gesund wie möglich zu ernähren. Orthorexie, was eine Wortkombination aus dem griechischen „orthós" (= richtig) und „órexi" (=Appetit) ist, wurde erstmals von dem amerikanischen Arzt Steven Bratman im Jahre 1997 beschrieben.

Bei den Betroffenen drehen sich fast alle Gedanken und Handlungen nur noch darum, eine möglichst gesunde Ernährung sicherzustellen und alles, was irgendwie krank machen könnte, zu vermeiden. Die Fixierung aufs Essen ist dabei so extrem, dass das Interesse an Freunden, Familie oder dem Beruf verloren gehen kann. Ob es sich bei der Orthorexie nur um einen aufwendigen Lebensstil oder aber um eine Essstörung handelt, ist bei Experten umstritten.

Setpoint

Der Setpoint-Theorie zufolge strebt der Körper des Menschen ein bestimmtes, individuell verschiedenes Gewicht an. Unter normalen Bedingungen bleibt dieses Gewicht konstant und auch eine geringfügig erhöhte oder erniedrigte Nahrungsaufnahme beeinflusst es höchstens kurzfristig.

Der genaue Wert des Setpoint-Gewichts ist wahrscheinlich biologisch festgelegt.

Erste Erkenntnisse zum Setpoint stammen aus den 50er und 60er Jahren des letzten Jahrhunderts. Damals untersuchten Wissenschaftler unter anderem die Auswirkungen von Hungern auf das seelische und körperliche Befinden. Versuchspersonen waren junge, psychisch gesunde Männer mit durchschnittlichem Gewicht. Während einer sechsmonatigen Diätphase wurde die individuelle Kalorienmenge der Männer halbiert. Die Teilnehmer verloren dadurch durchschnittlich 25 Prozent an Gewicht. In den drei folgenden Monaten erhöhte sich ihre Kalorienmenge pro Tag und die Männer nahmen wieder an Gewicht zu.

Es traten neben den Gewichts- auch Verhaltensänderungen bei den Männern ein: Bei reduzierter Kalorienmenge dachten sie ständig ans Essen und konnten sich immer weniger auf anderes konzentrieren. Sie machten sich ausgiebig Gedanken über die nächste Mahlzeit, aßen überaus langsam, wurden reizbarer und zogen sich zunehmend zurück. Auch das Gefühl für Hunger ging ihnen verloren, erste Essanfälle traten auf.

Thinspiration

Thinspiration ist eine Wortkreation aus thin = dünn und inspirations = Inspirationen. Der Begriff stammt aus den „Pro-Ana"-Foren. Oft sind es Bilder (nicht selten von Stars, die so bearbeitet sind, dass sie noch dünner als in Wirklichkeit sind), die in diesen Foren für weiteres Abnehmen motivieren sollen.

Thinlines

Thinlines sind Sätze wie „Du kannst nie dünn genug sein" oder „Nichts schmeckt so gut, wie dünn zu sein." Sie werden in „Pro-Ana"-Foren angewendet, um die Betroffenen noch weiter zum Abnehmen zu animieren.

Trigger

Trigger sind Reize aus der Umgebung, die Erinnerungen an alte Erfahrungen hervorrufen. Die entsprechenden Situationen werden noch einmal neu durchlebt. Die reale aktuelle Situation gerät indes aus dem Blickwinkel.

Trigger stehen häufig im Zusammenhang mit schweren seelischen oder körperlichen Verletzungen. Bei Menschen mit Essstörungen können sie zu einem Rückfall führen. Beispiele für mögliche Trigger sind bestimmte Kommentare aus dem Umfeld, Jahrestage oder einfach nur erinnerungsbelastete Gerüche, Geräusche oder Berührungen.

Zwangseinweisung

Menschen mit Essstörungen können unter bestimmten Bedingungen in eine Klinik zwangseingewiesen werden. Das ist möglich, da gesetzlich festgelegt ist, dass psychisch Kranke vorübergehend in einer psychiatrischen Klinik untergebracht werden können, wenn eine Selbst- und/oder Fremdgefährdung vorliegt. Bei Essstörungen ist dies in der Regel die Selbstgefährdung aufgrund des extrem gesundheitsschädlichen Essverhaltens.

Für eine Zwangseinweisung müssen bestimmte Voraussetzungen erfüllt sein, die den Gesetzen des jeweiligen Bundeslandes entsprechen müssen. Das Gesetz, in dem das verfügt ist, ist das „Gesetz über Hilfen und Schutzmaßnahmen bei psychischen Krankheiten".

Zwangsstörung

Zwangsstörungen sind gekennzeichnet durch den unwiderstehlichen Drang, wiederholt Gedanken oder Handlungen auszuführen. Die Betroffenen leiden darunter, da sie die eigenen Handlungen oder Gedanken selbst als unsinnig erkennen. Ein Beispiel ist das zwanghafte Ordnung halten in der Wohnung oder der Drang, andauernd zu putzen. Kann der Patient seinem Zwang nicht nachgeben, führt dies zu extremen inneren Spannungen.

Ursachen für Zwangsstörungen sehen Experten in biologischen und psychologischen Faktoren. Zum einen treten dabei Störungen im Stoffwechsel von Botenstoffen im Gehirn auf, zum anderen können Zwänge der Angstbewältigung dienen.

Zwänge können verschiedene Bereiche betreffen und entsprechend unterscheidet man sie in Zwangsgedanken, Zwangsimpulse und Zwangshandlungen:

- Zwangsgedanken sind das zwanghafte Auftreten von Gedanken (Habe ich den Herd ausgeschaltet?), Vorstellungen oder Befürchtungen (Ist meine Gesundheit gefährdet?).
- Zwangsimpulse sind definiert als sich zwanghaft aufdrängende, unwillkürliche Handlungsimpulse. Patienten haben Angst vor der tatsächlichen Ausführung der Handlung, zu der es aber fast nie kommt. Oft handelt es sich bei Zwangsimpulsen um Impulse zu gewaltsamen oder sexuellen Handlungen.
- Zwangshandlungen führen die Betroffenen oft als Folge von Zwangsimpulsen oder Zwangsbefürchtungen aus. Sie geschehen gegen den eigentlichen Willen der Handelnden. Ein Beispiel ist das endlose Kontrollieren beim Verlassen des Hauses, ob der Herd auch wirklich ausgeschaltet ist. Betroffene wissen, dass das sinnlos ist, können es aber nicht sein lassen, ohne innerlich in höchste Anspannung zu geraten.

Bis zu 1–2 % der Bevölkerung sind Schätzungen zufolge von Zwangsstörungen betroffen, einzelne Zwangssymptome treten sogar bei etwa 8 % der Normalbevölkerung auf. Zwangserscheinungen finden sich oft im Zusammenhang psychischen Krankheiten wie depressiven Störungen, Angst- oder Essstörungen.

Literatur

BERGER, Uwe: Essstörungen wirkungsvoll vorbeugen. Die Programme „Pri-Ma", „TOPP" und „Torera" zur Prävention von Magersucht, Bulimie, Fressanfällen und Adipositas. Stuttgart 2008

BIERMANN, Brigitte: Engel haben keinen Hunger. Weinheim 2006

BOGGIO, Vincent: Übergewicht bei Kindern. Weinheim 2004

CARLSSON, Sonja: Wenn Kinder zu viel essen: Kindgerechte Ernährung. München 2001

CLAUDE-PIERRE, Peggy, Gabriele Herbst: Der Weg zurück ins Leben: Magersucht und Bulimie verstehen und heilen. Frankfurt 2006

FAIRBURN, Christopher G., Irmela Erckenbrecht: Ess-Attacken Stoppen – Ein Selbsthilfeprogramm. Karlsruhe 2004

FEHRMANN, Susanne: Die Psyche isst mit. Wie sich Ernährung und Psyche beeinflussen. München 2002

FICHTER, Manfred: Magersucht und Bulimie: Mut für Betroffene, Angehörige und Freunde. Freiburg 2007

FRANKE, Alexa: Wege aus dem goldenen Käfig. Weinheim 2008.

GERLINGHOFF, Monika: Wege aus der Essstörung. Stuttgart 1999

GERLINGHOFF, Monika: Der heimliche Heißhunger. Wenn Essen nicht satt macht –Bulimie. München 2001

GERLINGHOFF, Monika: Magersüchtig - Eine Therapeutin und Betroffene berichten. Weinheim 2002.

GERLINGHOFF, Monika, Herbert Backmund: Essen will gelernt sein. Weinheim 2010

GÖCKEL, Renate: Esssucht oder die Scheu vor dem Leben – Eine exemplarische Therapie. Hamburg 1988

GÖCKEL, Renate: Endlich frei vom Esszwang. Stuttgart 1992

GÖCKEL, Renate: Jetzt hab ich's satt. Essprobleme überwinden. Freiburg 2000

GÖCKEL, Renate: Warte nicht auf schlanke Zeiten. Stuttgart 2002

GÖCKEL, Renate: Immer Lust auf mehr. Freiburg 2010

GORIS, Eva: Und die Seele wird nie satt. Ein Ratgeber zur Überwindung von Essstörungen bei Kindern und Jugendlichen. München 2001

GULDENSCHUH, Beate: Wege aus der Essstörung: 56 Frauen berichten. Stuttgart 2001

HAUNER, Andrea, Elke Reichart: Bodytalk. Der riskante Kult um Körper und Schönheit. München 2004

HOFMANN, Silvia: Diese Suppe ess' ich nicht! Das Drama mit dem Essen. Ein Ratgeber für Eltern. Freiburg 1995

HOLIGHAUS, Kristin: Zu dick? Zu dünn? Lust und Frust mit dem Essen. Weinheim 2004

IMGART, Hartmut, Günter Reich, Doris Weipert, Eva Wunderer, Wally Wünsch-Leiteritz: Essstörungen: Ursachen und Risikofaktoren – Hilfe und Unterstützung. München 2008

JENKNER, Marina: Nimmersatt + Hungermatt. München 2007.

KEPPLER, Cordula: Bulimie – Wenn Nahrung und Körper die Mutter ersetzen. Mannheim 2002.

KINZL, Johann, Ingrid Kiefer, Michael Kunze: Besessen vom Essen. Orthorexie. Bulimie. Anorexie. Adipositas. Wien 2004

KUNZE, Renate: Ich bin müde, kraftlos und herzleer. Wie Mütter die Magersucht und Bulimie ihrer Töchter erleben und bewältigen. Weinheim 2006

LANGSDORFF, Maja: Die heimliche Sucht, unheimlich zu essen. Bulimie – verstehen und heilen. Frankfurt 2002

LARISCH-HAIDER, Nina: Von der Kunst sich selbst zu lieben. Darmstadt 2008

LAUTENSCHLÄGER, Silke: Dicke Kinder: Auf die Pfunde – fertig – los! Frankfurt 2004

MEERMANN, Rolf, Ernst-Jürgen Borgart: Essstörungen: Anorexie und Bulimie. Ein kognitiv-verhaltenstherapeutischer Leitfaden für Therapeuten. Stuttgart 2006

MUCHA, Sabine: Essstörungen erkennen, verstehen und überwinden. Stuttgart 2003

MÜLLER, Moira: „Ich hatte Anorexie": Tagebuch einer Heilung. Stuttgart 2003

MUNSCH, Simone: Das Leben verschlingen? Hilfe für Betroffene mit Binge Eating Disorder (Essanfällen) und deren Angehörige. Weinheim 2007

ORBACH, Susie: Anti-Diät-Buch. Über die Psychologie der Dickleibigkeit. München 1979

ORBACH, Susie: Magersucht. München 1997

PAULI, Dr. Dagmar, Steinhausen, Prof. Dr. Dr. Christoph: Ratgeber Magersucht. Stuttgart 2006

PIERSON, Stephanie, Phyllis Cohen: Töchter, die nicht essen. Frankfurt 2003

PLÖCKINGER, Monika: Ich habe echt keinen Hunger. Mülheim an der Ruhr 2005

REICH, Günter, Cornelia Götz-Kühne, und Uta Kilius: Essstörungen: Magersucht – Bulimie – Binge Eating. Stuttgart 2004

SCHIMPF, Monika: Selbstheilung von Essstörungen für langjährig Betroffene. Ein Arbeitshandbuch. Dortmund 1996

SIMCHEN, Helga: Essstörungen und Persönlichkeit. Magersucht, Bulimie und Übergewicht - Warum Essen und Hungern zur Sucht werden. Stuttgart 2010

SCHNEIDER-HENN, Karin: Die hungrigen Töchter: Essstörungen bei jungen Mädchen. München 1988

SCHULZ-VOBACH, Jo: Ich hab' dich noch nie so lieb gehabt wie jetzt. Erinnerungen an eine Tochter. München 2002

TREASURE, Janet, Ulrike Schmidt: Die Bulimie besiegen: Ein Selbsthilfe-Programm. Weinheim 2001

VOCKS, Silja, Tanja Legenbauer: Wer schön sein will, muss leiden?: Wege aus dem Schönheitswahn – ein Ratgeber. Göttingen 2005

WALDRICH, Hans-Peter: Perfect Body. Körperkult, Schlankheitswahn und Fitnessrummel. Köln 2004

WARDETZKI, Bärbel: „Iß doch endlich mal normal!" Hilfen für Angehörige von essgestörten Mädchen und Frauen. München 1996

WIRTH, Alfred: Adipositas-Fibel. Berlin 2003

WOLF, Doris: Übergewicht und seine seelischen Ursachen: Wie Sie Schuldgefühle überwinden und dauerhaft schlank werden. München 2007

WOLFRUM, Christine, Heike Papenfuss: Wenn die Seele nicht satt wird: Wege aus Magersucht und Bulimie. Mannheim 1993

Adressen und Ansprechpartner für Menschen mit Essstörungen und deren Angehörige (erweitert nach ANAD® e. V.)

ANAD e.V.
Beratung und therapeutische Wohngruppen bei Essstörungen
Poccistraße 5
80336 München
Telefon 089/2199730
Fax 089/21997323
beratung@anad.de
www.anad.de

Bundesfachverband Essstörungen e.V.
Pilotystraße 6/Rgb.
80538 München
Telefon 089/23684119
Fax 089/21997323
bfe-essstoerungen@gmx.de
www.bundesfachverbandessstoerungen.de
(hier Liste mit allen Mitgliedseinrichtungen)

Psychotherapeutische Praxis mit mehrdimensionalem
Behandlungkonzept
Dr. Dipl. Psychologin Doris Weipert, PPT, KJP und Kolleginnen
König-Adolf-Str. 9a
65191 Wiesbaden
Tel.: 06 11/59 92 00
Fax: 06 11/5 89 58 58
forum.essstoerungen@t-online.de
www.forum-ess-stoerungen.de

Dick & Dünn e.V. – Beratungszentrum bei Ess-Störungen
Innsbrucker Straße 37
10825 Berlin
Telefon 030/8544994
Fax 030/8548442
dick-und-duenn@freenet.de
www.dick-und-duenn-berlin.de

Waage e.V.
Kontakt, Beratung, Information für Frauen mit Essstörungen
Eimsbüttlerstraße 53
22769 Hamburg
Telefon 040/4914941
info@waage-hh.de
www.waage-hh.de

Kabera e.V.
Beratung und Behandlung bei Essstörungen
Goethestraße 31
34119 Kassel
Telefon 0561/7013310
Fax 0561/7013322
kabera@t-online.de
www.kabera.de

Düsseldorfer Zentrum für Essstörungen
Berliner Allee 25
40212 Düsseldorf
Telefon 0211/86399075
Fax 02182/827536
kontakt@essstoerungen-duesseldorf.de
www.duezess.de

Lobby für Mädchen
Mädchenhaus Köln e.V.
Fridolinstraße 14
50823 Köln
Telefon 0221/45355650
Fax 0221/45355654
info@maedchenhauskoeln.de
www.maedchenhauskoeln.de

Frankfurter Zentrum für Ess-Störungen GmbH
Hansaallee 18
60322 Frankfurt am Main
Telefon 069/5961723
info@essstoerungen-frankfurt.de
www.essstoerungen-frankfurt.de

Dick und Dünn Nürnberg e.V.
Beratung für Frauen mit Essstörungen
Hallerhüttenstraße 6
90461 Nürnberg
Telefon 0911/471711
Fax 0911/4610305
dickundduenn@fen-net.de
www.fen-net.de/dickundduenn/

Fachpraxis für die Behandlung von Essstörungen
Dipl. Psychologin Annette Vollmann
Selser Str. 6
32689 Kalletal
Telefon 05264/ 655313
info@fachpraxis-vollmann.de
www.fachpraxis-vollmann.de

Link-Tipps

www.hungrig-online.de
Gemeinsame Kommunikationsplattform von hungrig-online.de, magersucht-online.de, bulimie-online.de, binge-eating-online.de sowie adipositas-online.info. Angeboten werden ausführliche Informationen zu den Essstörungen, eine Übersicht an Selbsthilfegruppen, Beratungsstellen und Kliniken in Deutschland, Österreich und der Schweiz, ein Lexikon mit Fachbegriffen, Literaturhinweise und vieles mehr. In Diskussions- und Beratungsforen sowie auf Mailinglisten, in Chats und virtuellen Selbsthilfegruppen können sich die Nutzer untereinander und mit Mitarbeitern austauschen.

www.adipositas-online.info
Informationsseiten von Hungrig-Online e. V. zum Thema Adipositas.

www.binge-eating-online.de
Informationsseiten von Hungrig-Online e. V. zum Thema Binge-Eating-Disorder.

www.bulimie-online.de
Informationsseiten von Hungrig-Online e. V. zum Thema Bulimie.

www.magersucht-online.de
Informationsseiten von Hungrig-Online e. V. zum Thema Magersucht.

http://www.anad-pathways.de/jugendportal/
Portal mit vielen Informationen von ANAD e. V. speziell für Jugendliche mit Essstörungen und Fragen zu Magersucht und Bulimie.

http://www.forum-ess-stoerungen.de/
Darstellung des Behandlungskonzepts des Forums für Ess-Störrungen.

www.bundesfachverbandessstoerungen.de
Der Bundesfachverband Essstörungen e. V. ist ein Zusammenschluss von Beratungs- und Therapieeinrichtungen zu Essstörungen in der Bundesrepublik Deutschland. Neben umfangreichen wissenschaftlichen Informationen gibt es ein großes Verzeichnis an Therapiestellen und viele Literaturhinweise.

www.magersucht.de

Der gemeinnützige Verein bietet Hilfe zur Selbsthilfe für Betroffene und Angehörige. Es gibt Informationen rund um die Krankheit sowie eine Kommunikationsplattform für Betroffene.

www.eating-disorder-information.com

Informationsangebot zu Magersucht, Bulimie, Binge-Eating-Disorder und andere Essstörungen auf Englisch.

http://www.essfrust.de/

Angebot für Beratung und Selbsthilfe für Betroffene und deren Angehörige. Es ist zu wählen zwischen E-Mailberatung, Chatberatung im Einzelgespräch und einem moderierten Gruppenchat.

http://www.bzga-essstoerungen.de/

Informationsseiten und Hilfsangebote der Bundeszentrale für gesundheitliche Aufklärung (BZgA): Informationen und Hilfsangebote für Jugendliche und junge Erwachsene mit Essstörungen.

http://www.netdoktor.de/Krankheiten/Adipositas+Uebergewicht

Ausführliche Informationen zu den Ursachen, den Folgen und der Behandlung von Fettleibigkeit.

http://www.netdoktor.de/Krankheiten/Bulimie/

Umfassende Informationen zu den Ursachen, den Behandlungsformen und der Prävention von Bulimie.

http://www.netdoktor.de/Krankheiten/Magersucht

Umfassende Informationen zu den Ursachen, den Behandlungsformen und der Prävention von Magersucht.

www.familienhandbuch.de

Ausführlicher Artikel zu Essstörungen mit dem Titel „Wenn Essen zum Problem wird! Essstörungen bei Kindern und Jugendlichen" von Heinz Fölkl und Manfred Hofferer.

http://www.aerzteblatt.de/v4/archiv/artikel.asp?id=7199

Der Artikel „Die eßgestörte Athletin" informiert zu Essstörungen bei Sportlern.(Deutsches Ärzteblatt 94, Ausgabe 30 vom 25.07.1997, Seite A-1998 / B-1610 / C-1468

http://schon-mal-an-selbsthilfegruppen-gedacht.de/
Die Nationale Kontakt- und Informationsstelle zur Anregung und Unterstützung von Selbsthilfegruppen (NAKOS) bietet eine Suchfunktion zu Selbsthilfekontaktstelle in der Nähe.

http://www.balance-bei-essstoerungen-frankfurt.de/start.html
Balance e. V. bietet Informationen auf seiner Internetseite Informationen zu Informationsabenden, Gruppenabenden für Kinder und Jugendliche, Frauen und Männer mit Essstörungen. Betreut werden die Seiten von Fachleuten aus dem pädagogischen, psychologischen und medizinischen Bereich.

www.ab-server.de
Der Forschungs- und Informationsserver zu verschiedenen Essstörungen ist ein Projekt der Deutschen Forschungsinitiative Essstörungen e. V. und der Medizinischen Fakultät der Universität Leipzig. Neben einem Verzeichnis von Beratungsstellen, Selbsthilfegruppen, Vereinen, Therapie- und Forschungseinrichtungen bieten die Seiten Beratungsmöglichkeiten für Betroffene und Angehörige und vielfältige Möglichkeiten zum Kontakt mit anderen Betroffenen. Weiterhin gibt es Diplomanden- und Doktorandenforum und eine Vorstellung von Forschungsprojekten und -ergebnissen.

www.bitter-und-suess.de
Hilfsangebote für Betroffene ab 15 Jahren vom Verein NHW e. V. in Kooperation mit dem Beratungszentrum Dick & Dünn.

www.essstoerungs-therapie.de
Vorstellung von Angeboten in der ambulanten Behandlung von Essstörungen in Form von Einzel-, Gruppenberatung und Nachsorge des Hamburger Vereins „Die Brücke – Beratungs- und Therapiezentrum e. V“.

www.cinderella-rat-bei-essstoerungen.de
Ratsuchende zum Thema Essstörungen finden auf dieser Internetseite Hilfe.

www.waswiressen.de
Experten vom aid infodienst Verbraucherschutz, Ernährung, Landwirtschaft e. V. beantworten Fragen zum Thema Essen und Ernährung informieren zu Unter- und Übergewicht.

Beratungstelefone

http://www.nummergegenkummer.de/
Telefonisches Beratungsangebot für Kinder und Jugendliche und Eltern
– kostenlos, anonym und vertraulich.

http://www.sorgen-telefon.info/
Psychologische Beratung zu allgemeiner Lebenshilfe, Beziehungspro-
blemen, Liebeskummer, Ängsten und Depressionen, Mobbing, Border-
line, Existenz- und Zukunftsängste, pädagogischen Fragen oder auch
ganz allgemein zu Konfliktlösungen.

http://www.das-beratungsnetz.de/themes/info.php/content?nr=1537&
thema=content&archiv=true
Verzeichnis von telefonisch erreichbaren Krisendienste, geordnet nach
Postleitzahlen

http://www.sorgentelefon.at/services.html
Sorgentelefon für Kinder, Jugendliche und Erwachsene, anonym und
vertraulich. Auch E-Mail-Beratungen möglich.